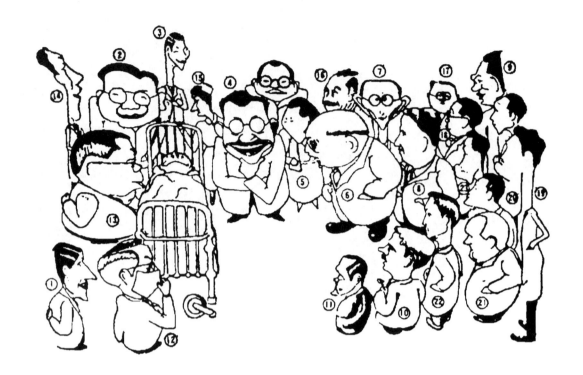

内科 G-3 病房大巡诊

此漫画为 1940 届北京协和医学院毕业生林俊卿所绘，以幽默和传神的笔墨勾勒出当时北京协和医院内科大查房的盛况，画面中展示了 20 多名协和医护人员，大查房的气氛跃然纸上，高手云集，巨擘荟萃。

①朱宪彝（内科）　②刘士豪（内科）　③李洪迥（皮肤科）　④傅瑞思（皮肤科）

⑤郁采蘩（内科）　⑥斯乃博（内科）　⑦诸福棠（内科）　⑧麦考里（儿科）

⑨谢志光（放射科）　⑩希尔（神经精神科）　⑪许雨阶（寄生虫科）

⑫董承琅（内科）　⑬钟惠澜（内科）　⑭张光璧（内科）　⑮美籍护士长（内科）

⑯魏毓麟（神经精神科）　⑰许建良（放射科）　⑱王叔咸（内科）　⑲范权（儿科）

⑳王季午（内科）　㉑阿斯布兰德（内科）　㉒卞万年（内科）　㉓邓家栋（内科）

协和内分泌大查房

（二）

协和医生临床思维例释

主　编　夏维波　李玉秀　张化冰

中国协和医科大学出版社

北　京

图书在版编目（CIP）数据

协和内分泌科大查房：协和医生临床思维例释. 二 / 夏维波, 李玉秀, 张化冰主编. -- 北京：中国协和医科大学出版社, 2024.10. -- ISBN 978-7-5679-2433-8

Ⅰ. R58

中国国家版本馆CIP数据核字第20244QS007号

主　　编	夏维波　李玉秀　张化冰
策　　划	杨　帆
责任编辑	沈冰冰
封面设计	邱晓俐
责任校对	张　麓
责任印制	黄艳霞
出版发行	**中国协和医科大学出版社**

（北京市东城区东单三条9号　邮编100730　电话010-65260431）

网　　址	www.pumcp.com
印　　刷	三河市龙大印装有限公司
开　　本	787mm×1092mm　　1/16
印　　张	19.5
字　　数	410千字
版　　次	2024年10月第1版
印　　次	2024年10月第1次印刷
定　　价	159.00元

编者名单

主　编　夏维波　李玉秀　张化冰
副主编　李　伟　姜　艳　段　炼　童安莉　李乃适　茅江峰
编　者（按姓氏笔画排序）

王　鸥　　王　曦　　王林杰　　王诗蕊　　卢　琳　　吕　璐

刘　畅　　刘　赫　　刘　巍　　刘艺文　　池　玥　　孙　旭

杜函泽　　李　伟　　李　梅　　李乃适　　李玉秀　　李圆梦

杨　娜　　杨莹莹　　余　洁　　宋　桉　　张化冰　　陈　适

武凌鸽　　茅江峰　　金晨曦　　周　颐　　周　翔　　赵　媛

赵宇星　　赵笛辰　　段　炼　　姜　艳　　袁　涛　　贾觉睿智

夏维波　　柴晓峰　　倪晓琳　　崔云英　　崔丽嘉　　梁思宇

童安莉　　缪思斯

序

2021年是北京协和医院的百年华诞。百年来，协和人秉持"严谨、求精、勤奋、奉献"的协和精神，始终践行"以人民为中心，一切为了患者"的使命，创造了诸多辉煌，连续多年蝉联"中国医院排行榜"第一。"看别人看不了的病，出别人出不了的成果"是协和各学科发展的追求。我国第一例胰岛素瘤、第一例肿瘤性骨软化症、第一例心脏嗜铬细胞瘤等疑难罕见内分泌代谢疾病，均在北京协和医院内分泌科率先得到准确诊治并报道。内分泌科无论是在患者口中，还是在同行眼里，均享有很高的声誉。作为解决临床上疑难问题的传统项目——内分泌科大查房，坚持不懈，传承至今。内分泌科大查房一贯严谨，从病例选择、病例汇报、主治医师分析、专业组讨论、临床与实验室结合和多科会诊，环环相扣，抽丝剥茧，拨开迷雾，准确诊疗。大查房所体现的不仅是解决临床疑难问题的重要场景，也是同行学习和青年医生培养的重要学堂。其魅力会吸引本科室内外甚至院内外的同行竞相参加。大查房的部分案例在学术会议交流或在专业期刊上发表，也深受同行欢迎。

为了让更多专业同人分享到这些宝贵的大查房案例、让青年医生从中学习临床思维方法，内分泌科同人编著了《协和内分泌科大查房》系列。每个案例均配有详细的病例介绍、严谨的逐层分析和精彩的临床查房，内容翔实，直击临床诊疗问题。我有理由相信，该书一定会成为广大同人临床学习的重要参考。成为许多内分泌科医生的案头必备。同时，也期待内分泌科不断积累、认真总结，将更多的临床案例分享给国内外同人，为造福人民健康作出更大的贡献。

北京协和医院院长 张抒扬

2024年6月

前　言

　　1940届北京协和医学院毕业生林俊卿大夫的漫画《内科G-3病房大巡诊》，以幽默和传神的笔墨勾勒出当时北京协和医院内科大查房的盛况，画面中描绘了20多名协和医护人员，大查房的气氛跃然纸上，高手云集，巨擘荟萃。其中人物标注为①和②者正是中国内分泌学的先驱和创始人朱宪彝教授和刘士豪教授。内分泌专业的查房一直是协和内科大查房的重要组成。1958年内分泌科独立成科之后，病历书写和查房一直以严谨著称。

　　20世纪80～90年代，史轶蘩院士非常重视大查房，教授们每次查房前都认真地复习病历、亲自查看患者、复习文献。据前辈们回忆，协和内科大查房由各个专业组选择病例，各个专业的教授均参加讨论。著名的医学大家、长期担任内科主任的张孝骞教授几乎是无所不能，对各专业的疾病均能提出缜密的诊疗意见。内分泌学家和临床生化学家刘士豪教授总是第一个发言，见解独到。查房时不同亚专业组的医师紧密结合临床，不分长幼，各抒己见，遵循真理。住院医师需要认真准备、背诵病历；主治医师代表诊疗小组分析病情，提出诊疗意见。由于众多的教授在场，上级医师的严格要求，经常会出现住院医师紧张得声音发抖、主治医师大汗淋漓的情景；有时会出现本科室医师或本科室与兄弟科室的同人争论得面红耳赤的场景；有时某位教授会娓娓道来，从临床表现、辅助检查、诊断和鉴别诊断、治疗预后等系统分析，让大家如同通读某种疾病的专著；有时某位教授会如数家珍，说出某年某月，住在几床的患者，来自何方，和今天查房的患者非常相似，是如何诊断、怎么治疗的，经验独到……就这样，协和内分泌大查房如定期的学术盛宴，使得院内外同行接踵而来。

　　内分泌科大查房作为传统项目保留至今。每周三下午，具有百年历史的协和老楼10楼223阶梯教室，午饭后就有人来提前占座，查房时座无虚席，甚至走廊和窗台上均坐着人。现代的声像设备助力了查房效果，住院医师病例汇报的PPT清晰明了；主治医师的分析引经据典，特别是最新文献的复习，既解决了临床问题，又综述了学术前沿；亚专业组的发言通常能为临床诊疗进一步指明方向，拍板定调。内分泌科大查房正是这样不断解决临床疑难问题，不断训练青年医师的临床思维，促使了一代又一代内分泌医师不断成长。

如何总结内分泌科大查房病例，使更多期望参加但又没有机会参加协和内分泌科大查房的同人获益，一直是我们思考的问题。在一次出国开会参观专业书展时，一本由印度学者 Anil Bhansali 和 Yashpal Gogate 编著的《内分泌临床查房》（*Clinical Rounds in Endocrinology*）让我爱不释手。这本书的特点是首先进行病例介绍，其后是逐层分析，最后是临床查房，这和协和内分泌科大查房异曲同工。于是我产生了将近年来众多的查房病例按照这样的模式总结成册的想法，书名拟定为《协和内分泌科大查房》。这一想法很快得到了全科同人的鼎力支持，在科室主管医疗的李玉秀副主任的组织下、在被青年医师称作"问不倒"的张化冰教授的协助下，不到半年的时间就完成了本书的编写。在此我要向内分泌科的各位同人表示衷心感谢！

按照计划，《协和内分泌科大查房》将系列推出，为了使我们的工作不断完善，让我们的临床水平不断提高，使更多的患者得到正确的诊断和精准的治疗，我们期待广大同人、各位读者对本书的缺点和错误及时指正，您的帮助和鼓励是我们进步的动力，衷心地感谢各位同人。

自2021年出版第一辑后，受到广大读者的热烈欢迎，并在全国进行了系列协和大查房病例的讨论，在全国同行的要求下特此出版第二辑以飨读者，并向各位内分泌前辈和老师们致以崇高的敬意。向曾经在北京协和医院内分泌科就诊过的每一位患者——临床学习的源泉，致以深深的谢意！

夏维波

2024年4月

目　　录

病例 1 反复意识障碍、胰腺肿瘤、肝多发占位

一、病历摘要

患者，女性，63岁。因"反复晨起意识障碍、大汗，发现胰腺肿瘤3年"入院。

（一）现病史

患者3年前因晨起不能唤醒发现低血糖，此后病情反复，发作时血糖在2.0mmol/L左右。当时在外院检查CT（未见片）发现胰腺肿瘤伴脾静脉瘤栓、肝多发转移瘤，其他结果不详。行右肝肿物穿刺活检，病理诊断神经内分泌肿瘤（G2）。^{68}Ga-GLP-1R-PET/CT及^{68}Ga-DOTANOC-PET/CT均提示胰腺、肝脏多发高摄取病灶。后续予善龙（醋酸奥曲肽微球）20mg im一次，因低血糖加重停用。长期口服依维莫司5mg qd，低血糖发作基本消失，监测空腹血糖5mmol/L。2年前复查CT（未见片）示肝部分病灶略缩小，其余同前。此后未再复查影像。1年半前开始空腹血糖降至3.5mmol/L左右，并出现双下肢水肿。半年前再次晨起不能唤醒，规律夜间加餐后仍有发作。并伴有间断低热，T_{max} 37.5℃，曾应用静脉"头孢"无效。依维莫司加量至7.5mg qd，因口腔溃疡不能耐受，维持6.25mg qd，同时每日需进餐8～9次，仍有低血糖昏迷发作约1次/月。病程中体重增加12kg。

（二）既往史

既往高血压病史20余年，未规律治疗。

（三）个人史

无特殊。

（四）家族史

无特殊。

（五）体格检查

血压168/69mmHg，身高162.5cm，体重78.5kg，BMI 29.72，腰围103cm。体型

均匀肥胖，反应略迟钝，眼睑水肿，双手、双下肢轻度可凹性水肿。

（六）辅助检查

[常规检查] 血常规：WBC 7.87×10^9/L，LY% 9.9%，NEUT% 83.6%，Hb 107g/L，MCV 81.8fl。尿常规：WBC 125cells/μl，BLD 25cells/μl，NIT（-）。ESR 83mm/h，hs-CRP 26.47mg/L，PCT、G试验、GM试验（-）。血生化：ALT 33U/L，AST 45U/L，GGT 187U/L，ALP 150U/L，LDH 293U/L，Alb 35g/L，Cr 96μmol/L，K 3.8mmol/L，Na 139mmol/L，Ca 2.11mmol/L，Glu 2.1mmol/L，TG 0.82mmol/L，LDL-C 2.92mmol/L。Lac 0.9mmol/L。血培养：发热时外周血培养（-）。

[糖代谢检查] GA% 13.3%，HbA1c 5.2%。IAA（-）。住院期间曾在2次低血糖发作时化验，结果见表1-1。

表1-1　住院期间2次低血糖发作时化验结果

	血糖（mmol/L）	胰岛素原（pg/ml）	胰岛素（μIU/ml）	C肽（ng/ml）
第一次	1.2	>5000	196.4	10.48
第二次	2.0	>5000	93.9	8.28

[MEN筛查] GH 0.4ng/ml，IGF-1 143ng/ml；甲功：TSH 5.200μIU/ml，FT4 1.00ng/dl，FT3 2.96pg/ml；ACTH 26.9pg/ml，F（8am）19.6μg/dl；PTH 41.3pg/ml，T-25（OH）D 9.3ng/ml，β-CTX 0.22ng/ml，T1PNP 109.1ng/ml，24hUCa 1.80mmol，24hUP 18.00mmol；性激素：FSH 33.84IU/L，LH 15.13IU/L，P 0.45ng/ml，T 0.15ng/ml，PRL 9.8ng/ml，E_2 <15pg/ml；GASTRIN 18pg/ml；CT 9.89pg/ml；Glucagon 123.71pg/ml。

[影像学检查] 生长抑素受体显像：胰体尾部生长抑素受体高表达灶，符合胰岛细胞瘤；肝内弥漫分布低密度灶，部分生长抑素受体高表达，均考虑转移可能性大。^{68}Ga-Exendin4-PET/CT：胰体部摄取异常增高肿物，肝内大量摄取异常增高结节，均为GLP-1R过度表达，考虑胰体部胰岛素瘤伴肝内多发转移（图1-1）。^{68}Ga-DOTATATE-PET/CT：肝内多发SSTR高表达、轻度表达或不表达结节，与^{68}Ga-Exendin4-PET/CT相比，大部分GLP-1R高表达病灶呈轻度摄取或不摄取，仅部分病灶高摄取^{68}Ga-DOTATATE（图1-2）。腹盆增强CT：胰腺体尾部片状低强化占位，恶性可能；脾静脉近心段内充盈缺损，瘤栓可能；脾动脉局部受包绕可能，管腔变窄；肝多发低强化结节、团块影，多发转移瘤可能性大；动脉期肝左叶强化增高灶，异常灌注可能。患者无法配合MRI检查。

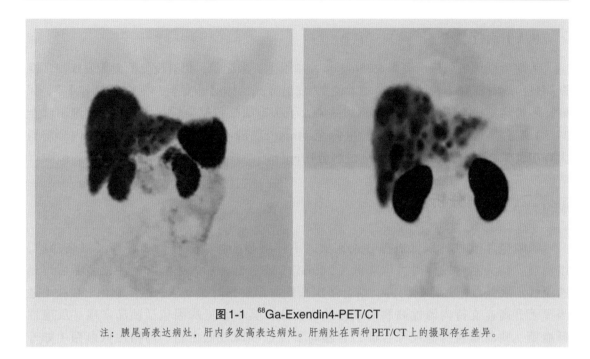

图1-1　^{68}Ga-Exendin4-PET/CT

注：胰尾高表达病灶，肝内多发高表达病灶。肝病灶在两种PET/CT上的摄取存在差异。

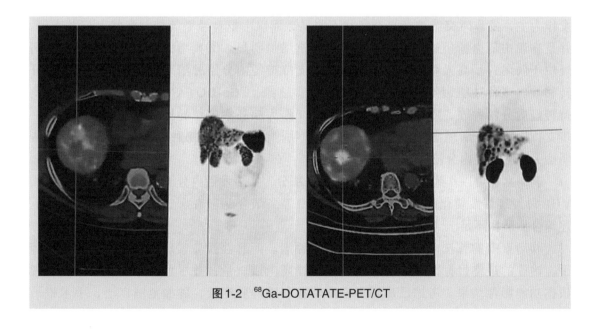

图1-2　^{68}Ga-DOTATATE-PET/CT

（七）诊断

恶性胰岛素瘤（G2，$cT_3N_1M_{1a}$，Ⅳ期），多发肝转移，脾静脉瘤栓，肿瘤热可能，高血压病（2级，很高危）。

（八）治疗

入院后继续口服依维莫司6.25mg qd，加用生玉米淀粉，仍有反复低血糖发作。住院期间曾出现右前臂、右手肿胀（输液侧），皮温升高，体温升高至38.6℃，不伴尿频、尿痛，不排除泌尿系感染、皮肤软组织感染，予头孢曲松抗感染后，体温高峰逐渐下降至37.5℃左右，右前臂肿胀好转，ESR降至44mm/h，hs-CRP降至8.22mg/L。经内分泌科大查房及多科会诊，逐渐将依维莫司加至10mg qd，并行肝动脉介入栓塞治疗。

二、病例分析

患者老年女性，以低血糖昏迷起病，不伴明显心悸、多汗等交感神经兴奋症状，以清晨发作为主，发作时血糖降低至2mmol/L或更低，加餐或静脉输注葡萄糖后可迅速缓解。故低血糖症诊断明确。结合多次查低血糖发作时胰岛素、胰岛素原、C肽不适当显著升高，支持内源性高胰岛素性低血糖症。其中常见病因包括胰岛素瘤、反应性低血糖、胰岛素自身免疫综合征、非胰岛素瘤性胰源性低血糖、药物性低血糖（如外源性胰岛素、胰岛素促泌剂）等。根据患者临床表现、影像及肝内病灶穿刺病理结果，考虑恶性胰岛素瘤诊断明确。支持依据包括：①典型的临床表现。低血糖发作以空腹发作为主，发作时交感神经兴奋症状不明显，而以中枢神经系统抑制症状为首发表现。并且病程中低血糖呈进行性加重趋势，体重增加明显。②典型的影像学表现。胰腺病灶位于胰尾，呈高强化，形态相对规则，支持神经内分泌肿瘤表现，同时存在多发肝转移灶。多种功能影像进一步印证，奥曲肽显像、68Ga-DOTANOC-PET/CT阳性均支持神经内分泌肿瘤，68Ga-Exendin4-PET/CT作为胰岛素瘤特异性的显像方式，更进一步支持诊断。③病理活检。肝内病灶的活检明确为神经内分泌肿瘤（G2），因此进一步明确为胰腺神经内分泌肿瘤肝转移。

胰岛素瘤可以作为遗传综合征表现的一部分，如多发性内分泌腺瘤病1型（MEN1）、VHL病、结节性硬化症、神经纤维瘤病1型等。结合此患者病史及相关筛查结果，上述综合征证据不足。

胰岛素瘤的首选治疗手段为手术切除肿瘤。而恶性胰岛素瘤的治疗更为复杂、棘手。治疗的最终目标是减少低血糖发作，提高生活质量，并尽可能延长寿命。该患者根据功能影像结果，考虑已出现多发肝转移和脾静脉瘤栓，肿瘤范围广泛，手术根治可能性为零。后续选择生长抑素类似物效果不佳，依维莫司在可耐受的剂量下基本能够控制低血糖症状。后续可选的治疗手段还包括肝转移灶介入治疗、传统全身化疗等。结合各种治疗的可及性及患者个人意愿，最终选择优先介入处理肝转移灶，并尝试加量依维莫司。

三、临床查房

1. 胰岛素瘤转移的情况多见吗？

胰岛素瘤是功能性胰腺神经内分泌肿瘤中最多见的类型（占94.8%），但其患病率仍然很低，为（1～4）/100万。其中转移的病例更为罕见，占所有胰岛素瘤病例的6%～10%，估算发病率低于0.27/100万人年，近20年恶性胰岛素瘤较以往有增多，可能与诊断技术提高有关。

2. 胰岛素瘤的良恶性如何区分？

胰岛素瘤的良恶性根据肿瘤行为区分，即出现局部侵犯或远处转移，是诊断恶性胰岛素瘤的依据。病理检查虽然有一定价值，但不作为诊断恶性胰岛素瘤的依据。根据WHO制定的《胰腺神经内分泌肿瘤分类和分级标准（2019，第5版）》，可以根据核分裂象和Ki-67指数将胰腺神经内分泌肿瘤分为高分化神经内分泌肿瘤、低分化神经内分泌癌和混合性神经内分泌–非神经内分泌肿瘤（MiNEN）。高分化神经内分泌肿瘤又可根据细胞增殖活性分为G1、G2、G3三级。虽然镜下病理所见的增殖活性与肿瘤行为有一定相关性，但并不绝对。因此，恶性胰岛素瘤的诊断有时是相对滞后的。

3. 恶性胰岛素瘤有何临床特点？

恶性胰岛素瘤更常见于50～60岁人群，无明显性别差异。主要的临床症状仍与低血糖相关，尤其是中枢神经系统抑制症状更突出，但症状与肿瘤负荷之间是否相关仍存在争议。一般恶性胰岛素瘤更大（直径3.0～6.2cm），约80%良性胰岛素瘤在2cm以下，但并非绝对。因此，从临床表现来识别恶性胰岛素瘤有较大困难。大部分恶性胰岛素瘤在初次就诊时已存在转移，而在既往确诊的胰岛素瘤术后随访的患者中，发生肝转移的比例为2%。最常见的转移部位为肝，但也可以转移至腹膜后淋巴结、骨骼、肺等部位。

4. 胰岛素原的检测是否有助于判断胰岛素瘤的良恶性？

胰岛素原作为胰岛素的前体，其本身的降血糖作用几乎可以忽略，但在静脉血糖＜3.0mmol/L时，胰岛素原＞5pmol/L可用于胰岛素瘤的定性诊断。有研究显示，与良性胰岛素瘤相比，恶性胰岛素瘤的血清胰岛素原浓度更高，胰岛素原/胰岛素摩尔比更高，存在统计学差异，这一改变可能提示肿瘤分化不良。由于激素水平的个体差异巨大，诊断恶性的敏感性和特异性较差，故暂不适用于临床。

5. 恶性胰岛素瘤还需要筛查多发内分泌腺瘤病1型吗？

胰腺神经内分泌肿瘤是MEN1的主要表型之一，外显率在30%～80%，常呈多发，其中胰岛素瘤在MEN1中并不少见。因此对所有胰岛素瘤患者均需要考虑MEN1。恶性胰岛素瘤在MEN1中的比例并不清楚，但有研究显示，在良性胰岛素瘤和恶性胰岛素瘤当中，MEN1的比例相近（均在7%～8%），且合并MEN1是预后不良的因素。因此，恶性胰岛素瘤患者也需要考虑MEN1，并进行相关筛查和处理。

6. 胰岛素瘤如何进行肿瘤分期？

胰岛素瘤的分期参考胰腺神经内分泌瘤。目前广泛采用的是美国癌症联合委员会（AJCC）于2017年发布的第8版TNM分期。此外，WHO和欧洲神经内分泌肿瘤协会（ENETS）也有各自的TNM分期，前者的分期与外分泌胰腺癌一致，后者与AJCC的分期仅有细微的差别。目前尚无证据显示哪种分期方法最优。我国学者在AJCC和ENETS分期的基础上提出了改良分期系统，进行了更合理的预后分层，也有一定参考价值。值得注意的是，上述肿瘤分期方法是基于大量功能性及非功能性胰腺神经内分泌瘤的生存数据得出的，而针对某一种功能性肿瘤可能存在其局限性。

7. 恶性胰岛素瘤的临床分期应该选择哪种影像学手段？

目前胰岛素瘤常用的影像学手段中，认为敏感性较好的包括灌注增强CT、增强MRI、GLP-1受体-PET/CT、生长抑素受体-PET/CT等，后两者可以行全身扫描，对于肿瘤分期有重要作用。目前认为生长抑素受体-PET/CT（如^{68}Ga-DOTATATE或^{68}Ga-DOTANOC）在肿瘤全身评价、检出胰腺外病灶等方面有一定优势。GLP-1受体-PET/CT（如^{68}Ga-Exendin4）对于良性胰岛素瘤的敏感性佳，也可作为检查选择之一。与良性胰岛素瘤相比，恶性胰岛素瘤常低表达或不表达GLP-1受体，而生长抑素受体2亚型表达升高（36% $vs.$ 73%）。本例患者的结果却相反，这种现象在文献中也有报道，提示肿瘤存在异质性。^{18}F-FDG-PET/CT对良性胰岛素瘤的敏感性不佳，但对于增殖活跃的G3级胰腺神经内分泌肿瘤或癌及转移病灶有较好的敏感性，且其摄取与肿瘤行为有一定相关性，肿瘤对^{18}F-FDG摄取高，常提示增殖活跃、侵袭性强。但限于恶性胰岛素瘤临床罕见，上述几种检查孰优孰劣数据尚不充分。而且在不同器官和部位，不同影像学检出肿瘤灶的敏感性也有所差异，以肝为例，增强MRI仍然有着不可替代的作用。因此在选择检查时，不同检查相互结合可以获得更高的敏感性，但同时也需要结合后续的治疗手段进行针对性的选择，如拟行肝转移灶介入治疗者，增强MRI为首选推荐；而拟行肽受体放射性核素治疗PRRT者，相应核素PET/CT则作为首选。

8. 恶性胰岛素瘤是否还有外科手术切除机会？

与其他功能性内分泌肿瘤处理的原则相似，即使是已经发生转移的胰岛素瘤，手术仍然是第一选择，但并不适合所有病例。手术的目的是控制症状和长期治愈，也是决定手术与否的主要根据。因此，即使有肝或淋巴结转移，若可以同时切除原发灶和转移灶，也应该考虑手术。此外，还需要考虑术后并发症、生活质量等诸多因素，结合患者意愿综合决定。对于转移灶不可切除的病例，是否需要切除原发灶仍然有争议，因为这种姑息手术对改善症状效果不确定，还可能引起手术并发症。也有研究显示，切除原发灶后患者的无进展生存期可能会延长。

9. 什么样的恶性胰岛素瘤可以考虑肝移植？效果如何？

对于恶性胰岛素瘤弥漫性肝转移的病例，异体肝移植也是可选择的手术，目前推荐的适合肝移植的条件包括：①Ki-67≤10%的低级别pNEN。②原发灶的引流必须通过门静脉系统。③年龄≤55岁，肝转移瘤负荷＜50%（有激素症状者＜75%）。④原发灶及肝外转移灶已全部切除。⑤肝转移瘤对治疗反应良好或维持稳定至少6个月。接受肝移植的胰腺神经内分泌肿瘤患者，其5年生存率为33%～60%，但多数仍会复发，故肝移植不作为常规治疗手段。

10. 介入治疗对于肝转移灶的效果如何？能否改善预后？

介入治疗对于肝原发和转移肿瘤都是常用的手段，对于无法切除、伴有明显症状且经生长抑素类似物（SSA）无法控制的胰腺神经内分泌肿瘤肝转移灶，可选择此类治疗，可以单独应用或与手术相结合。主要包括肝动脉栓塞和消融两类。肝动脉栓塞又可分为单纯栓塞、放疗栓塞、化疗栓塞等，即在肝动脉造影时注射栓塞剂、同位素标记微球、细胞毒药物等。其中73%～100%可达到症状改善，33%～50%可达到肿瘤影像学缩小，症状控制时间可达14～22个月。消融术可分为冷冻消融、微波消融和射频消融等，对于直径＜5cm的肝转移灶，症状缓解率达70%～80%，缓解期在10～11个月。但上述治疗是否能够延长生存尚无定论。

11. 依维莫司为什么能够用于治疗恶性胰岛素瘤？

依维莫司作为mTOR抑制剂，通过抑制PI3K/Akt/mTOR信号通路，达到抑制细胞增殖的作用，而胰腺神经内分泌肿瘤也存在Akt/mTOR通路调节异常。RADIANT-3研究（$n=410$）显示，针对低中分化的进展期胰腺神经内分泌肿瘤，依维莫司（10mg qd）组患者的中位无进展生存期显著优于安慰剂组（11.0个月 *vs.* 4.6个月），18个月无进展生存率高于安慰剂组（34% *vs.* 9%）。依维莫司通过多种机制治疗恶性胰岛素瘤。同时，Akt/mTOR信号通路异常也与外周组织的胰岛素抵抗有关，因此推测依维莫司也可模拟这一改变，改善低血糖。其机制包括：①影响骨骼肌和脂肪组织中由GLUT4介导的葡萄糖吸收。②影响胰岛素介导的肝糖异生。③影响胰岛B细胞的胰岛素分泌。在胰岛素瘤细胞中也发现依维莫司能够直接抑制胰岛素原/胰岛素的分泌。在RADIANT-3研究包含的12例胰岛素瘤病例中，11例的低血糖均有所改善。

12. 依维莫司的安全性如何？

依维莫司广泛应用于多种实体器官移植后抗排斥反应、恶性肿瘤领域，因此安全性数据充足。在抗肿瘤领域中常见的不良反应包括外周水肿、高血压、高血糖、高胆固醇血症、皮疹、皮肤瘙痒、口腔炎、呕吐、腹泻、乏力、低钙血症、低钾血症、体重下降、骨髓抑制、凝血功能障碍、感染、发热、血肌酐升高等。神经内分泌肿瘤的临床研究显示，大多数不良事件为1级或2级，发生频率至少为10%，最常见不良反应主要包括口腔炎（64% *vs.* 安慰剂组17%）、皮疹（49% *vs.* 10%）、腹泻（34% *vs.* 10%）、疲劳（31% *vs.* 14%）、感染（23% *vs.* 6%）。罕见的不良反应包括机会性感染、间质性肺疾病，甚至可导致死亡。肾衰竭并非药物禁忌，肝衰竭者需减起始量并监测肝功能。

13. 生长抑素类似物（SSA）是否能够用于控制恶性胰岛素瘤的低血糖？为什么会出现低血糖加重？

生长抑素可以调节体内多种激素的分泌，除抑制胰岛素分泌外，还会抑制生长激素、胰高血糖素等升糖激素的分泌，因此对血糖的影响较为复杂。不同SSA对不同亚型的生长抑素受体亲和力有差异，如奥曲肽和兰瑞肽主要作用于生长抑素受体2亚型（SSTR2），因此，如果胰岛素瘤表达并非主要表达SSTR2，则用药后可能会加重低血糖。相比之下，帕瑞肽可以作用于SSTR1和SSTR5，故可呈现出与奥曲肽不同的疗效。在库欣病、肢端肥大症、神经内分泌肿瘤患者，甚至是在健康受试者身上都显示，帕瑞肽可引起高血糖，主要机制为抑制胰岛素分泌、降低肠促胰岛素敏感性。研究显示，多数胰岛素瘤的SSTR2呈低表达，而恶性胰岛素瘤SSTR5呈高表达。帕瑞肽在部分恶性胰岛素瘤引起的顽固性低血糖病例中显示出较好的效果。总之，SSA对于胰岛素瘤的血糖影响不可预料，必要时应当在严密监测下试用。

14. SSA对于控制恶性胰岛素瘤的肿瘤进展效果如何？

SSA在神经内分泌肿瘤治疗中的地位不容否认，两项随机对照试验充分说明了其抗增殖作用，即PROMID研究（奥曲肽LAR）和CLARINET研究（兰瑞肽）。PROMID研究共纳入85例高分化中肠NET，奥曲肽治疗可以显著推迟肿瘤进展（14.3个月 *vs.* 6个月），但是对于总体生存未见获益。CLARINET研究共纳入204例进展期胃肠胰NET，兰瑞肽治疗可以显著改善无进展生存（$HR = 0.47$）。因此，对于不能手术的恶性胰岛素瘤，SSA可作为一线治疗，预期能够达到维持肿瘤稳定的目的。

15. 还有什么药物可以用来控制恶性胰岛素瘤的低血糖症状？

除上文提到的SSA和依维莫司外，二氮嗪、糖皮质激素也可以用于控制低血糖。二氮嗪受制于国内的可及性及其不良反应，临床应用不多。二氮嗪能够开放胰岛B细胞ATP依赖钾通道，通过肾上腺素能抑制B细胞释放胰岛素，增加肝糖异生，减少肌细胞对葡萄糖摄取，从而升高血糖，主要用于基因突变导致的先天性高胰岛素血症。主要的不良反应包括水潴留、多毛症、体重增加、消化道反应、头痛、皮疹等。

糖皮质激素的升糖作用显而易见，主要因长期应用不良反应较大，故不作为优先选择。常用的种类包括泼尼松和地塞米松，需要的剂量有较大的个体差异。以泼尼松为例，每日用量2.5 ~ 60mg，对于极端病例可能需要更大剂量。主要不良反应包括高血压、低血钾、机会性感染、消化性溃疡、出血血栓事件等。

16. 还有哪些抗肿瘤药物可以用于恶性胰岛素瘤？

除上文中提到的SSA和依维莫司外，舒尼替尼、全身化疗也显示出一定效果。舒尼替尼属于酪氨酸激酶抑制剂（TKI），具有抗血管生成和抗肿瘤的作用，美国FDA已批准其用于进展期胰腺神经内分泌肿瘤的适应证。在一项双盲安慰剂对照Ⅲ期临床试验（$n = 171$）中，针对进展期低中分化胰腺神经内分泌肿瘤患者，舒尼替尼可显著延长无进展生存期（11.4个月 *vs.* 5.5个月）。但在舒尼替尼组中，仅有2例为胰岛素瘤，而且未发现舒尼替尼对血糖直接的调节作用。常见的不良反应为腹泻、恶心、乏力、呕吐、高血压、中性粒细胞减少等。近年发现索凡替尼也有较好的疗效，SANET-p研究（$n=264$）是一项安慰剂对照RCT研究，发现在局部进展或远处转移的G1～G2级胰腺神经内分泌肿瘤患者中，索凡替尼能够显著延长无进展生存期（11.1个月 *vs.* 3.7个月），其中22%发生严重药物相关不良反应，常见的不良反应为高血压、蛋白尿、高甘油三酯血症。

全身化疗主要适用于肿瘤增殖活跃、进展迅速的胰腺神经内分泌肿瘤，经典的方案为氟尿嘧啶、多柔比星、链脲佐菌素的组合，其他潜在有效的药物还包括达卡巴嗪、顺铂、依托泊苷、卡培他滨、替莫唑胺，总体有效率在6%～70%，现有的研究规模均较小，且效果差异大、不良反应相对多。近年来更推荐替莫唑胺联合卡培他滨的CAPTEM方案。

17. 核素治疗对于恶性胰岛素瘤的效果如何？

肽受体放射性核素治疗（PRRT）是近年广受关注的肿瘤治疗手段，通过静脉注射放射性药物，在体内特异性结合肿瘤表达的某种分子，达到减少瘤负荷的作用。其治疗的前提是肿瘤能够在该药物的核素显像（SPECT或PET）上有高摄取。近年来，核素标记的生长抑素类似物显示出一定治疗效果。NETTER-1研究是一项大型随机对照试验，评估了 ^{177}Lu-DOTATATE联合低剂量奥曲肽（30mg q4w）治疗胃肠胰神经内分泌肿瘤的效果，与大剂量奥曲肽（60mg q4w）相比，^{177}Lu-DOTATATE能够显著延长无进展生存期（提高79%），且有更高的治疗反应率，个体疗效与SSTR摄取量和瘤负荷相关。其总体耐受性良好，胃肠道反应相对常见，罕见但较为严重的不良反应包括骨髓抑制、肾毒性。

18. 恶性胰岛素瘤的预后如何？

由于恶性胰岛素瘤相对罕见，尚缺乏大规模预后研究。文献中统计到的5年生存率在56%～67%，10年生存率在29%～55%。梅奥诊所的数据显示，行手术切除、男性、无远处转移（单纯局部侵犯）为预后较好的预测因子，而预后与年龄、原发肿瘤大小无关。

19. 肿瘤热有什么特点？如何鉴别？

肿瘤热在内分泌肿瘤中并不多见，常见于血液系统肿瘤、肾透明细胞癌、肝细胞癌，但在肝转移癌中肿瘤热亦不少见。肿瘤热的诊断为除外性，但因其与感染性发热有诸多相似性，不仅临床症状类似，而且各种炎症指标都可以升高，包括IL-1、IL-6、TNF-α、CRP、ESR等。但肿瘤热寒战少见，且对非甾体抗炎药（NSAIDs）反应较感染更好，对对乙酰氨基酚反应不佳，可供鉴别。

20. 本例患者的水肿考虑是什么原因？

患者水肿症状明显，随原发病进展有加重趋势，常见的原因如低白蛋白血症、肾衰竭、心力衰竭等，目前均不能解释。胰岛素虽然有引起水钠潴留的作用，但在胰岛素瘤患者中水肿并不常见，因此首先考虑与依维莫司相关。依维莫司的不良反应中，水肿相对常见（8%～62%），尤其是周围性水肿，其机制可能因药物激活蛋白激酶

C-α，并干扰血管内皮p120-钙黏着蛋白相互作用，而导致血管内皮功能改变所致。依维莫司导致的水肿通常呈中轻度，通过减少药物剂量或联合口服利尿剂常可纠正。水肿的发生随疗程延长逐渐增多，但大部分水肿均在治疗第1年内出现。

四、推荐阅读

［1］吴文铭，陈洁，白春梅，等. 中国胰腺神经内分泌肿瘤诊疗指南（2020）［J］. 协和医学杂志，2021，12（4）：460-480.

［2］LUO G，JAVED A，STROSBERG J R，et al. Modified Staging Classification for Pancreatic Neuroendocrine Tumors on the Basis of the American Joint Committee on Cancer and European Neuroendocrine Tumor Society Systems［J］. J Clin Oncol，2017，35（3）：274-280.

［3］BROWN E，WATKIN D，EVANS J，et al. Multidisciplinary management of refractory insulinomas［J］. Clinical endocrinology，2018，88（5）：615-624.

［4］YU J，PING F，ZHANG H，et al. Clinical management of malignant insulinoma：a single institution's experience over three decades［J］. BMC Endocr Disord，2018，18（1）：92.

［5］YAMAOKA K，NAGASHIMA S，OKADA N，et al. A case of insulinoma with hypoglycemia that was better managed with lanreotide than octreotide［J］. Clin Case Rep，2021，9（5）：e04118.

［6］中国临床肿瘤学会神经内分泌肿瘤专家委员会. 中国胃肠胰神经内分泌肿瘤专家共识（2016年版）［J］. 临床肿瘤学杂志，2016，21（10）：927-946.

［7］DELLE FAVE G，O'TOOLE D，SUNDIN A，Et al. ENETS Consensus Guidelines Update for Gastroduodenal Neuroendocrine Neoplasms［J］. Neuroendocrinology，2016，103（2）：119-124.

［8］YAO J C，SHAH M H，ITO T，et al. Everolimus for advanced pancreatic neuroendocrine tumors［J］. New Engl J Med，2011，364（6）：514-523.

［9］PASIKHOVA Y，LUDLOW S，BALUCH A. Fever in patients with cancer［J］. Cancer Control，2017，24（2）：193-197.

［10］XU J，SHEN L，BAI C，et al. Surufatinib in advanced pancreatic neuroendocrine tumours（SANET-p）：a randomised，double-blind，placebo-controlled，phase 3 study［J］. Lancet Oncol，2020，21（11）：1489-1499.

［11］GAGO L G，JARRÍN D A，MAGARIÑOS C R，et al. Edema associated with everolimus de novo［J］. Transpl p，2021，53（9）：2681-2684.

［12］LUO Y，CHEN X. Imaging of insulinoma by targeting glucagonlike peptide-1 receptor［J］. PET Clin，2021，16（2）：205-217.

［13］YU R，NISSEN N N，HENDIFAR A，et al. A Clinicopathological study of malignant insulinoma in a contemporary series［J］. Pancreas，2017，46（1）：48-56.

（王　曦）

病例 2　发作性意识不清、高胰岛素血症、M蛋白阳性

一、病历摘要

患者，女性，39岁。因"间断出汗、手抖5年，发作性意识不清1年"入院。

（一）现病史

患者从2015年开始于餐前或未及时进餐时出现饥饿感、出汗、手抖，否认心悸、意识模糊，进食后好转，未测血糖，每月1～2次，未在意。2019年夏天某日，患者早餐正常进食，午餐未吃，约下午2点在开车过程中出现饥饿感、困乏、意识不清，停车后失去意识，后被警察叫醒，醒来后觉头晕、乏力、视物模糊，不能回忆当时情况，未测血糖，进食牛奶及面包后逐渐好转。2020年开始，患者餐前饥饿感、出汗、手抖症状较前发作频繁，每周4～5次，有时伴有口角、下肢发麻，严重时会伴有视物不清，未测血糖，进食后可好转。2020年2月和5月各出现一次意识不清，分别发生于凌晨2点睡眠中及午餐前，表现为大汗、叫不醒，家属喂食糖水或食物后好转。2020年6月就诊广东省人民医院，行饥饿试验约4小时出现低血糖反应，测Glu 1.59mmol/L，INS＞6945pmol/L，C肽1.25nmol/L，β-羟丁酸＜0.20mmol/L；IAA 57.66%（0～5），ANA、ANCA（－）；腹部增强MRI：胰腺未见明确占位性病变。考虑"自身免疫性低血糖症"，予阿卡波糖100mg tid，泼尼松5mg tid×1个月，后加量至10mg tid×1个月，同时增加蛋白质摄入并规律加餐，低血糖发作频率较前减少，每月2～3次，未再出现意识不清，偶测餐后血糖10.9mmol/L。2020年8月31日于中山大学附属第一医院住院，行超声内镜及超声造影：胰腺未见明显占位性病变；^{18}F-FDG、^{18}F-DOPA和^{68}Ga-DOTANOC-PET/CT：胰腺密度未见明显异常，糖代谢、多巴显像、生长抑素受体显像未见异常。考虑"胰岛素瘤"待除外，予停用阿卡波糖，泼尼松减量至5mg tid，至10月中旬减停，低血糖症状及频率同前。2020年10月24日就诊我院门诊，为求进一步诊治收入我科病房。病程中患者一般情况可，近1年体重增加3.5～4.0kg。自觉记忆力明显下降，反应较前变慢，注意力不易集中。否认胰岛素及含巯基类药物使用史。

（二）既往史

乙肝病毒携带者。妊娠糖尿病病史，未使用胰岛素。

（三）个人史

无特殊。

（四）家族史

母亲患肾结石。

（五）体格检查

血压120/73mmHg，BMI 25.7。黑棘皮征（－），心、肺、腹查体无特殊，双下肢无水肿。

（六）辅助检查

［**低血糖相关**］GA% 12.9%，HbA1c 4.5%；IAA：阳性（＋），＞400RU/ml；2次低血糖症状时（午餐前、空腹）血及尿化验结果见表2-1。

表2-1　2次低血糖发作时血及尿化验结果

	血糖（mmol/L）	INS（μIU/ml）	C肽（ng/ml）	PINS（pmol/L）	尿酮体
第一次	2.0	218.8	2.48	1013	（－）
第二次	1.5	204.5	2.00	1450	（－）

5小时口服葡萄糖耐量试验结果（5小时出现低血糖反应）见表2-2。

表2-2　5小时口服葡萄糖耐量试验

	0分钟	30分钟	60分钟	120分钟	180分钟	210分钟	300分钟
血糖（mmol/L）	4.1	12.3	16.2	12.8	5.2	3.0	0.9
INS（μIU/ml）	92.3	207.11	231.77	251.5	264.24	258.37	225.34
C肽（ng/ml）	0.94	8.66	11.75	12.57	9.34	4.36	2.45
PINS（pg/ml）	1831	699.1	398.3	432.3	527.4	922.4	1165.8
尿酮体	（－）	（－）	（－）	（－）	（－）	（－）	（－）

聚乙二醇（PEG）沉淀前后胰岛素见表2-3。

表2-3 直接测定聚乙二醇处理后及酸处理后胰岛素水平   单位：μIU/ml

	患者（OGTT 0分钟）	患者（OGTT 120分钟）	对照（OGTT 0分钟）
直接测定INS	54	>200	13
PEG处理后游离INS	32	111	14
酸处理后总INS	81	808	12

[胰岛素自身免疫综合征病因筛查] C4 0.095g/L，ESR、hs-CRP、免疫球蛋白3项、抗链球菌溶血素O、类风湿因子、抗核抗体谱（17项）、系统性血管炎相关自身抗体谱（4项）、自身抗体（9项）、抗磷脂抗体谱6项、血清IgG4均（－）；血清免疫固定电泳（IgA＋IgG＋IgM）：IgGλ阳性（＋）；血清蛋白电泳：M蛋白10.5%（计算M蛋白定量7.45g/L）；尿免疫固定电泳3项：（－）；血游离轻链定量：κ 15.9mg/L，λ 25.0mg/L，κ/λ 0.636；24小时尿M蛋白定量：0。骨髓涂片：粒红比3.39:1，红细胞形态大致正常，呈缗钱状排列，淋巴细胞、单核细胞及浆细胞比例和形态正常；骨髓活检：（髂后上棘）可见少许散在浆细胞浸润。

[M蛋白相关病情评估] Hb 131g/L，Cr 76μmol/L，Ca 2.36mmol/L，LDH 124U/L，血 β_2-MG 1.9mg/L；ESR、BNP、心肌酶（－）；尿 β_2-MG、α_1-MG、UNAG/Cr正常；血气分析：pH 7.38，PCO_2 41mmHg，PO_2 106mmHg，$cHCO_3^-$（P，st）c 24.2mmol/L；超声心动图：心脏结构与功能未见明显异常。

[胰岛素瘤筛查] 生长抑素受体显像：胰腺及胃壁未见神经内分泌肿瘤征象；胰腺灌注增强CT：胰腺灌注未见明显异常；肝内多发血管瘤。

（七）诊断

结合患者临床表现及辅助检查，考虑胰岛素自身免疫综合征（IAS）诊断明确，同时患者M蛋白阳性，但无其他靶器官受累表现，考虑为意义未明单克隆丙种球蛋白血症（MGUS）。

（八）治疗

经过内分泌科大查房及血液科会诊，考虑不除外MGUS为引起IAS的主要原因，可尝试使用抗浆细胞治疗。具体方案为：伊沙佐米4mg d1、8、15，来那度胺25mg d1～21，地塞米松40mg d1、8、15、22，每4周为一个疗程，同时予阿昔洛韦200mg qd，阿司匹林100mg qn预防药物不良反应。4个疗程后门诊随诊，在控制饮食（避免甜食及过多碳水化合物），无需加餐及生玉米淀粉，无低血糖发作，监测随机血糖4～6mmol/L，偶在剧烈运动或大量进食甜食后出现低血糖。复查IAA（＋），稀释后效价较前下降，空腹血糖4.4mmol/L，胰岛素84.4μIU/ml，C肽0.91ng/ml，M蛋白5.8%，定量3.54g/L。因用药后患者出现严重便秘，且目前基本无低血糖发作，在与血液科沟通后，暂缓后续治疗，继续动态观察。

二、病例分析

　　患者中年女性，慢性病程。主要临床表现为餐前饥饿感、出汗、手抖，曾有3次空腹或餐前的发作性意识障碍，多次测血糖＜3mmol/L，进食后好转，符合Whipple三联征，考虑低血糖症诊断明确。

　　进一步检查发现在血糖＜3mmol/L时，胰岛素＞3.0μIU/ml，C肽＞0.6ng/ml，符合内源性高胰岛素性低血糖症。患者成人起病，表现为餐前及空腹低血糖，间断餐后血糖轻度升高，血糖＜3mmol/L时，胰岛素水平显著升高＞100μIU/ml，胰岛素/C肽摩尔比＞1，IAA高效价阳性，使用PEG处理后，胰岛素明显下降，但低于酸处理后总胰岛素，胰腺CT/MRI、奥曲肽显像、PET/CT未见胰腺神经内分泌肿瘤表现，考虑IAS诊断明确。

　　IAS的病因方面，该患者无可疑药物服用史，无自身免疫病的临床表现，筛查自身抗体均阴性，而血免疫固定电泳提示M蛋白阳性，高度怀疑是MGUS/多发性骨髓瘤（MM）导致的IAS。本例患者血免疫固定电泳提示IgGλ型M蛋白，M蛋白定量7.45g/L，骨髓涂片中浆细胞＜10%，无溶骨性病变、贫血、高钙血症、肾衰竭及高黏滞血症，无肾小管功能异常、肝脾大、周围神经受累等表现，考虑为MGUS。

　　MM/MGUS引起IAS十分罕见。检索文献发现目前共有11例病例报道，主要机制是B淋巴细胞克隆产生的单克隆抗体与自身抗原相互作用，产生高结合力低亲和力的抗体，文献中报道10例为IgG型，仅1例为IgA型。MM/MGUS中单克隆蛋白持续存在，则IAS不会出现自发缓解，可通过血浆置换、给予糖皮质激素甚至化疗，以降低抗胰岛素结合单克隆球蛋白的水平。虽MGUS处理原则是随访观察，不需要治疗。但因本例患者高度怀疑MGUS是IAS的病因，因此在血液科的指导下并征得患者和家属知情同意后进行了试验性抗浆细胞治疗。经过4个疗程抗浆细胞治疗，患者M蛋白、空腹胰岛素、IAA水平均有所下降，低血糖症状也得到明显缓解。

三、临床查房

1. 什么是低血糖、低血糖反应及低血糖症？

　　低血糖是一个生化指标，指血糖＜3mmol/L，此时患者多数有低血糖相关症状和体征，也可没有。低血糖反应是一个临床症状学名词，指与低血糖相关的临床症状和体征，包括交感神经兴奋和中枢神经系统受抑制的表现，此时血糖多低于3mmol/L，也可不低。低血糖症指血糖＜3mmol/L，同时有低血糖相关临床症状和体征，且通过口服或静脉补糖后低血糖纠正、症状缓解，又称Whipple三联征。

2. 人体内存在哪些调控血糖的激素？分别发挥什么作用？

人体内存在的唯一一种降糖激素，即胰岛素，胰岛素通过促进组织利用葡萄糖、抑制肝糖原分解、抑制糖异生从而降低血糖。人体内存在5种升糖激素，分别为胰高血糖素、儿茶酚胺（肾上腺素、去甲肾上腺素）、皮质醇、生长激素和甲状腺激素，它们通过不同的机制升高血糖。正常情况下，当机体血糖＜4.6mmol/L时，胰岛素分泌受抑制。而在胰岛素诱导的低血糖试验中，不同升糖激素分泌的阈值存在不同，胰高血糖素和儿茶酚胺是首先升高的激素，在血糖＜3.8mmol/L时开始升高，其次是生长激素，最后是皮质醇。

3. 低血糖症的临床表现有哪些？

（1）交感神经兴奋的表现：主要由儿茶酚胺释放增加引起，是机体的保护性反应，在血糖下降初期出现，包括大汗、颤抖、饥饿感、心悸、视物模糊、乏力、面色苍白等。

（2）中枢神经系统受抑制表现：在血糖持续严重降低时出现，主要是中枢神经系统缺糖、缺氧表现，中枢神经越高级，受抑制越早，恢复越迟，临床表现十分多样。可出现意识模糊、定向障碍、语言障碍、精神行为异常、躁动、癫痫，甚至出现昏迷。如果脑组织长期处于比较严重的低血糖状态，可能出现记忆力下降、智力减退、性格改变等表现。

（3）其他表现：肝病、恶性肿瘤等原发病表现，若为胰岛素瘤，还可能出现垂体瘤、甲状旁腺瘤等相关表现。

4. 低血糖症病因的鉴别诊断首先需要做什么检查？

首先需要在出现低血糖时进行静脉血糖、胰岛素、C肽、胰岛素原、酮体检测，初步判断低血糖症病因。若患者无自发性低血糖，则需要进行饥饿试验。少数患者仅出现餐后低血糖，则需在进餐后监测血糖变化。

5. 如何进行饥饿试验？

目前常用的是延长的72小时饥饿试验。具体操作步骤如下：从最后一餐开始记录时间作为饥饿试验的开始，此后不能摄入任何有热量的食物，可饮水（无能量、不含咖啡因）；观察患者的状态，保证在清醒时间是活跃的；每6小时采集血液标本测定葡萄糖、胰岛素、C肽、胰岛素原，当血糖≤3.3mmol/L后，采血间隔缩短至1～2小时；当血糖≤2.5mmol/L及患者出现低血糖症状或体征时终止试验；饥饿试验结束时，采血测血糖、胰岛素、C肽、胰岛素原、β-羟丁酸或尿常规检测，然后静脉注射1mg胰高血糖素，注射后10分钟、20分钟、30分钟采血测葡萄糖（因国内无胰高血糖素药物，暂无法进行），之后患者可进食；若怀疑存在某种升糖激素的缺乏，在试验开始和结束时测定皮质醇、生长激素或胰高血糖素等检查。

6. 如何解读低血糖时饥饿试验结果？

在血糖≤3mmol/L时，若胰岛素≥3μIU/ml，则考虑为高胰岛素性低血糖症，包括内源性及外源性高胰岛素；若C肽同时≥0.6ng/ml，则考虑为内源性高胰岛素性低血糖症，否则考虑为外源性使用胰岛素。在血糖≤3mmol/L时，若胰岛素＜3μIU/ml，C

肽＜0.6ng/ml，则考虑为非高胰岛素性低血糖症。

7. 高胰岛素性低血糖症的原因主要有哪些？

高胰岛素性低血糖症的原因主要包括：外源性使用胰岛素、使用胰岛素促泌剂、胰岛素瘤、先天性高胰岛素血症、非胰岛素瘤胰源性低血糖综合征、胃旁路术后低血糖、胰岛素自身免疫综合征、B型胰岛素抵抗、糖尿病早期。

8. 非高胰岛素性低血糖症的原因主要有哪些？

长期饥饿、摄食障碍、重度营养不良、严重肝肾疾病（糖原分解或糖异生障碍）、先天性糖代谢障碍（如糖原贮积症）、升糖激素缺乏（如腺垂体功能减退）、恶性肿瘤（分泌IGF-2、消耗过多碳水化合物）、严重感染等。

9. 低血糖症常见原因检查结果如何解读？

见表2-4。

表2-4　低血糖症常见原因检查结果解读

症状	血糖（mmol/L）	胰岛素（μIU/ml）	C肽（ng/ml）	胰岛素原（pmol/L）	β-羟丁酸（mmol/L）	注射胰高血糖素后血糖升高（mmol/L）	是否检测到降糖药	胰岛素抗体	结果解读
无	＜3	＜3	＜0.6	＜5	＞2.7	＜1.4	否	阴性	正常人
有	＜3	≥3	＜0.6	＜5	≤2.7	＞1.4	否	阴性/阳性	外源性使用胰岛素
有	＜3	≥3	≥0.6	≥5	≤2.7	＞1.4	否	阴性	胰岛素瘤、NIPHS、PGBH、CHI
有	＜3	≥3	≥0.6	≥5	≤2.7	＞1.4	是	阴性	口服降糖药物
有	＜3	≥3	≥0.6	≥5	≤2.7	＞1.4	否	阳性	IAS
有	＜3	≥3	≥0.6	≥5	≤2.7	＞1.4	否	阴性/阳性	B型胰岛素抵抗
有	＜3	＜3	＜0.6	＜5	≤2.7	＞1.4	否	阴性	IGF-2介导
有	＜3	＜3	＜0.6	＜5	＞2.7	＜1.4	否	阴性	非胰岛素或IGF-2介导

注：改编自 *Williams Textbook of Endocrinology* 第14版。NIPHS，非胰岛素瘤胰源性低血糖综合征；PGBH，胃旁路术后低血糖症；CHI，先天性高胰岛素血症；IAS，胰岛素自身免疫综合征；IGF-2，胰岛素样生长因子2。

10. 什么是IAS？

IAS是由于血中非外源性胰岛素诱导的高效价胰岛素自身抗体和高浓度免疫活性胰岛素引起反复性、严重自发性低血糖为特征的一种罕见疾病。

11. IAS的病理生理机制是什么？

IAS中IAA的特点为高结合容量、低亲和力，因此血清中可检测到高浓度的血清免疫活性胰岛素和高效价的胰岛素自身抗体，以IgG最多见，IgM、IgA也可见，大多为多克隆抗体，亦有单克隆抗体报道。当胰岛素抗体与胰岛素结合时导致胰岛素作用障碍，出现高血糖，而胰岛素与抗体解离后导致胰岛素大量释放引起低血糖。

12. IAS的临床特点是什么？

IAS较罕见，亚裔相对常见，1970年由日本Hirata首次报道，是日本自发性低血糖症的第三大病因，女∶男＝1.2∶1，平均年龄为（54±19）岁。IAS临床表现为无规律的低血糖发作，42%患者出现餐后低血糖，31%患者出现空腹低血糖，也可出现运动后低血糖，可表现为高低血糖交替，低血糖同时有糖尿病或糖耐量异常，也可无餐后高血糖。无外源性胰岛素接触史，胰岛无病理异常。

13. IAS的辅助检查特点是什么？

IAS的辅助检查符合内源性高胰岛素性低血糖症的特点，胰岛素显著升高，常＞100μIU/ml，C肽和胰岛素原亦可升高，但与胰岛素升高程度不匹配，胰岛素/C肽摩尔比＞1；IAA效价显著升高；聚乙二醇沉淀后胰岛素下降。若合并自身免疫性疾病，可有相应自身抗体阳性。

14. 有哪些方法可以证实胰岛素自身抗体的存在？

首先是进行IAA检测，IAA检测阳性或效价升高，提示可能存在胰岛素自身抗体。但IAA检测存在假阴性的情况，因此IAA阴性不能除外IAS。检测方法包括免疫印迹法、酶联免疫法、微量平板放射免疫法，免疫印迹法是定性检查，敏感性低，特异性高，而酶联免疫法、微量平板放射免疫法是定量检查，尤其是微量平板放射免疫法是目前国际标准化工作组推荐检测IAA的方法，敏感性及特异性均高。因此，若临床工作中高度怀疑IAS但IAA检测阴性，可尝试更换其他检测方法。此外，还有两种方法可以间接证明体内存在胰岛素-胰岛素抗体免疫复合物，即聚乙二醇沉淀法和凝胶层析分离法。

15. 什么是聚乙二醇沉淀法？如何解读结果？

聚乙二醇（PEG）可用于沉淀IgG类大分子，对于胰岛素无影响，如果体内存在胰岛素-IgG抗体免疫复合物，则会被PEG沉淀，从而导致沉淀后测定的胰岛素水平较沉淀前低。PEG沉淀法操作较简单，可作为初筛试验。

16. 什么是凝胶层析分离法？如何解读结果？

凝胶层析分离法是按照蛋白质分子量大小进行分离的技术。IgG的分子量远大于胰岛素，如果血清中存在胰岛素-IgG抗体免疫复合物，在经过凝胶层析柱时会比游离胰岛素更快洗脱出来，这时可在洗脱液中的大分子区间测得较高水平的胰岛素。凝胶层析分离法操作相对复杂，对实验技术有较高要求，可作为确诊试验。

17. IAS的诱因有哪些？

IAS诱因包括：①遗传易感性，与HLA-DRB1*0406、HLA-DRB1*0403、DRB1*0404等基因型相关。②药物，含巯基药物（甲巯咪唑、α-硫辛酸、氯吡格雷、亚胺培南等）改变胰岛素空间结构（二硫键）从而改变胰岛素免疫原性诱发IAA产生；非巯基药物也可诱发，机制不详。③自身免疫性疾病，Graves病、系统性红斑狼疮、类风湿关节炎、系统性硬化症等。④浆细胞病，MM、MGUS。⑤病毒感染，麻疹、流行性腮腺炎、风疹以及柯萨奇B组病毒和HCV感染。

18. IAS如何与B型胰岛素抵抗鉴别？

B型胰岛素抵抗是由于体内产生胰岛素受体抗体进而引起严重胰岛素抵抗相关的临床表现。45%患者出现难治性高血糖，胰岛素用量极大，43%患者也可出现高低血糖交替，化验提示胰岛素显著升高，胰岛素与C肽分离。此外，B型胰岛素抵抗会出现典型的黑棘皮征，女性患者会出现高雄激素血症、月经稀发、多毛等，多数患者血清中可检测出抗胰岛素受体抗体，IAA多阴性，或低效价阳性。

19. 外源性使用胰岛素可能引起类似IAS的表现吗？

接受外源性胰岛素治疗的糖尿病患者也可能产生胰岛素抗体（IA），导致出现类似IAS的表现，被称为外源性胰岛素自身免疫综合征（EIAS）。实际上，接受胰岛素治疗的糖尿病患者中高达40%会产生IA，但仅有0.16%的患者会出现EIAS。与IAA不同的是，IA是对外源性胰岛素产生的抗体，二者产生机制及临床意义存在不同，但目前检测IA的试剂盒尚不能区分二者。IA的特点为低容量、高亲和力或者高容量、低亲和力。半衰期长，停用胰岛素后1个月效价下降，完全消失需1～2年。

EIAS患者常表现为血糖波动，常在餐后出现高血糖，而夜间出现低血糖，多见于2型糖尿病患者，常见的胰岛素剂型为预混胰岛素，患者可同时合并其他自身免疫性疾病，或伴有皮疹、瘙痒等过敏表现。

20. IAS应该如何治疗？

IAS的治疗包括停用可疑药物，调整饮食及饮食模式（少食多餐、减少碳水化合物摄入），药物治疗方面包括α-葡萄糖苷酶抑制剂、免疫抑制治疗（糖皮质激素、免疫抑制剂）、CD20单抗（利妥昔单抗），严重患者可行血浆置换。对于糖皮质激素一般选择小至中等剂量（如30mg/d），对于免疫抑制剂的选择可在免疫科医师的指导下进行。既往我院16例IAS患者，3例出现自发缓解，10例在调整饮食及饮食模式后低血糖症状得到控制，仅3例使用免疫抑制剂治疗。

对于EIAS患者，也应进行饮食调整，若经过评估后胰岛B细胞功能保留，可停用胰岛素，换用非胰岛素降糖治疗，若必须使用胰岛素，可考虑更换胰岛素剂型，选择免疫原性更小的胰岛素种类。对于严重病例，也可应用糖皮质激素，必要时也可应用免疫抑制剂、血浆置换等。

21. IAS的预后如何？

总体而言，大部分IAS患者在3～6个月出现自发缓解，对于反复低血糖病例，饮食及饮食模式的调整可取得较好的效果，对于极少数的严重病例可能需要使用免疫抑制治疗。

EIAS也具有自限性，预后良好，80%患者在停用胰岛素后1～3个月自行缓解。

22. MGUS/MM引起的IAS有什么特点？

浆细胞疾病导致IAS的病例十分罕见，目前仅有11例报道。主要机制是B细胞克隆产生的单克隆抗体与自身抗原相互作用，产生高结合力/低亲和力的抗胰岛素抗体。11例患者中，8例为男性，3例为女性，中位年龄为63岁，其中4例为MGUS，5例为MM，1例由MGUS进展至MM，1例情况未知。10例为IgG型，仅1例为IgA型。诊断为MM的患者中3例进行了抗浆细胞治疗，随着M蛋白的下降，低血糖症状得到缓解，1例仅进行了阿卡波糖＋糖皮质激素治疗。这些病例提示MM/MGUS中单克隆蛋白持续存在，则IAS不会出现自发缓解，IAA水平和IAS症状的严重程度可能与MM的缓解－复发阶段相一致。

23. 如何建立MGUS与IAS的关联？

以前认为MGUS无器官损害表现，近年来也发现部分MGUS可出现器官损害，分类为有临床意义的单克隆丙种球蛋白血症（MGCS），指其他方面符合MGUS标准，但表现出与免疫球蛋白或其他机制有关的器官损害。但如何建立MGUS与器官损害之间的联系呢？一般包括直接联系和间接联系，直接联系包括组织活检证实浆细胞沉积或M蛋白组分沉积，或证实M蛋白存在特殊的抗体效应，如冷球蛋白组分鉴定，抗MAG抗体为IgM型抗体等，间接联系包括发现病例系列中M蛋白的共性存在，抗浆细胞治疗有效，特殊血清学标志物与M蛋白的相关性。在文献报道的11例病例中，部分通过体外试验直接证实了M蛋白即为抗胰岛素抗体，也有部分病例观察到M蛋白浓度与IAA效价水平、胰岛素水平及低血糖症状平行，从而间接证实二者相关。而本例患者，在接受了4个疗程抗浆细胞治疗后，M蛋白、空腹胰岛素及IAA水平均有下降，低血糖症状缓解，因此也间接证实IAS与MGUS之间的相关性。

四、推荐阅读

［1］CRYER P E，AXELROD L，GROSSMAN A B，et al. Evaluation and management of adult hypoglycemic disorders：an Endocrine Society Clinical Practice Guideline ［J］. J Clin Endocrinol Metabol，2009，94（3）：709-728.

［2］ISMAIL A A. The insulin autoimmune syndrome（IAS）as a cause of hypoglycaemia：an update on the pathophysiology，biochemical investigations and diagnosis ［J］. Clin Chem Lab Med，2016，54（11）：1715-1724.

［3］YUAN T，LI J，LI M，et al. Insulin autoimmune syndrome diagnosis and therapy in a single Chinese center ［J］. Clin Therapeutics，2019，41（5）：920-928.

［4］LI Z，YI D，ZHENG L，et al. Analysis of the clinical characteristics of insulin autoimmune syndrome induced by exogenous insulin in diabetic patients ［J］. Diabetol Metab Syndr，2021，13（1）：38.

［5］CHURCH D，CARDOSO L，KAY R G，et al. Assessment and management of anti-insulin autoantibodies in varying presentations of insulin autoimmune syndrome ［J］. J Clin Endocrinol Metab，2018，103（10）：3845-3855.

（余　洁　赵宇星）

病例3 肥胖、胃旁路术后，发作性头晕、手抖

一、病历摘要

患者，男性，17岁。因"发作性头晕、手抖3年余，加重8个月"入院。

（一）现病史

患者2016年（14岁时）出现午饭前（10：00～11：00）及晚饭前（17：00）发作性头晕、手抖，严重时出现意识不清，否认心悸、多汗、饥饿感等不适，睡眠中及晨起时无上述症状发作，加餐后好转，未重视。2017年8月至2018年1月体重逐渐增加25kg（90kg→115kg，BMI 35），主食每餐100～200g，活动量与同龄人相似。2018年1月外院曾诊断为"代谢综合征，肥胖症，高胰岛素血症，脂肪肝"，予二甲双胍1.0g bid、伏格列波糖0.2mg tid，随餐口服，自诉血糖控制稳定（具体不详）。2019年2月于外院行腹腔镜下Roux-en-Y胃分流术（RYGB），术后体重6个月内下降40kg。术后即出现发作性头晕、手抖，于每餐后2～3小时发作，程度逐渐加重，经常出现意识不清、乏力、多汗，自测指血血糖最低1.7mmol/L。自行调整饮食，每天进餐间隔1.5小时后上述症状减轻。曾加用伏格列波糖0.2mg tid，餐前口服，患者低血糖症状发作明显减少，停药后上述症状加重，为进一步诊治收住院。

病程中患者日间困倦不适，RYBG术后出现胃灼热、反酸，伴胸闷，多于进食后或夜间平卧睡眠时出现，坐起后稍好转，行胃镜检查诊断"反流性食管炎、慢性浅表性胃炎、十二指肠球部炎"，予抑酸剂口服后好转。否认长期服用含巯基药物史。近期食欲不佳、食量减少（每日主食为同龄人量1/4），因出现餐后发作性低血糖症状减少进食次数（每天1～2次），睡眠差，夜尿0次，大便每天1次，为黄色成形糊状便。

（二）既往史

2004年诊断"支气管哮喘"。

（三）个人史、家族史

无特殊。

（四）体格检查

血压120/80mmHg，心率80次/分，身高181cm，体重75kg，腰围77cm，BMI 22.9，黑棘皮征（−）。

（五）辅助检查

血、尿、便常规均正常。肝肾功能正常，PA 147mg/L。血清UA 516μmol/L。血脂：TC 3.05mmol/L，TG 0.62mmol/L，HDL-C 1.12mmol/L，LDL-C 1.83mmol/L。HbA1c 4.9%。血清维生素B_{12}＋叶酸＋铁四项均正常。行3小时口服葡萄糖耐量试验（75g无水葡萄糖粉）示高胰岛素血症及反应性低血糖（表3-1）。

表3-1　3小时口服葡萄糖耐量试验结果（75g无水葡萄糖口服后）					
	0分钟	30分钟	60分钟	120分钟	180分钟
血糖（mmol/L）	4.4	11.4	12.6	4.3	1.6
胰岛素（μIU/ml）	8.10	＞300.00	＞300.00	116.70	31.87
C肽（ng/ml）	1.58	15.23	20.03	9.71	4.70
胰岛素原（pg/ml）	135.0	170.6	218.2	1021.0	715.8

（六）诊断

低血糖症鉴别诊断：腺垂体功能包括性腺激素、甲状腺激素、肾上腺皮质激素、生长激素均正常，排除升糖激素水平缺乏。血清肿瘤标志物正常，排除恶性肿瘤导致低血糖。胰腺增强CT＋灌注：胰腺灌注未见明显异常，胃旁路切除术后改变。胰腺增强MRI、生长抑素受体显像均未见异常。^{68}Ga-Exendin4显像：胰腺全程弥漫均匀摄取，未见胰高血糖素样肽1受体（GLP-1R）表达异常增高灶。排除胰岛素瘤。抗胰岛素自身抗体阴性，排除胰岛素自身免疫综合征。

（七）治疗

基本外科会诊意见：胃旁路术后低血糖患者，胰腺部分切除能缓解症状，但是病情会复发。胃旁路术修复手术会导致复胖。建议予非手术治疗方案。营养科会诊意见：为维持血糖稳定，建议采用低血糖指数饮食（即糖尿病饮食），建议能量1900kcal/d〔75kg×（25～30kcal/kg）＝1875～2250kcal〕。注意事项：①少食多餐。开始宜少食多餐，每天进餐6～7次，以保证主食数量和热量的摄入。②干稀分食。进食时只吃较干食物，在进餐前30分钟，餐后45分钟饮水或液体食物，以减缓食物进入小肠的速度，从而减少倾倒综合征的发生，同时促进食物的消化吸收。③注意体位：进食时采取半卧位，细嚼慢咽，餐后斜卧，20～30分钟可减轻不适症状。④低糖饮食：术后早期禁用精制糖及糖加工成的饮料，如甜果汁、甜点心、蛋糕等，每天主食少于100g。宜选用含可溶性纤维较多的食物如燕麦粥、魔芋挂面等，以减缓糖吸收，减少低血糖的发生。入院后低血糖症状每天均有数次发作，监测血糖：空腹1.7～4.7mmol/L；餐后2小时2.1～10mmol/L，低血糖症状发作时测静脉血糖2.0mmol/L，胰岛素20.8μIU/ml，C肽3.88ng/ml。按照上述营养治疗方案，经饮食调整后监测血糖：空腹3.7～6.7mmol/L；餐后2小时4.1～8.0mmol/L，未再发作低血糖症状。

二、病例分析

患者为青年男性，慢性病程，主要表现为发作性头晕、手抖、意识不清，既有低血糖发作的交感神经症状，又有中枢神经系统症状，发作时最低血糖＜2.8mmol/L，加餐后症状可缓解，符合Whipple三联征，低血糖症诊断明确。患者低血糖发作时，静脉血糖＜3mmol/L，胰岛素＞3.0μIU/ml，C肽＞0.6ng/ml，符合高胰岛素血症性低血糖，其常见的病因为胰岛素瘤、非胰岛素瘤胰源性低血糖综合征、减重术后低血糖、胰岛素自身免疫综合征（体内存在胰岛素自身抗体或胰岛素受体抗体）、使用胰岛素促泌剂类降糖药。本例患者经胰腺影像学检查包括胰腺灌注增强CT、胰腺增强MRI、生长抑素受体显像、^{68}Ga-Exendin4显像均未发现胰岛素瘤证据，胰岛素自身抗体阴性，否认胰岛素促泌剂服用史，基本可以除外其他病因。非胰岛素瘤胰源性低血糖综合征，男性多见，40%有其他胃肠道手术史，低血糖多发生于餐后，影像学定位阴性，病理改变为胰岛细胞肥大增生，但诊断前应先除外减重术后低血糖（PBH）。结合患者在减重手术（胃旁路手术）后低血糖发作频繁，诊断考虑为PBH。

胃旁路手术远期并发症中与低血糖相关的包括倾倒综合征和PBH。倾倒综合征患病率高达50%，胃旁路术后摄入大量碳水化合物后出现出汗、无力、头晕、心悸等症状。早期常在进餐后15～30分钟，进食高渗食物后，由体液自血管转移至肠道所致的低血压及交感神经系统反应导致；晚期常在进餐后若干个小时发生，为餐后胰岛素高峰延迟回落导致低血糖。PBH通常发生在餐后1～3小时，在摄入高血糖指数碳水化合物后严重程度加重。进食后，食物迅速进入近端肠道，导致血糖快速升高（15～30分钟），达到很高的水平（如超过11.1mmol/L）。食物的摄入也会刺激肠促胰岛素的过量分泌，包括胰高血糖素样肽-1（GLP-1）。高葡萄糖和肠促胰岛素都会引发过量的胰岛素分泌，促进随后的葡萄糖快速下降，血糖最低点通常在进食后90～180分钟。此外，胰腺B细胞对葡萄糖敏感性增加、胰岛素清除率降低和非胰岛素依赖型葡萄糖摄取也可能导致低血糖。认识到减重术后患者潜在的低血糖症状对尽早诊断、评估和治疗非常重要。

低血糖的治疗首先依赖于改变饮食习惯，将食物摄入分为每天5～6餐，减缓胃排空，降低血糖负荷和食物的血糖指数。同样，使用α-葡萄糖苷酶抑制剂通过降低血糖、血浆胰岛素和GLP-1水平，以及减少低血糖时间来改善代谢状况。其他药物（胰高血糖素、钙通道阻滞剂、生长抑素类似物等）在病例报道中也可以缓解低血糖，仍需在更多的受试者中验证。如果必须选择手术，应仔细权衡手术的益处（有效缓解症状）和风险（体重反弹、糖尿病）。

尽管经常需要药物治疗，但营养治疗仍然是成功预防和治疗PBH的基石。PBH医学营养治疗（MNT）的总体目标是降低进食后血糖升高的幅度和速度，减少对胰岛素分泌的刺激，从而降低随后的低血糖。因此，治疗策略的重点是控制低血糖指数碳水化合物的摄入，避免快速吸收碳水化合物，调整正餐和零食的时间，并注意个人饮食和生活习惯。有研究者成功采用了10点营养计划来预防低血糖，同时保证足够的营养摄入：①控制碳水化合物的分量，每餐30g，零食15g。②选择含糖量低的碳水化合物。③避免高血糖指数的碳水化合物。④每餐或零食包括（有益于心脏的）脂肪：每餐15g，零食5g。⑤强调最佳蛋白质摄入。⑥进餐/零食间隔3～4小时。⑦吃饭时避免喝液体。⑧避免饮酒。⑨避免咖啡因摄入。⑩保持减重后维生素和矿物质的摄入。本例患者参照上述方法进行了MNT，制订了个体化治疗方案，低血糖症状明显减轻。

MNT是控制PBH的必要措施。基于临床实践和文献复习，建议给予低血糖指数的碳水化合物，并控制摄入量，避免快速吸收的碳水化合物，选择有益心脏健康的脂肪和充足的蛋白质，避免酒精与液体食物摄入，调整饮食和加餐时机，设定个体化治疗方案，及时评估患者对营养治疗的反应。需注意即使严格遵守饮食治疗，也可能需要额外的药物治疗，甚至手术治疗来改善低血糖。

三、临床查房

1. 高胰岛素血症性低血糖的诊断标准是什么？

有低血糖发作的交感神经症状或中枢神经系统症状，发作时最低血糖＜2.8mmol/L，低血糖症诊断明确。患者低血糖发作时，静脉血糖≤3mmol/L，胰岛素≥3.0μIU/ml，C肽≥0.2nmol/L，胰岛素原≥5pmol/L，β-羟丁酸≤2.7mmol/L符合高胰岛素血症性低血糖。

2. 引起高胰岛素血症性低血糖的常见病因有哪些？

常见原因有胰岛素瘤、非胰岛素瘤胰源性低血糖综合征、PBH、胰岛素自身免疫综合征（体内存在胰岛素自身抗体或胰岛素受体抗体）、使用胰岛素促泌剂类降糖药。

3. 非胰岛素瘤胰源性低血糖综合征主要临床特征有哪些？

非胰岛素瘤胰源性低血糖综合征，男性多见，40%有其他胃肠道手术史，低血糖多发生于餐后，影像学定位阴性，病理改变为胰岛细胞肥大增生，但诊断前应先除外PBH。曾有文献报道，PBH的发生率＜1%，随着减重手术越来越多地用于治疗肥胖，其发生率可能被低估。

4. 常用的减重手术有哪些？

减重手术通过改变胃肠道的解剖结构来限制热量的摄入或减少营养的吸收，通常被归类为限制性或吸收不良。目前有几种减重手术：腹腔镜可调节胃束带术（AGB）、腹腔镜袖胃切除术（SG）、腹腔镜Roux-en-Y胃分流术（RYGB）和胆胰分流术与十二指肠转位（BPD-DS）。

5. 减重手术RYGB的特征有哪些？

RYGB手术于20世纪60年代发展起来，与空肠回肠绕道术或胃束带术相比，是首选的减重方法。之后得到了广泛的接受，在全世界所有与肥胖相关的手术中约占50%。RYGB的特征是建立一个小于30ml的近端小胃囊，将它与远端胃分离，再与一段75～150cm的小肠Roux支吻合。小胃囊和狭窄的吻合出口起到限制热量摄入的作用，而营养素的消化和吸收则主要发生在共同通路中，胃酸、胃蛋白酶、内因子、胰酶和胆汁在此处与摄入的食物相混合。这一过程通过限制食物的摄入量，减少营养物质的吸收，产生早饱的感觉促进减重。

6. RYGB术后低血糖的发生率是多少？

RYGB术后低血糖主要发生在手术后1～8年。这种术后低血糖并发症在限制性减重手术如胃束带或袖状胃切除术后罕见。胃旁路手术后低血糖有时难以识别，因此其患病率和相关的危险因素尚不清楚。曾有文献报道其患病率约为1%，低比率可能部分由于对RYGB术后严重低血糖的认识和报道不足。最近的一项研究表明，RYGB术后低血糖的患病率为34%，包括对RYGB术后低血糖有高度怀疑的受访者，他们接受了低血糖量表的问卷调查。当作者将RYGB术后低血糖的定义限制在报告严重餐后低血糖症状的人群时，发现患病率为11.6%。此外，在该研究中，女性、手术时间较长、无糖尿病和术前有低血糖症状为发生RYGB术后低血糖的危险因素。

7. RYGB远期并发症中与低血糖相关的包括哪些？

RYGB手术远期并发症中与低血糖相关的包括倾倒综合征和减重术后低血糖PBH。

8. RYGB术后倾倒综合征的临床症状有哪些？

RYGB术后倾倒综合征患病率高达50%，胃旁路术后摄入大量碳水化合物后出现出汗、无力、头晕、心悸等症状。早期常在进餐后15～30分钟，进食高渗食物后，体液由血管转移至肠道所致的低血压及交感神经系统反应导致；晚期常在进餐后若干个小时发生，为餐后胰岛素高峰回落延迟导致低血糖。

9. PBH通常发生在什么时间？

PBH通常发生在餐后1～3小时，在摄入高血糖指数碳水化合物后严重程度加重。

10. PBH的发生机制有哪些？

胰岛素依赖和非依赖的机制都参与了PBH。进食后，食物迅速进入近端肠道，导致血糖快速升高（15～30分钟），达到很高的水平（如超过11.1mmol/L）。食物的摄入也会刺激肠促胰岛素的过量分泌，包括GLP-1。高葡萄糖和肠促胰岛素都会引发过量的胰岛素分泌，促进葡萄糖快速下降，血糖最低点通常在进食后90～180分钟。

RYGB患者餐后GLP-1增加了10倍，而在术后有低血糖的患者中甚至更高。肠促胰岛素水平升高可能导致胰岛素分泌反应增强，导致餐后低血糖。对于RYGB术后高胰岛素血症性低血糖是否归因于胰岛细胞增生、胰岛细胞功能亢进或营养输送改变（导致胰岛素分泌不适当）仍有争议。此外，其他可能导致减重手术后肥胖患者低血糖的可能机制还包括改变肠道微生物群，增加胆汁酸，胰腺B细胞对葡萄糖敏感性增加、胰岛素清除率降低和非胰岛素依赖型葡萄糖摄取也可能导致低血糖。因此，PBH的机制复杂，不能完全用RYGB后GLP-1升高来解释。

11. PBH的治疗方法有哪些？

PBH治疗的目标是减少低血糖发作的频率和严重程度。治疗首先依赖于改变饮食习惯，将食物摄入分为每天5～6餐，减缓胃排空，降低血糖负荷和食物的血糖指数。同样，使用α-葡萄糖苷酶抑制剂可以通过降低血糖水平、血浆胰岛素水平和GLP-1，以及减少低血糖时间来改善代谢状况。其他药物均为少数病例报道。对饮食和/或药物治疗无反应的低血糖患者有时会选择胰腺切除术，有人提出逆转胃旁路手术来缓解低血糖，但从相互矛盾的报道来看，结果并不乐观。如果必须选择手术，应仔细权衡手术的益处（有效缓解症状）和风险（体重反弹、糖尿病等）。

12. PBH的医学营养治疗原则为何？

尽管经常需要药物治疗，营养治疗仍然是成功预防和治疗PBH的基石。PBH医学营养治疗（MNT）的总体目标是降低进食后血糖升高的幅度和速度，减少对胰岛素分泌的刺激，从而减轻随后的低血糖。治疗策略的重点是控制低血糖指数碳水化合物的摄入，避免快速吸收碳水化合物，调整正餐和零食的时间，并注意个人饮食和生活习惯。一项研究描述了成功地使用饮食调整与低碳水化合物膳食治疗，大约25%的患者在1个月后症状完全缓解，25%的患者主要症状有所改善，超过30%的患者症状有所改善。

13. PBH的医学营养治疗具体方案为何？

有研究者成功地采用了10点营养计划来预防低血糖，同时保证足够的营养摄入：①控制碳水化合物的分量：每餐30g，零食15g。②选择含糖量低的碳水化合物。③避免高血糖指数的碳水化合物。④每餐或零食包括（有益于心脏的）脂肪：每餐15g，零食5g。⑤强调最佳蛋白质摄入。⑥进餐/零食间隔3～4小时。⑦吃饭时避免喝液体。⑧避免饮酒。⑨避免咖啡因摄入。⑩保持减重后维生素和矿物质的摄入。

低血糖指数碳水化合物消化相对较慢，其减缓餐后葡萄糖的上升，从而减少餐后葡萄糖"峰值"，因此降低餐后低血糖程度。高血糖指数碳水化合物消化较快，导致血糖快速升高，进一步刺激餐后胰岛素分泌过多，餐后低血糖增多。脂肪可以减少胃排空，虽然它们是热量来源，但通常不会独立地触发胰岛素分泌或低血糖，因此被认为是一种更"安全"的食物。另外，建议食用有益于心脏健康的脂肪，如坚果、黄油、鳄梨、橄榄油、大多数植物油、大多数种子，鲑鱼、金枪鱼等油性鱼类等。对于蛋白质的摄入量，一般的经验法则是减重术后患者每餐应摄入约30g蛋白质。美国代谢和减重手术协会建议至少60～80g/d，而其他指南建议1.5～2.1g/kg理想体重或0.91g/kg实际体重。蛋白质的首选来源是具有高生物价值的食物，如肉类、鸡肉、蛋白、鱼和牛奶，以及高质量的非动物蛋白（如大豆）。进餐时间应每餐间隔3～4小时。避免进食流质食物，要缓慢而彻底地咀嚼食物。水或不含碳水化合物的低热量无咖啡因饮料应该在餐后至少间隔30～60分钟摄入。同时要避免饮酒，因为肝在代谢酒精的过程中产生的葡萄糖减少，增加了低血糖的风险。酒精摄入也会影响B族维生素的吸收，如维生素B_1和维生素B_{12}，因此已经有维生素缺乏风险的肥胖患者应避免饮酒。

14. PBH的治疗药物有哪些？

当单纯改变饮食不能减轻低血糖的发生时，可以考虑药物治疗。α-葡萄糖苷酶抑制剂常为首选药物。阿卡波糖是一种α-葡萄糖苷酶抑制剂，通过抑制碳水化合物降解为单糖，降低肠道对碳水化合物的吸收。因此，阿卡波糖的一个不良反应是增加肠胃胀气和腹泻，这可以降低患者依从性。

生长抑素类似物（如奥曲肽）、二氮嗪或钙通道阻滞剂（如维拉帕米或硝苯地平）可使胰腺B细胞胰岛素释放减少。奥曲肽还能减少餐后内脏血管舒张，从而减缓小肠蠕动。二氮嗪通过抑制胰岛细胞膜ATP依赖钾通道的关闭来抑制胰岛素分泌。钙通道阻滞剂如维拉帕米和硝苯地平通过干扰细胞内钙离子进入L型细胞表面钙通道来抑制胰腺细胞的胰岛素释放。文献中报道其他药物（速效胰岛素类似物降低餐后高血糖、注射胰高血糖素和GLP-1类似物稳定血糖）在病例报告中也可以缓解低血糖，仍需在更多的受试者中验证。

15. PBH的手术治疗包括哪些？

PBH患者中，少部分对饮食调整或单独药物治疗无反应者可以考虑手术治疗。文献中已经描述了几种外科手术方法，包括胃造瘘术和切除Roux-en-Y绕道支，或通过放置胃管绕过近端肠道，胃束带减慢胃排空，RYGB逆转术，部分或全胰腺切除术。

16. RYGB逆转术的适应证有哪些？

RYGB转向"正常解剖"的现象在2006年首次被描述，随后出现了更大规模的系列报道。大多数患者在行RYGB逆转术之前都放置了胃造瘘管，通过胃造瘘管进行营养输送可以部分缓解低血糖症状。对饮食和药物难治性低血糖患者，在胃残体放置胃造瘘管进食后，低血糖症状的改善可能使RYGB后摄入营养物质的异常代谢反应恢复正常。该治疗方式用于选择可能受益于RYGB逆转的患者。部分患者同时接受袖状胃切除术。增加袖状胃切除术可减少逆转后的体重恢复，但增加并发症的风险。

17. RYGB术后低血糖治疗中胰腺切除术的利弊有哪些？

考虑到相关并发症增加的风险，部分或全胰腺切除术应作为缓解RYGB术后低血糖难治性症状的最后手段。只有在选择性动脉钙刺激下，验证胰腺特定解剖区域胰岛素分泌不适当后，才考虑这样做。全胰切除术或次全胰切除术会产生医源性高血糖或被称为3c型糖尿病的风险，如果需要胰岛素治疗，这些患者往往会面临更高的低血糖风险。微血管视网膜和肾脏并发症的风险也会增加。

四、推荐阅读

［1］SHANTAVASINKUL P C，TORQUATI A，CORSINO L．Post-gastric bypass hypoglycaemia：a review［J］．Clin Endocrinol（Oxf），2016，85（1）：3-9.

［2］PIGEYRE M，VAURS C，RAVERDY V，et al．Increased risk of OGTT-induced hypoglycemia after gastric bypass in severely obese patients with normal glucose tolerance［J］．Surg Obes Relat Dis，2015，11（3）：573-577.

［3］RITZ P，VAURS C，BARGOU M，et al．Hypoglycaemia after gastric bypass：mechanisms and treatment［J］．Diabetes Obes Metab，2016，18（3）：217-223.

［4］SUHL E，ANDERSON-HAYNES S E，MULLA C，et al．Medical nutrition therapy for post-bariatric hypoglycemia：practical insights［J］．Surg Obes Relat Dis，2017，13（5）：888-896.

［5］NGUYEN N Q，DEBRECENI T L，BURGSTAD C M，et al．Effects of fat and protein preloads on pouch emptying，intestinal transit，glycaemia，gut hormones，glucose absorption，blood pressure and gastrointestinal symptoms after Roux-en-Y gastric bypass［J］．Obes Surg，2016，26（1）：77-84.

［6］HEBER D，GREENWAY F L，KAPLAN L M，et al．Endocrine and nutritional management of the post-bariatric surgery patient：an Endocrine Society Clinical Practice Guideline［J］．J Clin Endocrinol Metab，2010，95（11）：4823-4843.

［7］MALA T．Postprandial hyperinsulinemic hypoglycemia after gastric bypass surgical treatment［J］．Surg Obes Relat Dis，2014，10（6）：1220-1225.

［8］RARIY C M，ROMETO D，KORYTKOWSKI M．Post-gastric bypass Hypoglycemial［J］．Curr Diab Rep，2016，16（2）：19.

（袁　涛）

病例 4 心悸、出汗、低血糖

一、病历摘要

患者，女性，36岁。因"心悸、出汗、发现低血糖3年"入院。

（一）现病史

入院前3年患者产检时因长时间空腹出现黑矇、出汗、心悸，伴四肢乏力，否认头晕、意识丧失、肢体抽搐，未测血糖，进食糖水后好转。此后，患者反复于产检时查静脉空腹血糖降低，波动于3～4mmol/L，未再出现心悸、大汗、乏力、黑矇等症状，否认夜间低血糖发作，未详细诊治，此后监测空腹血糖最低曾有2.75mmol/L。入院前5个月患者自觉体重较前降低（50kg→47kg），就诊当地医院行口服葡萄糖耐量试验（OGTT），结果见表4-1。GH 0.02ng/ml（＜2.0ng/ml），IGF-1 161ng/ml（109～284ng/ml）；ACTH（8am）16.95pg/ml（＜46pg/ml），血F（8am）10.1μg/dl（4～22.3μg/dl）；甲功正常；抗核抗体谱、ANCA、IgG亚类未见异常；垂体增强MRI、腹部增强MRI＋MRCP未见异常；腹部增强CT示胰尾部饱满；超声内镜未见明确胰腺占位；胰腺灌注增强CT未见明显异常，考虑"低血糖症"，为进一步诊治收入我科。

表4-1 OGTT试验结果

	0小时	0.5小时	1小时	2小时	3小时
血糖（mmol/L）	2.71	4.81	3.67	4.37	2.73
胰岛素（μIU/ml）	11.61	66.00	38.29	35.93	10.98
C肽（ng/ml）	2.01	5.81	5.20	5.97	3.48

（二）既往史

双下肢静脉曲张病史，否认应用胰岛素、胰岛素促泌剂及含巯基类药物史。

（三）个人史

患者为领养，出生身长、体重及血糖不详，无烟酒嗜好。

（四）婚育史

适龄婚育，G3P2，2子均为足月顺产。大儿子出生身长不详，出生体重2.1kg，血糖正常；二儿子出生体重2.7kg，出生后血糖偏低（具体不详），曾于当地医院住院治疗1周后血糖恢复，生长发育正常。

（五）月经史

无特殊。

（六）家族史

无特殊。

（七）体格检查

血压124/83mmHg，身高160cm，体重51kg，BMI 19.92，体型匀称，双下肢可见迂曲扩张静脉，右下肢为著，黑棘皮征（－）。心、肺听诊无特殊。腹软，无压痛及反跳痛，肝、脾肋下未触及。双下肢未见明显水肿。

（八）辅助检查

[**内分泌激素检查**] 甲功：TSH 1.560μIU/ml，FT3 11.05pmol/L，FT4 14.83pmol/L，甲状腺相关抗体（－）。GH 0.1ng/ml，IGF-1 151ng/ml。ACTH（8am）4.1pmol/L，血F（8am）298nmol/L，胰高血糖素100.68pg/ml。

[**糖代谢相关检查**] HbA1c 4.1%，GA 10.6%，空腹胰岛素5.1mU/L，1型糖尿病自身抗体谱（－）。监测血糖：空腹血糖2.7 ～ 3.2mmol/L，餐后2小时血糖3.7 ～ 4.4mmol/L。简易智能精神状态检查量表（MMSE）：总分30分，认知功能正常；蒙特利尔认知评估（MoCA）：27/30分（延迟回忆扣3分）。进一步行全外显子基因检测提示存在GCK基因杂合突变。

[**影像学检查**] 胰腺灌注增强CT、胰腺增强MRI、奥曲肽显像、GLP-1受体显像均未见明确胰岛素瘤表现。

（九）诊断

低血糖症，先天性高胰岛素血症（CHI）可能性大。

（十）治疗

嘱患者规律进食，两餐之间及睡前加餐，以混合性食物为主，监测血糖谱空腹血糖 $2.9 \sim 3.4$ mmol/L，餐后 2 小时血糖 $4.2 \sim 6.6$ mmol/L，患者未再发出汗、心悸、意识丧失等症状。

二、病例分析

患者青年女性，慢性病程，临床表现为长时间空腹后心悸、出汗、乏力等交感神经兴奋症状，进食后好转，符合低血糖症表现。虽然患者上述症状发作时未测血糖，但后续多次查静脉血糖降低，以空腹为著。因此，考虑低血糖症诊断基本明确。此外，患者多次查空腹血糖 < 3 mmol/L 时同步检测胰岛素 $> 3\mu$ IU/ml，C 肽 > 0.6 ng/ml，考虑内源性胰岛素依赖性低血糖可能性大。

内源性胰岛素依赖性低血糖的常见原因包括胰岛素瘤、胰岛细胞增生、胰岛素自身免疫综合征（IAS）、药物性低血糖等，其中胰岛素瘤为成人非糖尿病性低血糖最常见的病因，以空腹低血糖为主，需行鉴别诊断。该患者多于空腹时发作低血糖，但是多项胰岛素瘤特异性较高的胰腺影像学检查如胰腺灌注增强 CT、胰腺增强 MRI、奥曲肽显像、GLP-1 受体显像、超声内镜均未发现胰腺占位，故不支持胰岛素瘤。非胰岛素瘤胰源性低血糖综合征（NIPHS）多以餐后低血糖为主，且组织病理学表现为胰岛细胞肥大和胰管周围胰岛增多，而本例患者主要表现为空腹低血糖，故不考虑 NIPHS。此外，IAS 患者常有胰岛素应用、长期摄入含巯基药物史，临床常表现为高、低血糖交替，胰岛素抗体常阳性，胰岛素和 C 肽水平多分离，与此患者不符，因此不考虑 IAS。患者未使用外源性胰岛素或胰岛素促泌剂等药物，不支持药物性低血糖。结合患者符合高胰岛素性低血糖，血糖持续低平，临床症状轻，需要高度考虑 CHI。

CHI 又称婴儿持续性高胰岛素血症性低血糖症，1954 年首次报道，由于胰岛 B 细胞持续不适当分泌胰岛素导致的严重低血糖症，其特征为婴儿期出现高胰岛素性低血糖，低血糖常难以纠正，导致严重的神经系统并发症，尤其是低血糖脑病，从而致残或致死，部分类型 CHI 成年起病，临床表现较轻。CHI 可由多种致病基因突变导致，其中 KCNJ11 基因和 ABCC8 基因失活突变是最常见的病因，占 CHI 的 $40\% \sim 45\%$，其他基因突变占 $5\% \sim 10\%$，其余病因不明。本例患者成年起病，临床症状轻，血糖低平，小儿子出生后也有低血糖病史，进一步基因检测提示 GCK 基因突变所致 CHI 诊断成立。

GCK 基因编码葡萄糖激酶（GCK），GCK 催化葡萄糖生成 6-磷酸葡萄糖氧化供能，GCK 基因激活突变时，6-磷酸葡萄糖产生增加，ATP/ADP 增加，胰岛素不适当分泌，多为常染色体显性遗传。该类患者临床表现较轻，空腹和餐后血糖都低，血胰岛素水平轻中度升高，婴儿期至成人均可发病，大部分对二氮嗪治疗有效。本例患者监测血糖谱示全天血糖低平，无心悸、头晕、乏力等不适，故主要通过饮食干预。嘱患者两餐之间和睡前规律加餐，多进食粗杂粮，少吃精细粮，睡前可吃生玉米淀粉，以及规律监测血糖。

三、临床查房

1. 什么是低血糖？

低血糖是指血浆葡萄糖浓度过低，可以导致自主神经症状和神经低血糖症。非糖尿病患者以血糖＜2.8mmol/L为低血糖的标准，而糖尿病患者血糖≤3.9mmol/L即属于低血糖。

2. 低血糖的临床表现是什么？

低血糖症状主要包括自主神经症状和中枢神经低血糖症状两方面。

（1）自主神经症状：包括震颤、心悸和焦虑/觉醒（儿茶酚胺介导的肾上腺素能症状），以及发汗、饥饿和感觉异常（乙酰胆碱介导的胆碱能症状）。

（2）中枢神经低血糖症状：包括头晕、无力、嗜睡和意识模糊或神志改变。

3. 低血糖的原因有哪些？

（1）胰岛素瘤：为成人非糖尿病性低血糖最常见的病因，因胰岛细胞大量增殖形成瘤体，不受控制地分泌胰岛素而引起低血糖反复发作。

（2）先天性高胰岛素血症：又称婴儿持续性高胰岛素血症性低血糖症，是由胰岛B细胞持续不适当分泌胰岛素导致的严重低血糖症。

（3）非胰岛素瘤胰源性低血糖综合征（NIPHS）：是由胰岛肥大和胰岛细胞增生症引起的内源性高胰岛素血症，多在餐后2～4小时出现低血糖症状。

（4）IAS：见于胰岛素应用、长期摄入含巯基药物等，产生胰岛素抗体，胰岛素与抗体解离时发生低血糖，临床上表现为高血糖与低血糖交替，发作无明显规律性。

（5）非胰岛细胞肿瘤：通过一些与胰岛素高分泌无关的机制引起低血糖，包括肿瘤生成IGF、不完全加工的IGF-2以及肿瘤负荷。

（6）药物：主要包括胰岛素或促胰岛素分泌剂、酒精等。

（7）重大疾病：疾病危重时可发生严重低血糖，包括肝衰竭、肾衰竭或心力衰竭等。

（8）营养不良：原因为糖异生的底物有限和糖原耗竭的情况下糖原分解。

（9）缺乏皮质醇、胰高血糖素和肾上腺素等升糖激素。

4. 如何处理低血糖？

治疗低血糖的目标是通过提供膳食或胃肠外碳水化合物来升高血糖浓度至正常水平，意识清楚者应摄入15～20g速效碳水化合物，意识障碍者给予50%葡萄糖液20～40ml静脉注射或胰高血糖素0.5～1.0mg肌内注射，15分钟后重新检测，如果血糖仍低可能需要重复治疗。

5. 什么是先天性高胰岛素血症？

CHI是导致婴儿和儿童持续性低血糖的主要原因，由于胰岛B细胞持续不适当分泌胰岛素导致的严重低血糖症。其特征为婴儿期出现高胰岛素性低血糖，低血糖常难以纠正，导致严重的神经系统并发症，尤其是低血糖脑病，从而致残或致死，部分类型CHI成年起病，临床表现较轻。

6. CHI的发病机制是什么？

当人体血浆葡萄糖超过阈值（约为85mg/dl）时，会触发胰岛B细胞分泌胰岛素。葡萄糖通过葡萄糖转运蛋白进入B细胞并被代谢生成ATP。随后ATP与ADP的比值上升使得ATP敏感钾（KATP）通道关闭，从而导致膜去极化。这种去极化导致电压依赖性钙通道开放，而胞质钙的增加引发胰岛素分泌。这些途径的缺陷造成胰岛素分泌失调，进而导致CHI。胰岛B细胞分泌胰岛素的途径见图4-1。

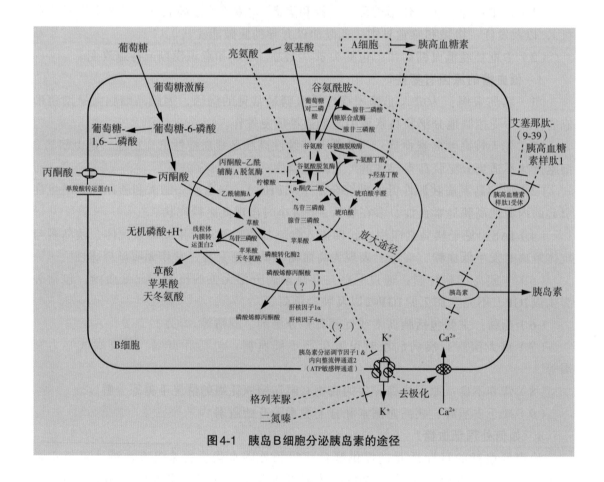

图4-1　胰岛B细胞分泌胰岛素的途径

7. CHI的分类？

CHI分为三大类：与围产期应激有关的一过性疾病、单基因缺陷所致疾病、综合征相关疾病。不同类型CHI的临床特征、低血糖的严重程度和治疗持续时间各不相同。

然而，所有形式的CHI都很可能发生低血糖性脑损伤和发育迟缓，及时识别和启动治疗能最大限度地降低神经系统不良后果。

8. 什么是围产期应激性高胰岛素血症？

围产期应激性高胰岛素血症（PSHI）是由围产期应激原（如胎盘功能不全或出生窒息）引起的新生儿一过性HI。提示PSHI风险的临床特征包括胎儿生长受限或小于胎龄、先天性心脏病，以及宫内感染或母亲子痫前期病史。PSHI的机制仍然未知，但可能与胎儿缺氧有关。

9. 什么是单基因型CHI？

单基因型CHI可由多种致病基因突变导致，截至目前共报道有9种致病基因可引起CHI（表4-2）。其中*KCNJ11*基因和*ABCC8*基因失活突变是最常见的病因，占CHI的40%～45%，其他基因突变占5%～10%，其余病因不明。

（1）*GCK*基因突变：*GCK*基因编码GCK，GCK催化葡萄糖生成6-磷酸葡萄糖氧化供能，*GCK*基因激活突变时，6-磷酸葡萄糖产生增加，ATP/ADP增加，胰岛素不适当分泌，多为常染色体显性遗传。该类患者临床表现较轻，空腹和餐后血糖都低，血胰岛素水平轻中度升高，婴儿期至成人均可发病，大部分对二氮嗪治疗有效。

（2）KATP通道：胰岛B细胞上的KATP通道由SUR1和Kir6.2两种亚单位组成，SUR1由*ABCC8*基因编码，Kir6.2由*KCNJ11*基因编码。SUR1是KATP通道的调节亚单位，二氮嗪、磺脲类及格列奈类药物可与其结合，影响KATP通道。SUR1能感受细胞内ATP/ADP浓度的变化，当ATP/ADP升高时Kir6.2关闭，引起细胞膜去极化，使电压门控的钙离子通道打开，形成钙离子内流，促使胰岛B细胞释放胰岛素。SUR1及Kir6.2失活导致KATP通道持续关闭，胰岛B细胞持续去极化，胰岛素持续不适当分泌。KATP通道异常导致的CHI是最严重的类型，患者体重常为大于胎龄儿，出生后即表现为严重的持续性低血糖症，常伴有低血糖引起的惊厥、肌张力低下、喂养困难、呼吸暂停，致死率高。

（3）*GLUD1*基因突变：*GLUD1*基因编码谷氨酸脱氢酶（GDH），催化谷氨酸水解生成α-酮戊二酸和氨，α-酮戊二酸进入三羧酸循环氧化供能，使ATP/ADP升高，KATP通道关闭，胰岛素过度释放，同时氨基酸代谢产生大量氨，血氨升高。患儿出生体重正常，低血糖程度较轻，长时间空腹或蛋白质饮食可诱发低血糖发作，亮氨酸是GDH的激活剂，患儿常于从低蛋白的母乳改为婴儿配方奶时发病，对二氮嗪治疗有效，可通过限制蛋白质摄入来避免低血糖发生。

（4）其他基因突变：其他类型较少见。

表4-2 目前已知的CHI致病基因

	基因	编码蛋白	遗传方式	对二氮嗪的反应	病理分型	临床表现
KATP通道	*ABCC8*	SUR1	AR	否	F或D	LBW
			AD	经常	D	
	KCNJ11	Kir6.2	AR	否	F或D	LBW
酶/转运体	*GLUD1*	GDH	AD或DN	是	D	HI/HA
	GCK	GCK	AD或DN	经常	D	LBW（MODY 2）
	HADH	HADH	AR	是	D	
	SLC16A1	MCT1	AD	经常	D	EIHI
	UCP2	UCP2	AD	是	D	
转录因子	*HNF4A*	HNF4α	AD或DN	是	D	LBW（MODY 1）
	HNF1A	HNF1α	AD	是	D	LBW（MODY 3）

注：AR，常染色体隐性；AD，常染色体显性；DN，散发；F，局灶型；D，弥漫型；HI/HA，高胰岛素高血氨综合征；MODY，青少年的成人起病型糖尿病；LBW，高出生体重；EIHI，运动诱导的高胰岛素血症性低血糖。

10. CHI的病理分型包括哪些？

根据CHI患者胰岛细胞的增生情况，将其分为弥漫型、局灶型和非典型3种。弥漫型表现为胰腺弥漫分布增大的B细胞，而局灶型则表现为局灶性结节或腺瘤样增生肥大的B细胞，非典型为局部的部分B细胞增生。局灶型一般经病灶切除后可以治愈；弥漫型或非典型CHI一般不建议手术，仅用药物治疗；部分低血糖严重的弥漫型可考虑行胰腺次全切除，后期可能发展为糖尿病。目前认为弥漫型的发生机制是纯合或复合杂合突变；局灶型是具有遗传自父系的突变基因，而后又发生母系等位基因丢失的结果；非典型与部分复合杂合突变存在关联。

11. 哪些实验室检查用于CHI的诊断和鉴别诊断？

CHI的实验室证据包括胰岛素和/或C肽水平、β-羟基丁酸（BOHB）和游离脂肪酸（FFA）水平下降，以及在低血糖发生时胰高血糖素引起的血糖反应等。

（1）胰岛素或C肽：当空腹血糖＜3mmol/L时同步胰岛素＞3μIU/ml，C肽＞0.6ng/ml，考虑内源性胰岛素依赖性低血糖可能性大。

（2）BOHB和FFA：胰岛素抑制脂解和生酮作用，导致低血糖时BOHB和FFA水平低下。BOHB浓度＜1.8mmol/L对HI的敏感性和特异性为100%，血浆FFA浓度＜1.7mmol/L对HI的敏感性和特异性分别为87%和100%。

（3）胰高血糖素引起的血糖反应：给予胰高血糖素后血糖上升幅度≥30mg/dl与HI相符，反映了胰岛素对肝的过度作用。胰岛素抑制肝糖原分解，导致低血糖时肝糖原储备过高。

（4）胰岛素自身抗体：用于鉴别IAS。

（5）内分泌激素：ACTH、血F、GH、IGF-1、甲功用于鉴别升糖激素不足或非胰岛细胞肿瘤。

（6）基因检测：目前对CHI患者的全面基因检测是结合Sanger测序和靶向下一代测序进行的。单基因糖尿病和高胰岛素血症常见原因的Sanger测序作为一线检测进行，因为这可以帮助指导紧急临床治疗。对于常见遗传原因之一中未发现突变的患者，使用靶向下一代测序对CHI的所有已知原因进行检测。

12. 如何鉴别CHI和胰岛素瘤？

胰岛素瘤为成人非糖尿病性低血糖最常见的病因，发病中位年龄为50岁，无明显性别差异，以空腹低血糖为主，也可表现为餐后低血糖，73%的患者仅在空腹出现低血糖症状，21%的患者既有空腹低血糖症状也有餐后低血糖症状，6%的患者仅出现餐后低血糖症状，可表现为意识模糊、视觉改变和行为异常。胰岛素瘤起病隐匿，多为＜1cm病灶，发生在胰头、胰体和胰尾的比例大致相同，90%胰岛素瘤为单发、良性，10%胰岛素瘤为恶性、多发病灶或者合并MEN1。而CHI患者起病年龄早，非胰岛素瘤好发人群，临床表现较轻，影像学检查无胰腺病灶。

13. 如何鉴别CHI和新生儿全垂体功能减退？

对于全垂体功能减退新生儿，禁食和胰高血糖素刺激试验的生化结果无法与新生儿CHI区分。对于有中线缺陷（如鼻后孔闭锁或腭裂）或小阴茎的低血糖新生儿，应怀疑全垂体功能减退，可进行相应的激素检测以确诊。

14. CHI如何治疗？

用于治疗CHI的药物有以下几种（图4-2）。

（1）二氮嗪：作用于胰岛B细胞的SUR1受体，使KATP通道保持开放，维持细胞膜的极化状态，避免胰岛素持续释放。除ABCC8和KCNJ11基因隐性失活突变引起的CHI对二氮嗪无效外，其余大部分类型CHI均可使用二氮嗪治疗，常用的起始剂量为5～20mg/（kg·d），可能的不良反应包括多毛、水钠潴留、低血压等。

（2）生长抑素类似物：奥曲肽可与生长抑素受体2、5结合，抑制胰腺的内分泌及外分泌功能，减少胰岛素释放，可用于治疗CHI。但药物价格较昂贵，多用于二氮嗪无反应的患者。

（3）胰高血糖素：可拮抗胰岛素作用，促进肝糖原分解。但胰高血糖素作用时间短，每日需多次皮下注射，药物容易形成结晶，有出现皮肤坏死性红斑的风险，通常只作为低血糖时的短期用药。

如药物治疗效果不佳或药物治疗依从性差，可考虑行胰腺部分切除术，但术后有发生糖尿病的风险。

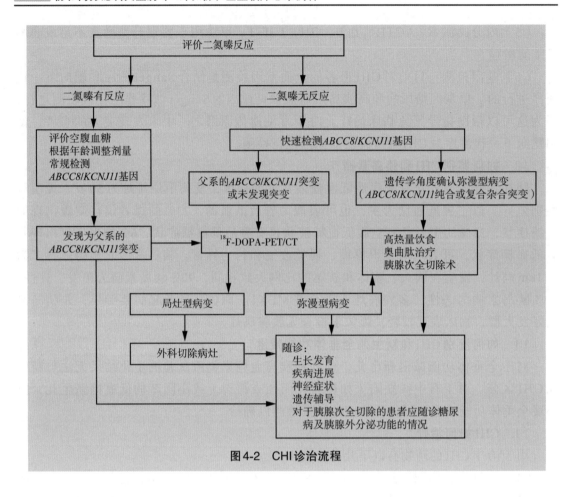

图4-2 CHI诊治流程

15. CHI 的预后如何？

本病的预后取决于患者的CHI类型及严重程度，最严重的并发症是低血糖脑病。部分患者最终演变为糖尿病，其机制可能为胰岛B细胞过度分泌胰岛素造成胰岛素抵抗及大量的胰岛B细胞凋亡。部分经药物治疗的患者，随年龄增长血糖可逐渐恢复正常，甚至可以停药。

四、推荐阅读

［1］GALCHEVA S，DEMIRBILEK H，AL-KHAWAGA S，et al. The genetic and molecular mechanisms of congenital hyperinsulinism［J］. Front Endocrinol（Lausanne），2019，10：111.

［2］SUNEHAG A，HAYMOND MW. Waltham（MA）：Up to date；2016. Pathogenesis，clinical features，and diagnosis of persistent hyperinsulinemic hypoglycemia of infancy［Internet］［2016 Mar 29］.

［3］李伟，肖新华. 先天性高胰岛素血症［J］. 医学研究杂志，2016，45（1）：11-16.

［4］John C M，Agarwal P，Govindarajulu S，et al. Congenital hyperinsulinism：diagnostic and management challenges in a developing country-case report［J］. Ann Pediatr Endocrinol Metab，2017，22（4）：272-275.

［5］Houghton JAL. Diagnostic genetic testing for monogenic diabetes and congenital hyperinsulinemia［J］. Methods Mol Biol，2020，2076：129-177.

（赵　媛　李　伟）

病例5 口干、多饮、多尿、下肢僵硬、纵隔占位

一、病历摘要

患者，女性，68岁。因"消瘦、口干、多饮3年，右下肢僵硬3个月"入院。

（一）现病史

患者3年前无诱因出现消瘦、口干、多饮、多尿，测静脉空腹血糖16mmol/L，诊断"糖尿病"，口服二甲双胍＋阿卡波糖联合饮食、运动干预，症状缓解，监测空腹血糖7～8mmol/L，餐后2小时血糖10～12mmol/L。半年前血糖控制逐渐变差，再次出现消瘦、口干、多饮，伴右下肢僵硬、乏力，无疼痛、感觉异常。1个月前开始更换为德谷胰岛素8U睡前皮下注射、门冬胰岛素早餐前8U-午餐前4U皮下注射、晚餐前二甲双胍0.5g联合阿卡波糖50mg口服，血糖控制仍欠佳，遂就诊我院，测空腹血糖15.2mmol/L，同步C肽0.45ng/ml；餐后2小时血糖23.8mmol/L，同步C肽0.56ng/ml；HbA1c 8.7%；ACR 91mg/g Cr；1型糖尿病抗体谱：ICA（＋）＞400IU/ml，谷氨酸脱羧酶抗体（GADA）、IA-2A、IAA（－）；TPOAb＞600IU/ml，TgAb 137IU/ml；甲功正常；甲状腺超声：甲状腺弥漫性病变。患者精神、睡眠、食欲可，夜尿2～3次，大便可，3年内体重下降15kg。

（二）既往史

既往有高血压、甲状腺结节病史，肾结石体外碎石术后。

（三）个人史

否认吸烟饮酒史。

（四）婚育史、月经史

1子体健，47岁绝经。

（五）家族史

否认糖尿病、甲亢、甲减、肾上腺皮质功能减退、萎缩性胃炎、贫血、肿瘤家

族史。

（六）体格检查

血压140/88mmHg，心率90次/分，BMI 19.62。体型偏瘦，黑棘皮征（－），皮肤及黏膜无色素沉着。甲状腺无肿大，右叶触及直径1cm结节，活动好，质韧。心、肺、腹查体无特殊，双下肢不肿，双足背动脉搏动可。神经系统查体：右下肢肌张力高于左侧，似呈折刀样。四肢肌力5级；步态检查：双上肢伴随动作正常，步基不宽，步幅小，右侧行走拖步，足跟走路右侧差；深浅感觉无异常。

（七）辅助检查

［**常规检查**］血常规：Hb 115g/L，MCV未见异常；尿常规、便常规、三全均未见明显异常；糖化白蛋白38.3%。

［**其他自身免疫性疾病筛查**］PTH 53.7pg/ml，同步血总Ca（校正后）2.32mmol/L；血F（8am）21.4μg/dl；性激素符合绝经后改变；IGF-1 249ng/ml；自身抗体：ANA（＋）S1:80，抗平滑肌抗体（＋）1:80，抗内因子抗体（＋）261.53U/ml，抗胃壁细胞抗体（＋）1:320；血清促胃液素376pg/ml；24小时胃液pH监测：pH＞4比例100%，提示低胃酸分泌；血清维生素B_{12} 430pg/ml。

［**下肢乏力病因筛查**］肌电图：NCV、SSR、针极EMG、头MRI均未见明显异常；腰椎穿刺：脑脊液常规、血生化、细胞学、病原学未见明显异常；抗神经抗原抗体检测（NMDA＋GAD＋VGKC）：GAD65-Ab（＋）1:320；抗神经抗原抗体检测（Ri＋Hu＋Yo）：（－）；脑脊液特异IgG寡克隆区带分析5项：脑脊液IgG寡克隆区带（＋），脑脊液特异性IgG寡克隆区带（＋）；血抗神经抗原抗体检测（NMDA＋GAD＋VGKC）：GAD65-Ab（＋）1:100。

（八）诊断

初步诊断：自身免疫性多内分泌腺病综合征2型（APS-2），僵肢综合征，成人隐匿性自身免疫性糖尿病（LADA），慢性淋巴细胞性甲状腺炎，自身免疫性胃炎。

再次对患者进行肿瘤方面的病史询问，患者补充病史：入院前3个月查胸部CT提示"纵隔占位，不除外胸腺瘤"，否认进行性无力、呼吸困难。进一步完善胸部增强CT：前纵隔内可见稍高密度肿块影，边界清，约4.0cm×2.6cm，平扫CT值约50Hu，增强后轻度强化，胸腺瘤可能。

修正诊断：胸腺瘤自身免疫性副肿瘤综合征，僵肢综合征，LADA，桥本甲状腺炎，自身免疫性胃炎。

（九）治疗

患者入院后予甘精胰岛素早10U-晚12U、门冬胰岛素8U-6U-6U三餐前皮下注射、阿卡波糖50mg tid、二甲双胍0.5g qd（午时）口服控制血糖，监测空腹及餐后血糖均明显改善。僵肢综合征方面，患者出院1个月后就诊神经科门诊，建议静脉注射免疫球蛋白治疗，患者拒绝，自行口服地西泮5mg q12h，右下肢僵硬及活动受限明显减轻，就诊胸外科门诊，建议3个月后复查胸部CT再决定是否行胸腺瘤切除术，但患者后续未行胸腺瘤手术，继续口服地西泮，并加用其他药物（具体不详），无下肢僵硬、活动受限、乏力，可正常行走。2年后复查胸部增强CT提示前纵隔占位较前无明显增大。

二、病例分析

结合患者有典型"三多一少"症状，多次空腹静脉血糖≥7mmol/L，糖尿病诊断明确。分型方面，结合患者成年后起病，起病后2年余不依赖胰岛素治疗，胰岛自身抗体阳性，考虑LADA诊断明确。LADA目前认为是1型糖尿病的一种特殊类型，胰岛B细胞的自身免疫性破坏过程比经典1型糖尿病更为缓和。LADA可合并其他自身免疫性内分泌/非内分泌疾病，最常见的为桥本甲状腺炎，其他的自身免疫性疾病还包括原发性性腺功能减退症、Addison病、自身免疫性胃炎、恶性贫血等，2个及以上的内分泌腺体出现自身免疫性损伤所引起的一系列疾病的临床综合征称为自身免疫性多内分泌腺病综合征（APS）。APS有两种分型，APS-1型是 *AIRE* 基因突变引起的常染色体显性或隐性遗传性疾病，极为罕见，发病率仅为1/10万，常婴儿期起病，主要组分为慢性皮肤黏膜念珠菌病、自身免疫性Addison病、甲状旁腺功能减退症；APS-2型是多基因遗传病，相对更常见，多成年后起病，主要组分为1型糖尿病（也可为LADA）、自身免疫性甲状腺疾病、自身免疫性Addison病。结合本例患者成年后起病，有LADA、桥本甲状腺炎、自身免疫性胃炎，考虑可临床诊断为APS-2型。

僵人综合征是一种罕见的自身免疫性神经系统疾病，根据2009年Dalakas诊断标准：①轴性和四肢肌肉僵硬。②噪声、情绪压力、触觉刺激后的肌肉痛性痉挛。③伸肌和屈肌出现持续的神经肌肉活动。④排除其他神经系统疾病引起的肌肉僵硬。⑤采用蛋白质印迹法、放射免疫法或免疫细胞化学法检测血清中GAD65（或antiamphiphysin）抗体阳性。⑥苯二氮䓬类药物治疗有效。本例患者符合①④⑤⑥，考虑僵人综合征明确。僵人综合征包括多种分型，经典型最常见，局灶型次之，僵肢综合征在局灶型中最常见，结合患者仅有右下肢僵硬，考虑为僵肢综合征。僵人综合征作为自身免疫性疾病，也可作为APS-2型的一种罕见组分。

此外，本例患者通过影像学偶然发现前纵隔占位，考虑胸腺瘤。胸腺瘤可继发多种自身免疫性疾病，成为胸腺瘤自身免疫性副肿瘤综合征，其中重症肌无力最常见，胸腺瘤继发的自身免疫性内分泌疾病包括1型糖尿病、自身免疫性甲状腺炎、Addison

病、腺垂体功能减退等，僵人综合征也是胸腺瘤自身免疫性副肿瘤综合征的一种罕见组分，可见胸腺瘤自身免疫性副肿瘤综合征也可与APS-2型相同表现，其他多种肿瘤（乳腺癌、肺癌、神经内分泌肿瘤等）也可继发与APS-2型类似的全身多系统自身免疫性损害，这种"APS-2模拟效应"容易漏诊原发肿瘤，因此对初诊为APS-2型的患者应重视肿瘤相关病史采集、体格检查、检查化验结果回顾及合理筛查，有助于尽早发现隐匿的肿瘤。自身免疫性副肿瘤综合征可先于肿瘤出现，即使在临床诊断为APS-2型暂未发现肿瘤证据的患者，依然需重视定期随访监测肿瘤的发生，以免延误诊治。

治疗方面，推荐手术切除原发肿瘤。对于肿瘤继发的自身免疫性副肿瘤综合征，自身免疫性损害通常不可逆，如1型糖尿病、桥本甲状腺炎、Addison病等已进展至功能失代偿阶段，即使切除原发肿瘤依然需要继续相应的激素替代治疗。对于胸腺瘤继发的僵人综合征，既往个案报道显示在胸腺瘤切除术后大多数患者的僵人综合征症状短期内有所减轻，但相当一部分患者存在症状的反复，这部分患者在术后陆续加用了多种较强的免疫抑制治疗，包括大剂量糖皮质激素、静脉注射人免疫球蛋白、免疫抑制剂甚至血浆置换，但僵人综合征的症状仍无法得到长期控制，目前尚缺乏长期随访的数据，远期疗效及预后尚不明确。

三、临床查房

1. 什么是自身免疫性糖尿病？

自身免疫性糖尿病是一类异质性疾病，一般儿童或青少年时期起病，即经典的1型糖尿病。然而，也有相当一部分患者在成年起病，可称之为成人隐匿性自身免疫性糖尿病，异质性比青少年起病的自身免疫性糖尿病更强，胰岛B细胞破坏的速度参差不齐，可能与其遗传及免疫因素存在高度异质性相关。在该类患者中，部分患者起病时依赖胰岛素治疗，为成人起病的1型糖尿病，近期我国1型糖尿病的流行病学调查显示，超过60%的1型糖尿病患者在20岁后起病。另一部分成年起病的自身免疫性糖尿病在起病后半年以上可不依赖胰岛素治疗，称为LADA。LADA是我国成年人自身免疫性糖尿病的最常见类型。然而，因为LADA的高度异质性及不同患者临床特征存在重叠性，目前对成年起病的自身免疫性糖尿病的分型仍存在争议。

2. LADA的诊断标准是什么？

LADA的诊断标准尚存争议。我国LADA的诊断标准为：①糖尿病起病年龄≥18岁。②起病后至少半年不依赖胰岛素治疗。③任一种胰岛自身抗体（GADA、ICA、IA-2A、ZnT8A）阳性。符合以上3项可诊断为LADA。国际上将LADA的起病年龄标准定为>30岁，另外两条标准与我国标准相同。

3. LADA具有怎样的临床特点？

LADA介于1型糖尿病和2型糖尿病之间，兼有二者的临床特点，因此也常称为1.5型糖尿病。既往国际糖尿病指南没有将其作为单独的糖尿病类型，而将其归类到1

型糖尿病中，2019年WHO糖尿病诊疗指南开始将LADA归类为混合型糖尿病，但美国糖尿病学会仍将其归类为1型糖尿病亚型。起病时有胰岛自身抗体阳性，成年后起病，甚至可老年起病，胰岛B细胞破坏较1型糖尿病更缓和，起病至少半年以上才开始依赖胰岛素治疗，可有糖尿病家族史、起病时体型肥胖等2型糖尿病的临床特征。这也决定了LADA的临床高度异质性，部分患者可在起病半年后迅速进入胰岛素依赖状态，类似于1型糖尿病，部分患者可在起病后数年甚至数十年胰岛B细胞功能仍有保留，不需要依赖胰岛素治疗，类似于2型糖尿病，三者的典型临床特征比较见表5-1。尽可能维持良好的血糖控制有助于延缓LADA患者的胰岛B细胞功能衰竭。

表5-1　LADA、1型糖尿病、2型糖尿病典型临床表现的比较

	1型糖尿病	LADA	2型糖尿病
起病年龄	常儿童及青春期起病	≥18岁	常成年后起病，近年因肥胖年轻化，儿童青少年起病的病例增加
起病	急	慢，急性起病相对少见	慢
自身免疫特征	+++	+～++	-
酮症发作	+++	+～++	-
胰岛素抵抗	-	+～++	+++
B细胞功能	↓↓↓	↓～↓↓	-
HLA易感性	+++	+～++	-
胰岛素依赖	起病时	起病6个月后，可数年至数十年后	起病后多年
体型	正常或偏瘦	正常至超重	超重到肥胖
代谢异常风险	-	+～++	+++

4. 目前临床常用的胰岛自身抗体有哪些？在LADA患者中阳性率是怎样的？

目前临床常用的胰岛自身抗体包括GADA、ICA、IA-2A、ZnT8A，虽然胰岛自身抗体阳性是LADA诊断标准之一，但胰岛自身抗体随着病程进展和胰岛B细胞功能下降可转阴。GADA是LADA最常见的胰岛自身抗体。研究显示，LADA患者中，GADA、IA-2A和ZnT8A的阳性率分别为74.6%、22.7%和23.1%。此外，跨膜蛋白7自身抗体（Tspan7A）是近年来新发现的胰岛自身抗体，研究显示，21.4%的中国LADA患者Tspan7A阳性。

5. 胰岛自身抗体检测对LADA有什么意义？

LADA在起病初期的临床特点类似于2型糖尿病，至少半年可单纯口服降糖药治疗，因此，既往在初诊为2型糖尿病的患者中有5%～15%起病时存在至少一种胰岛自身抗体阳性，这部分患者实际为LADA，在未来病程中其胰岛B细胞功能衰竭速度常快于2型糖尿病，我国LADA患者C肽减低速度是2型糖尿病的3倍。起病时进行胰岛自

身抗体筛查有助于早期识别LADA，对后续胰岛B细胞功能变化进行密切监测并及时加用胰岛素治疗，将有助于延缓胰岛B细胞功能衰竭，减少血糖波动，最终改善患者预后。

6. LADA目前有推荐的诊断路径吗？

根据《成人隐匿性自身免疫性糖尿病诊疗中国专家共识（2021版）》的建议，对所有新诊断的表型为2型糖尿病的患者进行GADA筛查，旨在尽早诊断、避免漏诊LADA。GADA为首选筛查抗体，而其联合IA-2A、ZnT8A、IAA和Tspan7A检测可提高LADA检出率。如果考虑成本和检测可及性，建议选择有LADA高危因素的糖尿病患者进行抗体筛查。LADA高危者可伴有以下临床特征：有1型糖尿病或自身免疫性疾病家族史、非肥胖体型（BMI＜25）、发病年龄＜60岁。如果患者GADA阳性，可诊断为LADA；如果GADA阴性，但临床高度怀疑LADA，应进一步检测IA-2A、ZnT8A、IAA或Tspan7A等胰岛自身抗体；如有条件尚可行胰岛抗原特异性T细胞检测。LADA的诊断路径见图5-1。

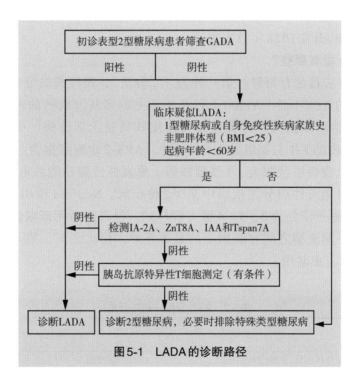

图5-1　LADA的诊断路径

7. 哪些因素有助于预测LADA的胰岛B细胞功能衰退速度？

起病时阳性胰岛自身抗体的数量和GADA效价对LADA患者的胰岛B细胞功能衰退速度具有预测价值，起病时多个胰岛自身抗体阳性和/或高效价GADA的患者胰岛B细胞功能衰退较快，更快进入外源性胰岛素依赖阶段。

8. LADA的糖尿病慢性并发症发生风险与1型糖尿病、2型糖尿病有何异同？

在糖尿病早期（病程＜5年），LADA视网膜病变及肾脏病变患病率与经典1型糖尿病相似，低于2型糖尿病。随着病程延长（病程＞5年），LADA血糖控制更差，其患病率接近甚至高于2型糖尿病。LADA的神经病变患病率普遍高于2型糖尿病。LADA的动脉粥样硬化性心血管病患病率和病死率与2型糖尿病相似，与1型糖尿病的比较结果存在争议。

9. LADA患者容易合并什么疾病？

目前研究显示与1型糖尿病类似，自身免疫因素参与了LADA的发生，因此LADA易伴发其他自身免疫性疾病，较常见的有自身免疫性甲状腺疾病、乳糜泻、Addison病和自身免疫性胃炎。研究显示，我国LADA患者甲状腺过氧化物酶抗体、乳糜泻相关的转谷氨酰胺酶抗体及Addison病相关的21-羟化酶抗体阳性率分别为16.3%、2.1%及1.8%。若LADA合并上述自身免疫性疾病和/或其他自身免疫性疾病，则考虑存在APS。

10. 什么是APS？

APS是单基因或多基因突变引起机体对多种脏器的自身抗原免疫耐受缺陷，导致多个内分泌腺自身免疫损伤的临床综合征，包括一组临床疾病，除内分泌腺体损害外，还常包括脱发、白癜风、乳糜泻和自身免疫性胃炎等多种非内分泌器官的自身免疫性损伤。APS由Schmidt在1926年首次报道。

11. APS的分型有哪些？

APS的分型方法目前有两种。第一种为"二分法"，是经典的分型方法，分别为罕见的单基因致病的APS-1型（APS-1）以及更常见的多基因致病的APS-2型（APS-2）（表5-2）。APS-1诊断依据为：存在包括慢性皮肤黏膜念珠菌病、甲状旁腺功能减退症、Addison病在内的3种主要组分中至少2种。APS-2诊断依据为：包括Addison病、Graves病、自身免疫性甲状腺炎、1型糖尿病、原发性性腺功能减退症、重症肌无力、乳糜泻在内的自身免疫性内分泌疾病中至少2种疾病。Neufeld和Blizzard创建了"四分法"，将APS-2进一步分为2、3、4型（表5-3），但目前尚无证据证明这种更精细的分型方法划分的不同亚型之间在病因上的显著差异，相比之下，第一种分型方法更为简易，因此在临床上更常用。

表5-2　APS分型——二分法

	APS-1	APS-2
遗传模式	常染色体隐性/显性遗传	多基因
基因	*AIRE* 基因突变	*HLA-DR3* 和 *DR4* 相关
发病率	1/10万	1/万
性别比例	男女发病率相当	女性更多见
发病年龄	婴儿期发病	发病高峰20～60岁
主要 临床表现	慢性皮肤黏膜念珠菌病 甲状旁腺功能减退症 自身免疫性Addison病	1型糖尿病 自身免疫性甲状腺疾病 自身免疫性Addison病

续 表

	APS-1	APS-2
其他临床表现	原发性性腺功能减退症	自身免疫性胃炎
	自身免疫性甲状腺疾病	恶性贫血
	1型糖尿病	脱发
	胃炎	白癜风
	吸收不良性肠炎	乳糜泻
	肝炎	原发性性腺功能减退症
	胰腺炎	
	肺炎	
	肾炎	
	白癜风	
	脱发	
	指甲发育不良	
	牙釉质发育不良	
	角膜炎	
	视网膜炎	

表5-3 APS分型——四分法

分型	组分
APS-1	皮肤黏膜念珠菌病、甲状旁腺功能减退症、自身免疫性Addison病（至少两个存在）
APS-2	自身免疫性Addison病＋自身免疫性甲状腺疾病和/或1型糖尿病（必须有自身免疫性Addison病）
APS-3	甲状腺自身免疫性疾病＋其他自身免疫性疾病（不包括APS-1中任一组分）
APS-4	两种或多种器官特异性自身免疫性疾病（不属于类型1、2或3）

12. APS-1和APS-2的组分及各自评估与随访推荐情况如何？

在APS患者诊断时应进行相关组分抗体及功能检测，如暂未发现抗体阳性及功能异常，每3～5年复查；如出现相应抗体阳性，建议每年复查；在评估和随访中症状和体征可能具有重要提示作用，应重视病史采集及体格检查（表5-4）。

13. APS患者的亲属是否需要评估和随访？如何进行随访评估？

APS发病具有家族聚集性，APS患者亲属发生自身免疫性疾病的风险增高。研究显示，在有Addison病的APS-2患者的家族中，约15%的亲属存在21-羟化酶自身抗体、胰岛自身抗体或转谷氨酰胺酶自身抗体阳性。建议APS-2患者的亲属每3～5年进行一次筛查，包括病史采集、体格检查和常见组分指标测定（包括自身抗体及功能指标，如胰岛自身抗体、促甲状腺激素、血清维生素B_{12}等）。提示在对存在APS组分患者的病史采集中，应重视并细化家族史的询问，重点关注自身免疫性疾病家族史的采集。

表5-4 APS-1和APS-2的评估和随访

组分	40岁时患病率（%）	评估指标
APS-1		
Addison病	79	钠、钾、促肾上腺皮质激素、血皮质醇、24小时尿游离皮质醇，21-羟化酶自身抗体
腹泻	18	病史
外胚层发育不良	50～75	体格检查
甲状旁腺功能减退症	86	血钙、血磷、甲状旁腺激素
肝炎	17	肝功能
甲状腺功能减退症	18	促甲状腺激素，甲状腺过氧化物酶和/或甲状腺球蛋白抗体
男性性腺功能减退症	26	卵泡刺激素/黄体生成素
慢性皮肤黏膜念珠菌病	100	体格检查
便秘	21	病史
卵巢功能衰竭	72	卵泡刺激素/黄体生成素
恶性贫血	31	血常规、血清维生素B_{12}
脾萎缩	15	血涂片寻找Howell-Jolly小体，血小板计数，必要时行超声检查
1型糖尿病	23	血糖、HbA1c、糖尿病相关自身抗体
APS-2（1型糖尿病人群40岁时以下各组分的患病率）		
Addison病	0.5	钠、钾、促肾上腺皮质激素、血皮质醇、24小时尿游离皮质醇，21-羟化酶自身抗体
脱发		体格检查
自身免疫性甲状腺功能减退症	15～30	甲功，甲状腺过氧化物酶抗体、甲状腺球蛋白抗体、促甲状腺激素受体抗体
乳糜泻	5～10	转谷氨酰胺酶自身抗体
小脑性共济失调	罕见	结合症状和体征
慢性炎性脱髓鞘多发性神经病	罕见	结合症状和体征
垂体炎	罕见	结合症状和体征
特发性心脏传导阻滞	罕见	结合症状和体征
IgA缺乏	0.5	IgA
重症肌无力	罕见	结合症状和体征
心肌炎	罕见	结合症状和体征
恶性贫血	0.5～5	抗壁细胞抗体、抗内因子抗体、血常规、维生素B_{12}
浆膜炎	罕见	结合症状和体征
僵人综合征	罕见	结合症状和体征
白癜风	1～9	体格检查

14. 什么是僵人综合征?

僵人综合征是一种罕见的自身免疫性神经系统疾病,于1956年由梅奥诊所的 Moersch和Woltman等首次报道,患病率为(1~2)/100万,多于20~50岁起病,女性患病率为男性的2~3倍,其发病机制为遗传与环境因素共同导致抑制性神经递质γ-氨基丁酸产生减少,肌肉收缩失去中枢抑制。主要临床表现包括肌肉僵硬和/或痉挛。85%的患者脑脊液和/或血清GAD65-Ab高效价阳性。

15. 僵人综合征与内分泌疾病存在怎样的联系?

虽然僵人综合征属于神经系统疾病,但80%的患者合并至少一种内分泌疾病。僵人综合征诊断时1型糖尿病和自身免疫性甲状腺疾病的患病率分别为35%~60%和10%。因此,临床上针对僵人综合征患者,定期筛查1型糖尿病(胰岛自身抗体、血糖、C肽等)及自身免疫性甲状腺疾病(甲状腺自身抗体、甲功等)是必要的。僵人综合征可同时合并1型糖尿病、自身免疫性甲状腺疾病等多种自身免疫性内分泌疾病,作为APS-2的组分之一,因此,除1型糖尿病和自身免疫性甲状腺疾病之外的APS-2自身免疫性疾病也需警惕。

16. 僵人综合征与1型糖尿病存在怎样的关系?

85%的僵人综合征患者脑脊液和/或血清GADA高效价阳性,80%的新诊断1型糖尿病患者血清GADA阳性,GAD的体液免疫是两者的共同点。然而,这两种疾病并非经常同时存在,1型糖尿病的发病率远高于僵人综合征,绝大多数1型糖尿病患者不会出现僵人综合征,但30%~50%的僵人综合征患者可合并1型糖尿病(合并LADA亦有病例报道),其中54%~65%的患者1型糖尿病发生早于僵人综合征(中位时间5年)。其余的患者1型糖尿病发生在僵人综合征之后(中位时间3.5~4.5年),但僵人综合征患者的GADA效价对未来1型糖尿病发生风险的关联尚不清楚。

17. 僵人综合征与1型糖尿病的GADA有什么区别?

僵人综合征与1型糖尿病的GADA存在一定差异(表5-5),但目前临床常用的检测方法(化学发光法或酶联免疫吸附试验)无法区分1型糖尿病与僵人综合征的GADA。

表5-5　僵人综合征与1型糖尿病GADA的比较

	僵人综合征	1型糖尿病
参与发病机制	可抑制γ-氨基丁酸的生成,从而参与发病机制	不直接参与1型糖尿病发病机制
效价	高效价(>2000U/L)	低至中等效价(<2000U/L)
脑脊液	通常阳性	阴性
针对的抗原亚型	GAD65-Ab阳性最常见,50%~60%存在GAD67-Ab阳性	GAD65-Ab阳性最常见,仅10%存在GAD67-Ab阳性
识别的抗原表位	线性及构象表位	构象表位

18. 僵人综合征与肿瘤是否存在关联？可引起僵人综合征的肿瘤有哪些？

僵人综合征有多种分型，其中经典型僵人综合征最常见，其次为局灶性僵人综合征（其中僵肢综合征最常见），在极少数病例（1%～2%）可有副肿瘤型僵人综合征。目前已报道的可引起副肿瘤型僵人综合征的肿瘤包括乳腺癌、肺癌、肾细胞癌、甲状腺癌、结肠癌、神经内分泌肿瘤、胸腺瘤、霍奇金淋巴瘤、非霍奇金淋巴瘤、胆管癌等。

19. 胸腺瘤自身免疫性副肿瘤综合征是什么？

胸腺对机体对自身抗原免疫耐受的诱导和免疫稳态的维持具有重要作用，胸腺瘤可导致免疫耐受机制异常而引起多种自身免疫性疾病发生。超过50%的胸腺瘤患者可出现自身免疫性疾病，1/3的胸腺瘤患者可出现至少2种自身免疫性疾病。胸腺瘤继发的自身免疫性疾病称为胸腺瘤自身免疫性副肿瘤综合征，包括全身多系统的自身免疫性疾病（图5-2），这些自身免疫性疾病可能先于胸腺瘤的表现、与胸腺肿瘤同时诊断，或在手术切除后出现。重症肌无力最常见，在胸腺瘤患者中的发生率为40%。

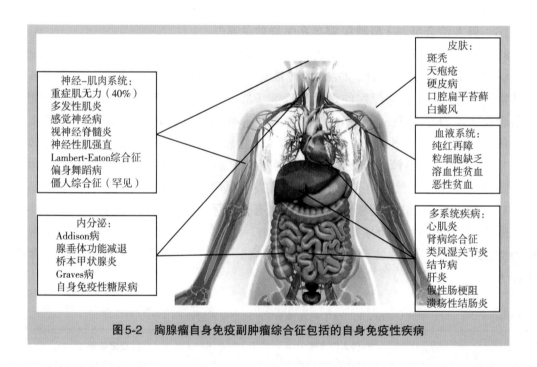

图5-2　胸腺瘤自身免疫副肿瘤综合征包括的自身免疫性疾病

20. 胸腺瘤与APS-2之间存在什么关联？

目前已报道的与胸腺瘤相关的自身免疫性疾病有数十种，其中内分泌疾病主要包括自身免疫性糖尿病（1型糖尿病、LADA）、自身免疫性甲状腺疾病（桥本甲状腺炎、Graves病）、Addison病、腺垂体功能减退（孤立性腺垂体激素缺乏至全腺垂体激素缺乏均可发生）。因此，初步诊断为APS-2的患者需警惕存在隐匿的肿瘤，尤其是对于年龄较大者，注重肿瘤相关病史采集、体格检查、既往检查回顾，诊断时经积极筛查如未发现明确肿瘤证据，后续随访也应定期进行肿瘤筛查。

四、推荐阅读

［1］MELMED S，AUCHUS R J，GOLDFINE A B，et al．Williams textbook of endocrinology［M］，14th ed．Elsevier Science Health Science div，2019．

［2］BUZZETTI R，ZAMPETTI S，MADDALONI E．Adult-onset autoimmune diabetes：current knowledge and implications for management［J］．Nat Rev Endocrinol，2017，13（11）：674-686．

［3］MISHRA R，HODGE K M，COUSMINER D L，et al．A global perspective of latent autoimmune diabetes in adults［J］．Trends Endocrinol Metab，2018，29（9）：638-650．

［4］中国医师协会内分泌代谢科医师分会，国家代谢性疾病临床医学研究中心．成人隐匿性自身免疫糖尿病诊疗中国专家共识（2021版）［J］．中华医学杂志，2021，101（38）：15．

［5］HUSEBYE E S，ANDERSON M S，KÄMPE O．Autoimmune polyendocrine syndromes［J］．N Engl J Med，2018，378（12）：1132-1141．

［6］RATHBUN J T，IMBER J．Stiff person syndrome and type 1 diabetes mellitus：a case of the chicken or the egg?［J］．J Gen Intern Med，2019，34（6）：1053-1057．

［7］BAIZABAL-CARVALLO J F，JANKOVIC J．Stiff-person syndrome：insights into a complex autoimmune disorder［J］．J Neurol Neurosurg Psychiatry，2015，86（8）：840-848．

［8］EVOLI A，LANCASTER E．Paraneoplastic disorders in thymoma patients［J］．J Thorac Oncol，2014，9（9 Suppl 2）：S143-S147．

（刘艺文　刘　巍　李　伟）

病例6 视力和听力障碍、肥胖、糖尿病

一、病历摘要

患者，女性，15岁11个月。因"视力障碍14年，肥胖、血糖高10年，耳聋5年"入院。

（一）现病史

患者为第1胎第1产，母孕期无特殊，患者出生身长、体重不详，否认窒息史，Apgar评分不详。母乳喂养至2岁，无吐奶，按时添加辅食，否认喂养困难，说话、出牙、走路时间、身高与同龄人相仿。1岁左右家长发现患者视力差、畏光及眼球震颤，自诉外院查示"视神经萎缩、黄斑变性、散光、弱视"。自幼进食较多，体型偏胖，5岁时体重45kg（身高不详），就诊外院发现血糖升高，未予特殊处理，未监测血糖，体重变化情况不详。10岁时发现双侧听力下降，外院诊断"双耳感音神经性聋"，配戴助听器。11岁时因"多饮、多尿、倦怠"就诊外院，自诉查随机血糖18mmol/L，伴肝功能异常、尿蛋白（＋）；予饮食、运动控制，门冬胰岛素50逐渐加量至早8U-晚6U皮下注射，血糖至今控制尚可（具体不详）。15岁6个月时至医院复诊，查随机血糖4mmol/L，HbA1c 5.6%，血压不详，查尿ACR 207.5mg/g，血Cr 92μmol/L，BUN 7.7mmol/L，ANA、dsDNA未见异常，肾静脉超声未见异常，泌尿系超声示左肾85mm×37mm×37mm，皮质厚11mm；右肾80mm×36mm×39mm，皮质厚12mm。予替米沙坦40mg qd×3个月→80mg qd×1个月治疗后ACR降至40.1mg/g，肌酐不详，继续替米沙坦40mg qd。11岁开始发现生长减慢，身高较同龄儿童落后，身高年增长率不详，学习成绩下降；12岁时双侧乳房发育，月经初潮，平素月经规律，经量较少。近半年视力、听力较前无明显下降。为进一步诊治来我院门诊就诊。

（二）既往史

双侧卵巢囊肿，右侧卵巢囊肿切除术后。

（三）家族史

有一弟弟（同父同母），12岁10个月，身高153cm（约同龄男童25th百分位），体重53.5kg，BMI 22.85，1岁左右出现视力下降、畏光、眼球震颤、弱视。眉弓稍突出，

黑棘皮征（＋），脊柱侧凸（图6-1），阴毛Ⅱ期。暂无糖代谢异常、听力及肝肾功能异常。父母、外祖母听力、视力、体型、糖代谢正常，否认近亲结婚。否认其他家族成员有类似疾病。

（四）体格检查

身高145cm（＜同龄女童3rd百分位），体重43kg，BMI 20.45，血压107/74mmHg。神清，不喜交流，反应略迟钝，听力粗测减低，视力粗测尚可，频繁眨眼，眼裂较窄，眉弓凸出，黑棘皮征（＋），左侧后腰部有咖啡色胎记，大小约4cm×2cm。脊柱稍有侧凸，无肘外翻、双下肢水肿（图6-2）。双乳Ⅴ期，阴毛Ⅴ期。

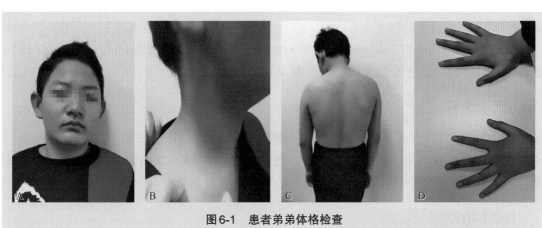

图6-1 患者弟弟体格检查
注：A.眉弓突出；B.颈部黑棘皮征；C.脊柱侧凸；D.手指短粗。

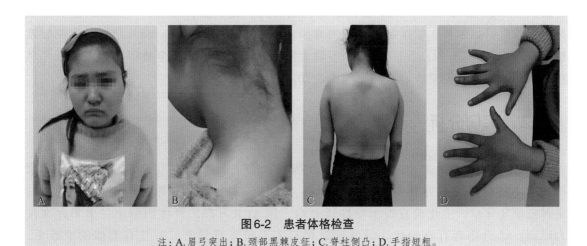

图6-2 患者体格检查
注：A.眉弓突出；B.颈部黑棘皮征；C.脊柱侧凸；D.手指短粗。

（五）辅助检查

[**内分泌激素检查**] 糖代谢：HbA1c 4.7%，GA% 12%；空腹：Glu 4.3mmol/L，

INS 16.7μIU/ml，C-P 3.58ng/ml；餐后2h：Glu 5.8mmol/L，INS 132.6μIU/ml，C-P 11.38ng/ml；脂代谢：TC 3.85mmol/L，TG 2.56mmol/L，HDL 0.85mmol/L，LDL 2.33mmol/L，ApoA1 1.00g/L，ApoB 0.77g/L，FFA 570μmol/L，hs-CRP 1.72mg/L；腺垂体功能：GH 0.7ng/ml，IGF-1 384ng/ml；HPA轴（8am）：ACTH 19.7pg/ml，F 12.2μg/dl；甲功：TSH 4.373μIU/ml，FT3 3.25pg/ml，FT4 1.00ng/dl，T3 0.97ng/ml，T4 6.13μg/dl，TgAb＜10.00IU/ml，TPOAb＜9.0IU/ml；骨代谢：T25（OH）D 13.5ng/ml，PTH 25.8pg/ml，ALP 74U/L，Ca 2.39mmol/L，P 1.22mmol/L，Mg 0.95mmol/L。

[**各系统检查**]泌尿系：Cr 85μmol/L，eGFR 87.67ml/（min·1.73m^2），ACR 43mg/g Cr；泌尿系超声：左肾可显示部分，长径7.7cm，右肾长径8.6cm。消化系统：肝功能正常，腹部超声未见明显异常。呼吸系统：胸片未见明显异常。心血管系统：ECG示窦性心动过缓。

[**全外显子基因测序**]*ALMS1*基因第8外显子突变（c.2885_2894del；p.S962Tfs*15）；患者及其弟弟均为该突变位点纯合子，其父母为杂合子。

（六）诊断

Alstrom综合征（ALMS），糖尿病，胰岛素抵抗，高甘油三酯血症，双耳感音神经性听力下降，视力障碍，双肾体积小，慢性肾衰竭（CKD 2期），身材矮小，亚临床甲状腺功能减退症，右侧卵巢囊肿切除术后，维生素D缺乏症。

（七）治疗

糖尿病、胰岛素抵抗及高甘油三脂血症方面，给予饮食、运动指导，继续门冬胰岛素50早8U-晚6U皮下注射，监测血糖控制尚可，建议患者加用二甲双胍，患者家长自觉目前血糖控制可，暂拒绝；尿蛋白方面：口服替米沙坦40mg qd，定期监测泌尿系超声、ACR；其他：补充维生素D，多晒太阳、适当运动；定期复查甲功；眼科及耳鼻喉科定期随诊；定期复查心电图、超声心动图。

二、病例分析

患者为青少年女性，幼年起病，慢性病程。临床上表现为儿童期肥胖、以胰岛素抵抗为主的糖代谢异常伴听力、视力障碍。查体见身材矮小、眼裂较窄，眉弓凸出，黑棘皮征（＋）；生化检查提示慢性肾衰竭，尿ACR升高，肾体积缩小。弟弟存在视力障碍。结合患者存在糖代谢异常同时伴有多系统发育异常，并且有类似的家族史，弟弟也存在视力障碍及黑棘皮征表现，首先需考虑为特殊类型糖尿病可能性大。

特殊类型糖尿病中伴有视力、听力障碍的疾病需考虑线粒体糖尿病以及单基因糖尿病中的Wolfram综合征、Bardet-Biedl综合征（BBS）、ALMS等。其中线粒体糖尿病患者中高达60%可出现听力障碍，多为母系遗传。患者母亲、外祖母均无类似表现，因此线粒体糖尿病可能性小。Wolfram综合征首发症状常为糖尿病，70%的患者出现中枢性尿崩症，65%伴有感音神经性聋，60%～90%伴有泌尿系统畸形。患者病程中曾有多饮、多尿表现，但纠正高血糖状态后症状显著缓解，不支持中枢性尿崩症，需进一步完善基因检查以除外Wolfram综合征。BBS是纤毛功能障碍导致的多系统受累常染色体隐性遗传疾病。临床上80%～90%的患者可出现早发性进行性视网膜色素病变、肥胖症、多指（趾），50%～60%的患者伴有肾发育异常、智力障碍，其他次要临床表现包括糖尿病、短/并指（趾）、发育迟缓、肾性尿崩症、先天性心脏病。其中短/并指（趾）是其较为特征的表现之一，但本例患者无相关畸形，BBS待除外。ALMS是由于位于*ALSM1*基因关联的累及多系统的常染色体隐性遗传性纤毛病。临床突出表现为视网膜变性、糖尿病、耳聋，伴有身材矮小以及儿童期向心性肥胖。BBS和ALMS均为综合征性纤毛病，分子遗传学是确诊的唯一方法。本例患者进一步基因检测提示ALMS。

目前尚缺乏针对ALMS的特异性和根治性治疗手段，以对症治疗为主。早期诊断和综合管理有利于延缓病情进展，提高患者生活质量，延长寿命。对于本例并发有糖尿病的患者建议改变生活方式、合理膳食、适当运动，予以降糖药物治疗，建议加用二甲双胍改善胰岛素抵抗。慢性肾衰竭及尿蛋白方面，建议继续口服替米沙坦。建议定期进行听力、视力、腺垂体功能、超声心动图、妇科超声检查，对症治疗。

三、临床查房

1. 特殊类型糖尿病分为哪几类？

按照中华医学会糖尿病分会制定的《中国2型糖尿病防治指南（2020年版）》将特殊类型糖尿病分为8类，包括：①胰岛B细胞功能单基因缺陷。②胰岛素作用单基因缺陷。③胰源性糖尿病。④内分泌疾病。⑤药物或化学品所致糖尿病。⑥感染。⑦不常见的免疫介导性糖尿病。⑧其他与糖尿病相关的遗传综合征。其中ALMS应属于其他与糖尿病相关的遗传综合征。

2. 早发肥胖伴糖尿病应该考虑哪些疾病？

由于我国居民生活水平的提高，儿童肥胖发病率显著增加，遗传、环境、行为等多因素相互作用导致的肥胖是早发肥胖伴糖尿病的主要原因。但该病应在除外其他遗传性肥胖综合征基础上进行诊断。遗传性肥胖综合征除显著肥胖外常伴有智力障碍、发育畸形等先天异常。如Prader-Willi综合征、BBS、ALMS均可同时导致肥胖和糖尿病。其中Prader-Willi综合征是较为常见的导致早发肥胖综合征，其中65%～75%是由于父源性15q11-q13缺失所致。内分泌系统突出表现为肥胖、糖尿病、矮小、性腺发育异常。此外，根据发病年龄不同可伴有肌张力下降、喂养困难、不同程度面部畸形、智力发育迟缓等。BBS及ALMS除早发肥胖及糖尿病外，还伴有视网膜病变、感音神经性聋，部分患儿出现智力发育迟缓。其他早发肥胖需考虑的遗传综合征还包括Cohen综合征、Rett综合征、Albright遗传性骨病等。

3. 怎样的人群应高度怀疑ALMS？

以下人群应高度怀疑ALMS：①出生后1年内出现视锥－视杆营养不良伴视力下降，伴有眼球震颤、畏光。②双侧高频感音神经性听力下降，伴随年龄增长进行性加重。③急性婴儿型心肌病和/或青少年或成人型限制型心肌病。④肥胖，以躯干为主，好发于儿童期。⑤胰岛素抵抗为突出表现的糖尿病。⑥早发的非酒精性脂肪肝、肝硬化。⑦高甘油三酯血症。⑧儿童期身高正常，成年期身材矮小。⑨性腺功能减退或女性出现高雄激素血症、乳房发育不良或男性出现乳房发育、睾丸纤维化。⑩早发的慢性肾衰竭、复杂泌尿系感染、肾囊肿。

4. ALMS的临床表现有哪些？

ALMS可导致视力、听力、内分泌、心血管、泌尿系统等全身多系统受累。视力障碍常最早出现，多于出生后数周至半年内出现，表现为视网膜营养不良、畏光、眼球震颤。听力障碍表现为双侧感音神经性聋。视力及听力障碍多伴随年龄增长进行性加重。内分泌系统最常见表现为肥胖及胰岛素抵抗、血脂代谢异常，几乎所有患者均有以上代谢问题。其中高脂血症以甘油三酯水平升高为突出表现，严重的高甘油三酯血症还可导致急性胰腺炎。此外，血脂代谢异常会导致脂肪肝，严重者出现肝硬化。98%的患者幼儿期生长速度正常，但青春期时生长明显落后于同龄人，16岁以上身高低于同年龄同性别人群的1/5。其中50%以上的患者存在生长激素缺乏症。部分患者还可出现甲状腺功能异常、性腺功能异常。40%的患者可出现扩张型心肌病、弥漫性心肌间质纤维化、冠心病、高血压等。在青少年时期或成年后还可出现肾间质纤维化、肾小球玻璃样变性、肾小管萎缩及肾囊肿，导致慢性肾衰竭。此外，患者还可伴有反复下呼吸道感染、限制性肺病、盲肠扭转、胃食管反流、癫痫、脑血管病样改变、智力发育迟缓、自闭症等多系统受累表现。

5. ALMS患者糖尿病的临床特点及发病机制是什么？

几乎所有的ALMS患者均会出现与BMI不成比例的胰岛素抵抗、高胰岛素血症，一般于18月龄至4岁起病。伴随年龄增长，抵抗程度逐渐加重，并出现糖尿病，目前报道ALMS患者最早发现糖尿病的年龄为5岁，中位诊断年龄为16岁。

目前ALMS导致糖代谢紊乱的机制尚未完全阐明。但可能受到以下因素影响：①早期胰岛B细胞纤毛感知功能障碍，未受到葡萄糖刺激的胰岛B细胞胰岛素分泌过多导致高胰岛素血症，以及对葡萄糖反应缺陷引起糖代谢异常。②生命早期胰岛B细胞凋亡增加，增殖减少，导致胰岛素分泌相对不足。③伴随年龄增长，脂肪细胞相对衰竭，加速胰岛素抵抗。④严重的胰岛素抵抗导致代偿性胰岛肥大增生，进而出现坏死、凋亡，导致胰岛B细胞功能逐渐下降。

6. ALMS导致肥胖的可能机制是什么？

ALMS患者可出现儿童期以皮下脂肪堆积为特点的躯干型肥胖，好发于2～36月龄的婴幼儿。其主要原因可能是由于ALMS1基因突变导致下丘脑耦合神经元内的纤毛转运机制障碍，从而引起下丘脑饱觉和饥饿觉信号传导的异常。此外，高胰岛素血症也可以通过与大脑中胰岛素受体结合增加食欲。近期的研究还发现了*ALMS1*基因突变的小鼠表现出严重的瘦素抵抗，也可能是加重肥胖的原因之一。

7. ALMS患者身材矮小的特点及机制如何？

大约98%的ALMS患者存在身材矮小。此类患者儿童期生长多与同年龄、同性别儿童无差异，但青春期时逐渐出现生长的落后。其中机制尚不明确，可能原因包括：①生长激素缺乏。小样本研究表明，ALMS患者存在生长激素缺乏症，对精氨酸生长激素刺激试验提示此类患者生长激素储备不足。②高胰岛素血症导致骨龄提前。部分患者IGF-1水平正常，但仍存在骨龄超前，考虑可能与患者体内严重的胰岛素抵抗和高胰岛素血症相关。

8. ALMS患者常见的内分泌腺体功能变化如何？

意大利研究回顾了32例ALMS患者的垂体MRI显示，约50%的ALMS患者存在部分或者完全空泡蝶鞍，并且伴随年龄增长，30岁以上者有5/6出现空泡蝶鞍。其中机制尚不明确。部分患者可能出现生长激素缺乏症。此外，11%～36%的患者合并甲状腺功能减退或亚临床甲状腺功能减退，罕见合并甲状腺功能亢进症。性腺方面，男性可出现低促性腺性性腺功能减退，女性则表现为月经稀发、高雄激素血症。下丘脑-垂体-肾上腺轴功能基本正常，目前仅有1例报道了肾上腺皮质功能不全。

9. ALMS诊断标准是什么？

见表6-1。

表6-1 ALMS诊断标准

年龄	诊断最低标准	主要标准	次要标准	其他支持证据
0～3岁	2个主要标准或1个主要标准＋2个次要标准	①*ALMS1*致病变异或有ALMS家族史。②视力缺陷（眼球震颤、畏光）	肥胖，DCM或CHF	反复肺部感染，指/趾正常，发育迟缓
3～14岁	2个主要标准或1个主要标准＋3个次要标准	①*ALMS1*致病变异或有ALMS家族史。②视力缺陷（眼球震颤、畏光、视力下降、ERG提示视锥细胞营养不良）	肥胖和/或胰岛素抵抗和/或T2DM，DCM和/或CHF，听力下降，肝功能异常，肾衰竭，骨龄超前	反复肺部感染；指/趾正常；发育迟缓；高脂血症；脊柱侧凸；足面宽大，足弓扁平；甲状腺功能减退症；高血压；复杂泌尿系感染；生长激素缺乏症
14岁至成年	2个主要标准＋2个次要标准或1个主要标准＋4个次要标准	①*ALMS1*致病变异或有ALMS家族史。②视力缺陷（眼球震颤、畏光、视力下降、ERG提示视锥细胞营养不良）	肥胖和/或胰岛素抵抗和/或T2DM，DCM和/或CHF，听力下降，肝功能异常，肾衰竭，身材矮小，男性患者性腺功能减退，女性患者月经不规律和/或高雄性激素血症	反复肺部感染；指/趾正常；发育迟缓；高脂血症；脊柱侧凸；足面宽大，足弓扁平；甲状腺功能减退症；高血压；复杂泌尿系感染；生长激素缺乏症；脱发

注：CHF，充血性心力衰竭；DCM，扩张型心肌病；ERG，视网膜电图；T2DM，2型糖尿病。

10. ALMS 与 BBS、Wolfram 综合征、Prader-Willi 综合征鉴别要点有哪些？

见表 6-2。

表 6-2　ALMS 鉴别诊断

	ALMS	BBS	Wolfram 综合征	Prader-Willi 综合征
视力	视锥细胞营养不良、畏光、眼球震颤	视锥细胞营养不良、夜盲症	视神经萎缩	—
感音神经性听力下降	90%	5%～20%	进行性加重	—
心血管系统	扩张型心肌病、心肌纤维化、冠心病、高血压	先天性心脏病（5%～10%）	—	肺源性心脏病
呼吸系统	反复肺部感染	—	—	睡眠呼吸暂停（肥胖相关）
肾	肾小球硬化	肾脏结构异常	糖尿病肾病	—
肥胖	躯干肥胖为主	有	—	有
糖尿病	90% 出现 2 型糖尿病	5%～15% 出现糖尿病	胰岛素依赖型糖尿病	糖尿病
性腺功能减退	有	有	无	外生殖器小、青春期发育延迟
智力发育	正常/延缓	智力障碍（50%）	正常或存在行为问题	智力障碍行为问题
骨骼肌肉系统	手指短、扁平足、脊柱侧凸	多指、短指或并指、高腭弓、缺牙	正常	头颅长、窄脸、杏仁眼、小嘴、薄上唇、嘴角向下、脊柱侧凸、骨质疏松、肌张力下降
基因	*ALMS1*	*BBS*	*WFS1*	父源染色体 15q11.2-q13 区域印记基因

11. ALMS 患者初次就诊推荐评估包括哪些指标？

见表 6-3。

表6-3 ALMS患者初次就诊推荐评估指标

系统	评估指标
基础	身高、体重、BMI、头围、腰围
	评估是否有肥胖、身材矮小，检测GH、IGF-1
	饮食调查
	身体活动
视力	婴幼儿：畏光、眼球震颤、视力下降
	年龄较大的儿童/成人：白内障、视野测试、视网膜电图、视力
听力	评估是否存在高频感音神经性听力损失
	慢性中耳炎、粘连性中耳炎评估
胰岛素抵抗/2型糖尿病	高胰岛素血症（5岁开始检查是否有黑棘皮征）
	4岁以上进行糖尿病前期筛查（HbA1c、OGTT）
	5岁开始筛查血脂谱
甲状腺	甲功
性腺	10岁开始评估性腺功能，检测性激素
	男性：是否有促性腺功能减退和/或睾丸纤维化导致的青春期延迟/停滞的证据
	女性：多毛症、多囊卵巢综合征、性早熟、月经不调、闭经
生长发育	评估精细/粗大运动、言语/语言、一般认知和职业技能
骨骼肌肉	评估脊柱侧凸和后凸畸形、扁平足
心血管系统	21天至4月龄：超声心动图评估婴儿心肌病
	青少年至成人：心电图、超声心动图、心脏MRI评估是否有心肌纤维化和限制型心脏病
呼吸系统	限制性肺病评估
	睡眠呼吸监测评估是否存在睡眠呼吸暂停
泌尿系统	肾功能、血压
	评估神经源性膀胱，尤其是十几岁的女性
肝脏	肝功能、肝纤维化4项、腹部超声、纤维化扫描
	晚期肝病评估消化内镜是否存在食管静脉曲张
精神心理	1岁以上：评估精神、行为问题
其他	遗传咨询、家庭支持

12. ALMS 的监测指标和监测频率如何？

目前尚无针对ALMS的特异治疗方法，主要通过早发现、早诊断、定期监测，对症治疗延缓病情进展，延长寿命。主要监测指标如下（表6-4）。

表6-4　ALMS监测指标和频率

系统	监测指标	监测频率
常规	身高、体重、腰围	1～2岁时每3～6个月 2岁后每6～12个月
	评估饮食、运动方案	2岁后每6～12个月
视力	诊断视网膜病变、白内障的完整眼科检查	每年1次（完全丧失视力后仍需评估眼的整体健康状况）
听力	评估听力损失程度及类型、听力康复成功率	每年
胰岛素抵抗/2型糖尿病	HbA1c、空腹及餐后血糖、胰岛素、C肽	4岁开始后分为正常和异常 正常：每年 异常：每3个月
高脂血症	血脂谱	正常：每年 异常：每3～6个月
性腺	儿童：评估第二性征发育时间	每年
	成年男性：评估性腺功能减退情况，监测性激素 成年女性：监测性激素，评估高雄激素血症	13岁后：每年
甲状腺	甲功	每年
生长发育	监测生长激素、身高、骨龄	每年
骨骼肌肉	脊柱平片、脊柱检查评估脊柱侧凸或后凸情况	每年
心血管系统	有婴幼儿心肌病病史者，与儿科心血管病专家一起评估	每6个月
	详细心脏病史询问、心电图和超声心动图	每年
	心脏MRI	18岁开始每3年1次或对于有婴儿期心脏病病史患者每6个月1次
	冠状动脉CTA	出现左心室功能下降的症状
肾脏	肾功能、尿常规	每6个月
	肾内科专科评估、尿白蛋白/肌酐比	每6～12个月
	CKD≥3期患者骨代谢指标	每6～12个月
	泌尿系超声、神经源性膀胱评估	每1～2年
肝脏	肝功能、腹部超声	每年
	严重肝病者进行消化内镜检查	每6～12个月
精神心理	心理医学科评估	每年
家庭环境	社会工作者对家庭环境评估	每年

13. ALMS患者中如何进行糖尿病治疗的选择?

ALMS患者较典型2型糖尿病患者胰岛素抵抗更加严重。对于此类患者治疗的重点是控制肥胖及改善胰岛素抵抗。因此,控制热量摄入,制订合理的饮食计划,适当运动,控制体重对血糖改善有显著获益。在药物治疗选择上,应首先考虑改善胰岛素抵抗的药物。二甲双胍是推荐的一线治疗药物。二线治疗可选用噻唑烷二酮类药物。此外,胰高血糖素样肽1类似物受体激动剂(GLP-1RA),如艾塞那肽也对ALMS患者的血糖控制有积极作用。近期个案报道提示二肽基肽酶4(DPP4)抑制剂以及钠-葡萄糖共转运蛋白2(SGLT2)抑制剂用于治疗也取得了一定获益。

14. ALMS患者如何进行高脂血症的治疗?

ALMS患者高脂血症与体型肥胖、胰岛素抵抗密切相关。因此饮食、运动管理,控制体重,维持血糖平稳是前提。此外,此类患者高脂血症以高甘油三酯血症为特征,因此可选用烟酸类、ω-3脂肪酸、贝特类降低甘油三酯的水平。他汀类药物可以用来预防糖尿病患者动脉粥样硬化,稳定斑块。

15. ALMS患者除糖脂代谢外,是否进行其他内分泌疾病的治疗?

对于存在生长激素缺乏症,应充分评估重组人生长激素(rhGH)使用禁忌后,选择补充生长激素治疗。在接近青春期时,应定期评估性激素以决定是否需要替代治疗。男性性腺功能减退症必要时予以睾酮替代治疗,以保持男性性欲、肌肉力量及骨骼健康。二甲双胍、雌激素、孕激素可用于治疗女性患者的月经不调。此外,对于存在甲状腺功能减退症的患者,监测甲功,并予以甲状腺激素替代治疗。

16. ALMS生长激素缺乏者采用rhGH治疗的意义如何?

rhGH的治疗可以一定程度改善处于生长发育阶段的ALMS患者的终身高,还可以改善患者代谢参数,包括身体成分、肝脂肪含量、血脂谱及胰岛素抵抗,从而改善此类患者糖脂代谢。

17. ALMS的治疗有无新进展?

目前仍无针对ALMS的特异性药物。PBI-4050能够调节促炎及促纤维化细胞因子及生长因子的表达,现仍在Ⅲ期临床试验中,有望为ALMS带来新的治疗手段。

18. ALMS患者的预后如何?

ALMS患者预期寿命明显缩短,为40~50岁。心肌病和肝肾疾病是导致ALMS患者死亡的主要原因。

19. *ALMS1*基因的功能是什么?

*ALMS1*基因位于染色体2p13,由23个外显子组成,编码含4169个氨基酸残基的大分子蛋白质。其功能尚不明确。有研究表明,*ALMS1*基因参与初级纤毛的功能,特别是细胞内运输和蛋白质运输。*ALMS1*编码蛋白可能协助成熟的受体蛋白质[如生长抑素受体3(SSTR3)、黑色素浓缩激素受体1(MCHR1)和5-羟色胺受体6(5HT6)]从高尔基复合体向囊泡运输,从而调节细胞稳态。因此,筛选依赖*ALMS1*基因在初级纤毛内转运的激素受体有利于解释ALMS的特定临床表型。

20. 纤毛的作用是什么？

初级纤毛是基于微管结构的感觉细胞器，几乎存在于所有人体细胞的表面，是接收和处理细胞信号的重要细胞器。纤毛能够通过调节含有生物活性信号的细胞外囊泡的释放调控下游信号。功能失调的纤毛发出错误信号会导致受体细胞发生错误反应。

21. 初级纤毛控制体重的机制是什么？

初级纤毛可能通过调节下丘脑神经元及脂肪组织信号通路，从而调控体重。

下丘脑神经元的G蛋白偶联受体（GPCR）的纤毛定位缺陷可诱发食欲亢进及肥胖。其中机制可能涉及：①下丘脑弓状核实调节食物摄入和能量平衡的关键区域。该区域中的前阿黑皮素原（POMC）通过调节黑皮质素4受体的活性抑制食欲。胚胎中期和出生后早期抑制POMC纤毛的发生会导致肥胖。②*MC4R*、*BBS*、*TUB*及*ANKRD26*基因功能异常均能够通过影响GPCR的纤毛运输过程导致食欲亢进及体重的增加。③功能性瘦素受体在瘦素刺激后由纤毛过渡区蛋白RPGRIP1L介导转运到纤毛周围区域，刺激信号转导及转录激活蛋白3转录调节，从而调节食欲和脂肪增减。

初级纤毛还参与早期脂肪生成。基因分析显示*ALMS1*基因在棕色脂肪高表达，在白色脂肪表达较少。并且在脂肪的早期分化过程中曾短暂出现初级纤毛结构，表明初级纤毛能够影响脂肪的分化。此外，初级纤毛还可影响脂肪细胞内胰岛素信号转导，调控胰岛素敏感性，从而影响脂质的代谢和脂肪的堆积。

22. 什么是纤毛病？

纤毛病是由于初级纤毛功能障碍导致细胞内和细胞间传感和信号转导发生改变引起的疾病。纤毛病症状包括视力障碍、听力丧失、肥胖、肾病、智力障碍等多系统功能障碍。

23. 具有结构和代谢缺陷的纤毛病有哪些？

见表6-5。

表6-5　纤毛病的症状及发生率

症状	症状发生率（%）		
	ALMS	BBS	MORM综合征
视力缺陷	75～100	75～100	75～100
听力缺陷	75～100	＜25	—
内分泌/生殖缺陷	50～75	75～100	75～100
肺部发育异常	25～50	—	—
肾脏发育异常	25～50	50～75	—
肝脏发育异常	＜25	＜25	—
发育迟缓	25～50	50～75	75～100
心血管发育异常	25～50	＜25	—
肥胖	100	50～75	75～100
糖尿病	50～75	＜25	—

注：MORM综合征是由于 *INPP5SE* 基因突变导致的纤毛病，其缩写来源于精神发育迟滞、躯干肥胖、视网膜营养不良和小阴茎等特征性临床表现字母的缩写。

四、推荐阅读

［1］GIRARD D，PETROVSKY N．Alström syndrome：insights into the pathogenesis of metabolic disorders［J］．Nat Rev Endocrinol，2011，7（2）：77-88．

［2］CHOUDHURY A R，MUNONYE I，SANU K P，et al．A review of Alström syndrome：a rare monogenic ciliopathy［J］．Intractable Rare Dis Res，2021，10（4）：257-262．

［3］LEE C H，KANG G M，KIM M S．Mechanisms of weight control by primary cilia［J］．Mol Cells，2022，45（4）：169-176．

［4］喻宝文，周红文．遗传性肥胖的研究进展［J］．临床内科杂志，2020，37（9）：611-615．

［5］PAISEY R B，STEEDS R，BARRETT T，et al．Alström syndrome［M］．［updated 2019 Jun 13］．In：Adam M P，Ardinger H H，Pagon R A，et al．GeneReviews®［Internet］．Seattle（WA）：University of Washington，Seattle，1993-2022．

（吕　璐　李玉秀）

病例7 心悸、手抖、甲状腺素升高、TSH先低后高

一、病历摘要

患者，女性，55岁。因"心悸、手抖8年余，再发8个月"入院。

（一）现病史

患者8年前无明显诱因出现持续性心悸、手抖、失眠，未诊治。此后2年内体重逐渐下降15kg。6年前外院检查考虑甲状腺功能亢进，遂予丙硫氧嘧啶治疗（剂量不详），监测甲功"未见明显好转"。4年前外院查甲状腺B超：双侧甲状腺弥漫性增大。^{99m}Tc-甲状腺显像：双侧甲状腺略饱满，右叶中部摄取轻度增高。甲状腺摄碘功能：2小时摄碘率22.71%，24小时最高摄碘率55.24%。甲功检查：FT3 8.0pg/ml（1.80 ~ 4.1pg/ml），FT4 3.43ng/dl（0.81 ~ 1.89ng/dl），TSH 0.03μIU/ml（0.38 ~ 4.34μIU/ml），TRAb 2.56IU/L（＜2.5IU/L），外院诊断Graves病，遂行^{131}I治疗，剂量5.5mCi。此后间断查甲功（图7-1），其间患者体重增加至45kg，心悸、手

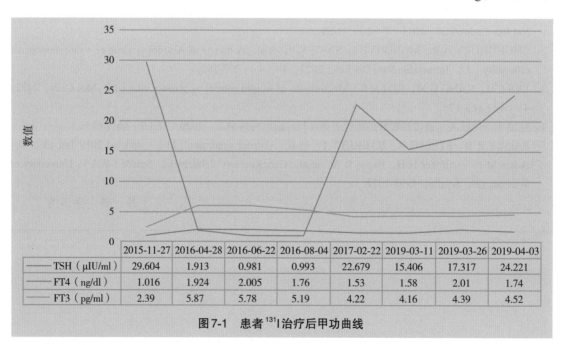

	2015-11-27	2016-04-28	2016-06-22	2016-08-04	2017-02-22	2019-03-11	2019-03-26	2019-04-03
TSH（μIU/ml）	29.604	1.913	0.981	0.993	22.679	15.406	17.317	24.221
FT4（ng/dl）	1.016	1.924	2.005	1.76	1.53	1.58	2.01	1.74
FT3（pg/ml）	2.39	5.87	5.78	5.19	4.22	4.16	4.39	4.52

图7-1 患者^{131}I治疗后甲功曲线

抖、失眠缓解，未服用其他药物治疗。8个月前患者再次出现心悸、失眠，间断手抖。就诊我院门诊，查TSH 15.40μIU/ml，FT3 4.16pg/ml，FT4 1.58ng/dl，予倍他乐克12.5mg bid，患者自觉心悸稍好转，失眠及手抖无改善。

（二）既往史

1年前行宫颈楔形切除＋活检，诊断为慢性宫颈炎。

（三）个人史

无特殊。

（四）家族史

该家系3代，家系中无近亲婚配史。患者姐姐平素心悸；其外甥女平素多汗，无心悸、手抖，外院查甲功TSH、T3、T4升高，应用左甲状腺素钠治疗无效；患者儿子无异常。家系图见图7-2。患者的姐姐、外甥女和儿子的甲功检查可见，具有临床表现的先证者姐姐、外甥女的FT3、FT4、T4绝大部分高于正常，而TSH均高于正常。其儿子甲功检查未见异常（表7-1）。

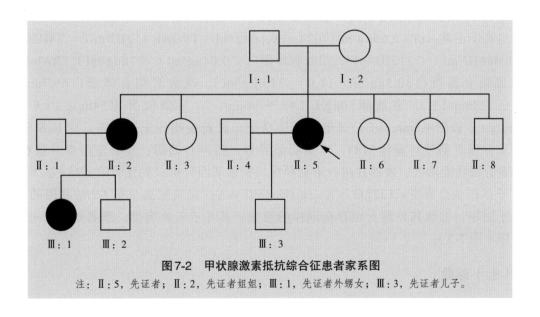

图7-2　甲状腺激素抵抗综合征患者家系图
注：Ⅱ：5，先证者；Ⅱ：2，先证者姐姐；Ⅲ：1，先证者外甥女；Ⅲ：3，先证者儿子。

表7-1　患者家系成员甲状腺激素测定结果

病例	TSH（μIU/ml）	FT3（pg/ml）	FT4（ng/dl）	T3（ng/ml）	T4（μg/dl）	TPOAb（IU/ml）	TgAb（IU/ml）	TRAb（IU/ml）
姐姐	5.25（0.27～4.2）	4.33（2.02～4.34）	2.51（0.93～1.71）	1.57（0.61～1.77）	14.26（4.13～14.06）	117（＜34）	398（＜115）	阴性（＜1.75）
外甥女	7.38（0.55～4.78）	4.66（2.3～4.2）	2.40（0.89～1.76）	1.36（0.66～1.61）	12.50（4.5～10.9）	113（＜9）	440（＜4）	阴性（＜1.5）
儿子	2.41（0.38～4.34）	3.28（1.80～4.10）	1.13（0.81～1.89）	1.20（0.66～1.92）	6.83（4.30～12.50）	NA	NA	NA

注：NA，无数据。

（五）体格检查

体温36.5℃，心率98次/分，血压138/85mmHg，BMI 19.5。双手细颤（＋），眼征（－），甲状腺Ⅰ度肿大，质中，无压痛，未及结节。

（六）辅助检查

患者于不同医院采用不同厂家仪器检测甲功提示FT3、FT4、T4均高于正常，而TSH也高于正常。rT3 0.65ng/ml（0.24～0.60ng/ml），TPOAb 112IU/ml（＜34IU/ml），TgAb 466IU/ml（＜115IU/ml），甲状腺球蛋白＜0.04ng/ml（＜78ng/ml），TRAb（－），甲状腺结合球蛋白30.3μg/ml（14.0～31.0μg/ml），性激素结合球蛋白66.7nmol/L（27～128nmol/L），血清碘80μg/L（45～90μg/L），尿碘肌酐比54μg/g Cr（70～860μg/g）；血糖4.8mmol/L；其他腺垂体功能、骨转换指标未见异常。甲状腺超声：甲状腺弥漫性病变；垂体MRI：未见明显异常；超声心动图：左心室射血分数69%，左心室舒张功能减低；腹部B超：未见异常。家系基因分析：先证者的*THRβ*基因第10外显子存在杂合突变c.1378G＞A→p.Glu460LysA。对其家属成员*THRβ*基因的第10外显子测序，发现其外甥女也存在同样的突变，其儿子未见突变，患者姐姐未进行基因测序（图7-3）。

（七）诊断

甲状腺激素抵抗（RTH）综合征合并Graves病（[131]I治疗后）。

（八）治疗

患者诊断RTH综合征时Graves病处于缓解期，甲亢临床表现不典型，仅予β受体阻滞剂以控制心率，改善心悸症状。

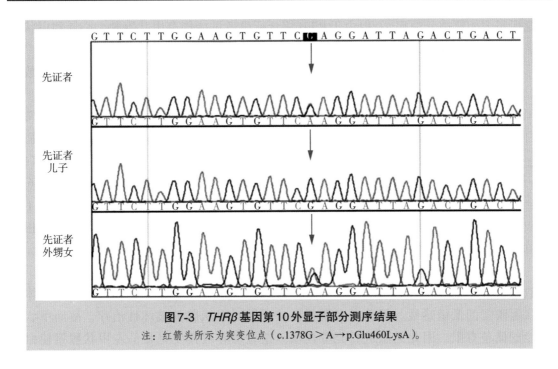

图7-3 *THRβ*基因第10外显子部分测序结果

注：红箭头所示为突变位点（c.1378G＞A→p.Glu460LysA）。

二、病例分析

患者中年女性，隐匿起病，慢性病程。病程分为两个阶段：第一阶段TSH低，T3、T4升高，TRAb升高，甲状腺摄碘率增高，临床甲亢症状明显，但药物治疗控制不佳，^{131}I治疗后甲状腺毒症症状缓解，此阶段考虑为Graves病；第二阶段病程中血T4、FT3、FT4升高，TSH升高，TRAb阴性，出现心悸、间断手抖症状，无突眼及胫前黏液水肿。采用不同检测仪器检查均提示血FT3、FT4、T4均高，而TSH未被抑制，此阶段可除外甲状腺本身功能亢进所致甲亢，查垂体MRI未见垂体占位，不支持垂体TSH瘤；家族中先证者的姐姐及其外甥女甲功检查存在类似T4、FT3、FT4升高，TSH不恰当升高，临床考虑先证者可能存在RTH综合征或家族性白蛋白异常性高甲状腺素血症（FDH），二者均为遗传性疾病，最终需要基因检测明确。

RTH综合征是一种常染色体显性遗传病，主要分为甲状腺激素α受体基因缺陷（RTH-α）和甲状腺激素β受体基因缺陷（RTH-β）。RTH-α患者血清T4下降，T3临界高水平，rT3极低，TSH正常或升高，因甲状腺激素α受体主要分布于心脏、血管，故临床表现为心动过缓、低血压等甲减表现，与本例患者不符；RTH-β大部分为*THRβ*基因突变所致，以血清FT3和/或FT4升高伴TSH水平不恰当升高或正常为基本生化特征，甲状腺激素β受体主要分布在垂体和肝脏，临床表现为垂体和肝脏对甲状腺素抵抗，心脏、骨骼及神经系统抵抗不明显，RTH-β可出现心动过速、骨转换指标及精神系统疾病（如精神分裂症）。但由于RTH综合征患者可能伴有甲状腺肿、心悸和甲状腺激素升高，临床常将其误诊为Graves病。

FDH为常染色体显性遗传病，由于白蛋白基因突变，使其与T4亲和力增高、释放减少，导致总T4明显增高，但与T3结合力无增加，故总T3正常，而TSH则不受影响。所以理论上FDH患者FT3和FT4不升高，但由于目前FT3和FT4为发光法测定，而异常白蛋白可能会影响二者的测定结果，所以在部分FDH患者中会出现FT3和FT4假性升高。

FDH和RTH综合征为遗传性疾病，均不影响患者合并Graves病或桥本甲状腺炎。进一步完善基因检测，发现先证者及其外甥女的THRβ均在第10号外显子出现E460K杂合错义突变，即第1378位鸟嘌呤转变为腺嘌呤，核苷酸密码子在第460位由Glu（谷氨酸）转变为Lys（赖氨酸），该突变位点为热点区域，国外已有该变异致病性的相关报道，但国内尚无。综上，考虑患者诊断RTH-β合并Graves病（[131]I治疗后）明确。

对于单纯RTH综合征患者，目前尚没有能够纠正THRβ功能缺陷的治疗方法。大多数患者并不需要治疗，因为T4的分泌增加和T3的生成增加似乎可充分代偿机体对甲状腺激素的低敏感性。部分患者既往已接受针对甲状腺的破坏性治疗，故而甲状腺功能的储备有限，因此无法进行充分代偿。这些患者应接受足量的左甲状腺素使血清TSH浓度降至正常水平或接近正常水平。Graves病是甲亢最常见的病因，临床常见，较易诊断。但RTH综合征合并Graves病国内外报道很少，尚不清楚对这种复杂情况的最佳治疗方法。如果在Graves病发病前没有诊断出RTH综合征，就很难对Graves病伴RTH综合征和单纯Graves病进行鉴别诊断。RTH综合征合并Graves病，抗甲状腺药物的治疗为主要选择，不推荐[131]I及手术治疗，碘治疗和手术可能导致严重的甲减和垂体增生。抗甲状腺药物可以缓解RTH综合征合并Graves病的症状，临床应用抗甲状腺药物以改善FT3和FT4水平，使TSH水平正常化，治疗中要避免药物过量，但尚无统一标准。本例患者诊断RTH综合征时Graves病处于缓解期，甲亢临床表现不典型，故仅予以β受体阻滞剂控制心率，改善心悸症状。

三、临床查房

1. 什么是TSH不适当分泌综合征？

TSH不适当分泌综合征是一种以血清FT3和FT4升高而TSH不被抑制的一类疾病，主要包括垂体TSH瘤和RTH综合征，通过对亲属甲功的测定、性激素结合球蛋白（SHBG）测定、血清α亚单位、垂体MRI、TRH兴奋试验、T3抑制试验及奥曲肽敏感试验等检查综合评估、鉴别此两种疾病。

2. 什么是RTH综合征？

RTH综合征是一种甲状腺激素靶组织对甲状腺激素反应性降低的遗传综合征，第1例患者由Refetoff、DeWind和DeGroot于1967年报道。RTH综合征可分为THRβ基因缺陷（RTH-β）、病因不明的RTH（非TR-RTH）和THRα基因缺陷（RTH-α）。以下主要涉及前两种类型，RTH-α的生化及临床表现与RTH-β和非TR-RTH都不同，一般被单独分类。

3. RTH综合征的流行病学特点有哪些？

RTH综合征的发病率为1/40 000～1/19 000。与其他女性为主的甲状腺疾病不同，RTH综合征男女发病率基本相同。

4. RTH综合征遗传学特点有哪些？

常呈常染色体显性遗传，截至目前仅报道过一个家族呈常染色体隐性遗传。THR包括THRα和THRβ，编码THRα和THRβ的基因分别位于第17号和第3号染色体。85%的RTH综合征为*THRβ*突变所致，目前已报道160多个点突变，涉及350个家系。*THRβ*基因包含10个外显子，共编码461个氨基酸，其中第7～10外显子编码178～461号氨基酸，构成羧基端的配体结合域和部分铰链区，目前已发现的所有*THRβ*突变几乎都集中在第7～10外显子之间的3个"热点区域"（234～282，310～353，429～461），而且突变位点中仅有A229T、R243W、R243Q位于第7外显子，其余均位于第9、第10外显子，尚无第1～6外显子及内含子突变的相关报道。在15%的家族中，RTH综合征并不是由*THRβ*基因的突变所致，在临床上和生化水平上，这种RTH综合征不能与*THRβ*基因突变所致的RTH综合征相区分，被称为非TR-RTH综合征。

5. RTH综合征的发病机制是什么？

RTH综合征是甲状腺激素敏感性受损最常见的类型，甲状腺激素敏感性受损包括甲状腺激素作用、转运和代谢的缺陷，而RTH综合征是由*THR*基因突变导致编码产物的改变，使甲状腺激素（TH）和THR结合能力下降或缺失，转录活性降低，导致TH不敏感或抵抗。非TR-RTH综合征发病机制尚不清楚，推测可能与受体相互作用的辅助因子之一发生突变有关。

6. RTH综合征实验室检查特点？

其生化特征是FT4或FT3升高，TSH浓度正常或轻微升高。血清FT4水平升高以及TSH不受抑制是诊断RTH综合征的最低要求，TT4一般也升高。若患者同时合并有甲状腺素结合球蛋白缺乏，则TT4水平可能不高。血清T3及rT3水平通常也较高。

7. RTH综合征的临床表现有哪些？

临床表现具有较强的异质性。大多数患者临床表现为甲功正常，部分可能表现为甲减，另一些则表现为甲亢。此外，RTH综合征患者可能在一个组织中表现出甲减的症状和体征，而在另一个组织中表现为甲状腺毒症相关的症状和体征。

8. 为什么RTH综合征有很强的临床表现异质性？

可能的原因有以下几点：*THR*基因突变位点不同对受体功能的影响不同；THR各亚单位在各靶组织分布不同，对各靶组织的影响也不同；也可能与THRβ受体辅助因子的自身异质性、个体代偿程度的不同等相关。

9. RTH综合征如何根据临床表现分类？

RTH综合征根据临床表现特点可分为选择性垂体抵抗（PRTH）、全身性抵抗

（GRTH）和外周性抵抗（PTRTH）。

PRTH一般好发于成人，有甲状腺毒症的临床表现，轻度或中度甲亢，无突眼、胫前黏液性水肿等。儿童可有骨龄提前。

GRTH多于偶然检查中发现，可发生于任何年龄，有高甲状腺激素血症。临床无甲亢表现，多为甲状腺功能正常，有的甚至有甲减表现，包括智力低下、听力障碍、骨骼发育不良、肌肉发育迟缓等。

PTRTH是指外周组织对TH抵抗，而垂体对TH敏感的一种综合征。由于垂体及甲状腺都正常，所以TSH及TH都在正常范围，但由于外周组织对TH不敏感，故临床上出现甲减表现。

虽然将RTH综合征分类可能有助于临床医师确定临床表现，但并没有一致的遗传基础。而且既往在分类为GRTH和PRTH的个体中发现了*THRβ*的相同突变。

10. RTH综合征查体可以发现什么？

甲状腺肿大是RTH综合征体格检查中最常见的体征，为不适当分泌的TSH刺激甲状腺增长所致。有研究表明，近一半的患者有学习障碍，这部分患者伴或不伴有注意缺陷多动障碍（ADHD）。RTH综合征伴ADHD儿童比单纯ADHD儿童的认知障碍更严重。无论是否伴有ADHD，RTH综合征患者的智商（IQ）平均值均较低。大约1/4患者IQ低于85，但只有3%的患者出现明显的智力低下（IQ＜60）。其他常见的表现还包括生长发育迟缓、听力障碍及躯体缺陷（如脊柱畸形、鸽子胸、胸肌突出、鸟样面容、第4掌骨短等）。

11. 何时需要考虑筛查RTH综合征？

有以下表现者应考虑：①甲状腺肿大，无甲状腺功能异常表现，血TH多次明显升高者。②甲状腺肿大，临床表现为甲减但血TH升高者。③甲状腺肿大，临床表现为甲亢，血TH与TSH水平同时升高且排除垂体占位者。④甲减患者即使使用较大剂量甲状腺素但临床疗效不明显者。⑤甲亢患者采用多种治疗方法但仍症状反复者。⑥一级亲属中罹患RTH综合征者。

12. 如何进行RTH综合征的筛查试验及结果判定？

通常选用FT3、FT4、TSH、SHBG作为RTH综合征的筛查试验。当FT3、FT4升高、TSH不被抑制且有SHBG水平不升高时，需要进一步行RTH综合征确诊试验。

13. 如何进行RTH综合征的确诊试验及结果判定？

（1）基因检测：对每例疑似RTH综合征的病例都需检测*THRβ*基因突变，检测到外显子区域的功能性突变即可做出RTH综合征的明确诊断，并需要对该患者的亲属进行基因筛查。

（2）奥曲肽敏感试验：生长抑素在生理情况下可负反馈调节TSH，但RTH综合征患者对生长抑素反应低下。奥曲肽敏感试验的方法并不统一。我院一般采用3日法，奥曲肽0.1mg皮下注射q8h连续3天，分别在注射前及注射后2、4、6、8、12、24、48、72小时测定甲功，比较TSH谷值较基线下降的比例以及T3、T4是否有相应的改变。

TSH水平较基线下降不足50%提示RTH综合征，TSH较基线下降超过50%提示垂体TSH瘤。

（3）对其他家庭成员进行甲功测定，当家属有FT3、FT4、TSH均升高的表现时支持RTH综合征。其他试验如TRH兴奋试验、T3抑制试验等国外报道有助于RTH综合征与垂体TSH瘤的鉴别诊断，但由于国内TRH和T3不易获得，影响了这些试验的临床应用。

14. RTH综合征需要与哪些疾病进行鉴别？

（1）甲状腺激素的结合异常：包括FDH、遗传性和获得性甲状腺素结合球蛋白过多以及甲状腺素运载蛋白过多等。这类疾病的TT4和TT3浓度升高、TSH浓度正常，但没有甲状腺功能障碍的症状或体征。

（2）TSH瘤：患者血清α亚单位增加、SHBG较低，L-T3不会降低血清TSH水平，TRH也不会刺激TSH的释放。垂体在MRI通常异常。生长抑素可显著降低这类患者的TSH水平，在RTH患者中TSH下降幅度弱于TSH瘤患者。

15. 甲状腺功能正常的高甲状腺素血症有哪些？

（1）结合蛋白异常：99%以上血液循环中的T4和T3均与蛋白相结合，结合蛋白包括甲状腺素结合球蛋白（TBG）、甲状腺素运载蛋白（TTR）和白蛋白。上述蛋白异常则可导致TH升高。TBG过量常见于遗传性TBG过量者、妊娠者、口服避孕药的女性、肝炎患者等。FDH是遗传性疾病，其特点是产生对T4亲和力低但结合容量高的突变白蛋白分子，故临床表现为总T4浓度高，游离T4也可出现假性升高。

（2）药物干扰导致甲状腺素脱碘减少：如胺碘酮、普萘洛尔等药物可抑制甲状腺外的T4脱碘为T3，从而导致血清TSH浓度正常的高甲状腺素血症。

（3）甲状腺激素自身抗体（THHAb）导致检测干扰：THHAb可见于各种自身免疫性疾病，TH与这些抗体结合后，不能发挥生理作用。但可以干扰TH的检测，形成虚假增高的数值。THAAb对FT3、FT4的干扰作用比对T3、T4的干扰作用更显著，由于T3抗体的检出率显著高于T4抗体，所以FT3虚假增高较FT4更为常见。可以比较多家医院不同检测平台的TH检测结果，因为不同检测方法受到THHAb干扰影响不同，如检测结果变化较大，提示可能存在THHAb。

16. RTH综合征如何治疗？

尚无根治方法。多数RTH患者可通过升高的TSH和TH来代偿*THRβ*基因突变所导致的受体缺陷，以达到新的动态平衡。因此，无甲状腺功能异常表现者一般不需要治疗。

TH治疗通常适用于：①有甲减症状。②误行甲状腺切除术者。③因同时存在自身免疫性甲状腺疾病而出现甲减者。TH的最佳剂量因个体而异，一般需要服用超生理剂量的TH，故应严密监测。监测指标包括血清SHBG、胆固醇、铁蛋白、基础代谢率、骨密度和尿羟脯氨酸等。使用L-T3治疗可能会改善一些患有RTH综合征的儿童的ADHD症状。

当有甲状腺毒症临床表现时，可通过抑制TSH降低TH水平。多巴胺能药物和生长抑素类似物由于不良反应和疗效不肯定而使用有限。三碘甲腺乙酸（TRIAC）已成功用于降低血清TSH和TH水平，减少甲状腺肿大，并缓解TH对周围组织的影响所导致的一些症状。阿替洛尔在治疗心动过速和震颤方面非常有效，并且不会影响T4到T3的转换。抗焦虑药物有助于缓解紧张症状。非TR-RTH综合征的临床表现与RTH-β基本相同，治疗上也参照RTH-β的治疗。

国内目前L-T3和TRIAC不易获得，影响了临床使用。

17. TRAIC用于RTH综合征治疗的机制是什么？

TRIAC是过碘化甲腺原氨酸氧化脱氨生成的醋酸衍生物，作为一种T4的代谢产物，与THRβ的亲和力明显高于T3，但生物学活性低，可有效地抑制TSH水平、减轻甲状腺肿大，进而减少T3、T4的分泌，缓解甲亢症状。然而，TRIAC对反应TH作用的标志物以及对心率的影响很小，可能是因为TH水平的降低被TRIAC的拟甲状腺作用抵消了。

18. 既往报道过的Graves病合并RTH综合征患者的临床特点是什么？

目前RTH综合征合并Graves病研究报道很少，搜索PubMed数据库，检索到5例RTH综合征合并Graves病的报道（表7-2）。

表7-2 PubMed数据库报道的Graves病合并RTH综合征患者的临床特点

病例	年龄（岁）	TSH（μU/ml）	FT3（pg/ml）	FT4（ng/dl）	TSAb	TRAb	基因突变位点	治疗
Sato，2010	28	1.124	5.13 ↑	3.39 ↓	阴性	阴性		
	34	<0.003 ↓	>30.0 ↑	>10.0 ↑	阳性	阳性	P453T	MMI
Sivakumar，2010	53	0.2	32 ↑	5.1 ↑	NA	NA		^{131}I治疗
	58	7.82 ↑	NA	2.65.1 ↑	NA	NA	G347W	大剂量L-T4
Shiwa，2011	33	0.007 ↓	9.3 ↑	3.0 ↑	阳性	NA		MMI
	36	4.94 ↑	5.1 ↑	2.0 ↑	NA	阴性	G251R	MMI剂量减量
Ogawa，2011	19	0.05 ↓	24.5 ↑	6.46 ↑	NA	阳性		MMI
	19	8.308 ↑	1.95 ↑	6.40 ↑	NA	阳性	A234T	MMI剂量减量
Sun，2018	11	0.037 ↓	2.78 ↑	3.17 ↑		阳性		MMI/PTU
	14	5.38 ↓	>30.8 ↑（pmol/L）	>154.8 ↑（pmol/L）	NA	阳性	C95T	MMI

注：每个病例不同年龄的数据为同一患者在不同阶段的甲功结果和相应治疗。NA，无数据；FT3，游离三碘甲状腺原氨酸；FT4，游离甲状腺素；TSH，促甲状腺激素；TRAb，促甲状腺激素受体抗体；TSAb，甲状腺刺激抗体；MMI，甲巯咪唑；PTU，丙硫氧嘧啶；L-T4，左甲状腺素钠片。

19. RTH综合征合并Graves病的治疗?

RTH综合征合并Graves病国内外研究报道很少,尚不清楚对这种复杂情况的最佳治疗方法。抗甲状腺药物的治疗为主要选择,不推荐^{131}I及手术治疗,碘治疗和手术可能导致严重的甲减和垂体增生。抗甲状腺药物可以缓解RTH综合征合并Graves病的症状,改善FT3和FT4水平,使TSH水平正常化,治疗中要避免药物过量,但尚无统一标准。

20. RTH综合征合并妊娠如何处理?

女性RTH综合征患者流产率较高,流产风险增加可能与母体高水平的TH相关。而RTH综合征女性患者早产、先兆子痫、死产和围产期流产的风险并没有增加。当RTH综合征母亲孕有基因型正常的胎儿时,母体内高TH水平使胎儿的TSH被抑制,而有基因突变的胎儿则受影响较小,故确定胎儿基因型是第一步。当RTH综合征女性孕有基因正常的胎儿时,可应用丙硫氧嘧啶来降低母体内高水平的TH,维持FT4不超过正常值上限20%。应密切随访,以避免过度治疗而导致胎儿甲减。治疗后母体TSH水平升高对胎儿可能没有影响。若孕有基因突变的胎儿,则无需特别治疗。

四、推荐阅读

[1] PAPPA T, REFETOFF S. Resistance to thyroid hormone beta: a focused review [J]. Front Endocrinol (Lausanne), 2021, 12: 656551.

[2] PAPPA T, REFETOFF S. Human genetics of thyroid hormone receptor beta: resistance to thyroid hormone beta (RTHβ) [J]. Methods Mol Biol, 2018, 1801: 225-240.

[3] 刘一然, 张化冰, 许岭翎, 等. 甲状腺激素抵抗综合征合并Graves病1例报告并文献复习 [J]. 中国医刊, 2020, 55 (11): 4.

[4] 陈建梅, 曾婷婷, 严励, 等. 垂体型甲状腺激素抵抗综合征的临诊应对 [J]. 中华内分泌代谢杂志, 2021, 37 (1): 56-60.

[5] DIEU X, BOUZAMONDO N, BRIET C, et al. Familial dysalbuminemic hyperthyroxinemia: an underdiagnosed entity [J]. J Clin Med, 2020, 9 (7): 2105.

[6] PAPPA T, ANSELMO J, MAMANASIRI S, et al. Prenatal diagnosis of resistance to thyroid hormone and its clinical implications [J]. J Clin Endocrinol Metab, 2017, 102 (10): 3775-3782.

[7] MA S, HU M, YANG H, et al. Periodic paralysis as a new phenotype of resistance to thyroid hormone syndrome in a Chinese male adult [J]. J Clin Endocrinol Metab, 2016, 101 (2): 349-352.

（杨　娜　张化冰）

病例8 心悸、怕热、呼吸困难

一、病历摘要

患者，女性，22岁。因"心悸、怕热10个月，加重伴呼吸困难3天"入院。

（一）现病史

患者2020年1月底起（末次月经后）自觉心悸、怕热、多汗、手抖，体重无明显变化。2020年3月21日因停经2个月查尿人绒毛膜促性腺激素确认妊娠，妊娠前及妊娠期均未查甲功。2020年5月31日（约孕16周）孕检提示胎心率快（＞160次/分），至2020年7月底（约孕24周）后复查胎心率不超过160次/分。因仍心悸、怕热、多汗、手抖、失眠，就诊当地医院，测血压高、心率快（具体不详），予降压药物治疗（具体不详），血压降至"正常"水平，心率不详；其余症状无缓解。2020年10月19日（分娩前10天）患者受凉后出现咳嗽、咳黄痰，无发热，未治疗。2020年10月29日患者于当地经阴道自然分娩一男胎，重2.2kg，伴黄疸，新生儿Apagar评分正常。产后仍有心悸、怕热、手抖、失眠等，自述出汗量较孕期减少；产后无母乳。2020年11月12日（产后14天）咳白痰，痰中带血丝，每日数口。就诊当地医院，完善甲功：FT3 31.33pg/ml（2.0～4.4pg/ml），FT4 7.77ng/dl（0.93～1.70ng/dl），TSH 0.01mIU/L（0.27～4.2mIU/L）；TgAb 530.83IU/ml（＜30IU/ml），TPOAb 665.94IU/ml（＜30IU/ml）；TRAb 20.36IU/L（0～1.5IU/L）。甲状腺彩超：甲状腺弥漫性改变（甲状腺右叶5.6cm×2.5cm×2.0cm，左叶5.2cm×2.2cm×1.7cm），血流稍丰富。心电图：窦性心动过速（171次/分），V_1～V_2导联呈QS型，V_3导联呈rS型，V_1～V_3导联ST段抬高。超声心动图：左心室射血分数37%，室间隔及左心室壁运动幅度弥漫性减低，左心增大，肺动脉高压（轻至中度54mmHg）。胸部CT：心影大，右侧少量胸腔积液。诊为Graves病，未治疗，患者于2020年11月17日13：30出现呼吸困难，无法平卧，心率180次/分，伴多汗、口唇发绀、烦躁、恶心、呕吐，收入当地EICU，给予气管插管连接呼吸机辅助呼吸，连续性肾脏替代疗法（CRRT）；同时加用丙硫氧嘧啶（PTU）200mg，tid。监测BNP 849pg/ml；Lac 2.8mmol/L（0.7～2.1mmol/L）。2020年11月19日出现发热，T_{max} 39℃。2020年11月20日转入我院急诊抢救室，继续气管插管呼吸机辅助呼吸，予艾司洛尔泵入，PTU 200mg tid、复方碘溶液10滴tid、氢化可的松

100mg tid 静脉输液、美罗培南 1g tid 静脉输液。自发病以来，患者饮食、睡眠差，解成形便每天2次，无不消化食物，小便正常，妊娠前体重45～50kg，妊娠期体重增加约10kg，产后体重下降明显（60kg→48kg）。

（二）既往史

反复口腔溃疡4～5年，每年5～6次。

（三）月经婚育史

平素月经规律，行经天数5～6天，月经周期28～29天。G2P2，长女5岁，体健；2020年10月29日产1子，有新生儿黄疸，余无特殊。

（四）家族史

否认甲状腺疾病家族史。

（五）体格检查

体温37.7℃，心率129次/分@艾司洛尔53μg/（kg·min），血压101/55mmHg，指氧97%@气管插管接呼吸机辅助呼吸。双侧甲状腺Ⅱ度肿大，双侧颈部未闻及血管性杂音。双肺呼吸音粗，未闻及明显干湿啰音。心前区无隆起及凹陷，心界向左扩大，心率129次/分，心律齐。腹部查体无特殊。双下肢未见水肿。四肢肌力减低，近端明显（表8-1）。

表8-1 患者四肢肌力情况

四肢	肌力	
	左	右
上肢		
近端	4⁻级	4⁻级
远端	4⁺级	4⁺级
下肢		
近端	3级	3⁻级
远端	4级	4级

（六）辅助检查

[**常规检查**] 血常规曾提示一过性全血细胞减少，随病情缓解自行恢复。肝功能一过性异常升高，ALT 1514U/L，AST 750U/L。予多烯磷脂酰胆碱注射液保肝治疗，肝

功能逐步恢复。尿常规、便常规未见明显异常。

［**甲亢相关检查**］多次甲功提示FT3、FT4明显升高，TSH低于正常检测下限（表8-2）；TRAb 5.31IU/L；甲状腺超声：甲状腺腺体回声稍减低，血流轻度增多。

［**发热相关检查**］血培养：屎肠球菌；痰培养：多重耐药菌鲍曼不动杆菌；胸部CT：提示双肺多发斑片、渗出影。

［**心脏相关检查**］cTnI 0.066μg/L，NT-proBNP 4453pg/ml。11月23日床旁超声心动图示：室间隔运动减低，左心房增大，中度二尖瓣、三尖瓣关闭不全，轻度肺动脉高压。

［**肌力相关检查**］肌电图：双腓神经运动波幅低，未见肯定神经源性或肌源性损害，重复电刺激未见异常。神经内科会诊：考虑甲亢肌病可能性大。

表8-2 患者甲功变化及药物调整

日期	TSH（μIU/ml）	FT4（ng/dl）	FT3（pg/ml）	PTU	碘剂	氢化可的松	β受体阻滞剂
11月21日							
11月23日	＜0.008	8.91	6.70	200mg q8h		100mg q8h	艾司洛尔静脉泵入
11月24日							
11月25日	0.013	3.41	2.83		10滴 q8h	100mg qd	
11月26日							普萘洛尔10mg q8h
11月27日	0.017	3	2.49	150mg q8h			
11月29日							
11月30日	0.014	2.08	2.3	100mg q8h			
12月1日							
12月3日	＜0.008	1.24	2.03			停用	
12月4日							
12月8日	＜0.008	0.93	1.94	100mg q12h	停用		普萘洛尔15mg q8h
12月9日							
12月14日	＜0.008	0.76	1.67	停用			
12月18日	＜0.008	0.90	1.84				

（七）诊断

根据上述检查结果进行了内分泌全科大查房，初步诊断：甲状腺危象，Graves病，甲亢性心脏病，心功能不全（NYHA分级Ⅳ级），甲亢性肌病，肝功能异常，肺动脉高压（轻度），血流感染（屎肠球菌），肺部感染（鲍曼不动杆菌）。

（八）治疗

患者病情危重，经持续血氧、心电、血压监护，气管插管接呼吸机辅助通气。病情改善后逐渐拔出气管插管，无创呼吸机辅助呼吸。之后改为面罩吸氧、鼻导管吸氧。入院9天后完全停止鼻导管吸氧，指氧99%@RA。

甲状腺危象方面：予PTU、碘剂、氢化可的松、β受体阻滞剂治疗，并根据甲亢病情、甲功变化调整上述药物剂量（表8-2）。

甲亢性心脏病方面：予吗啡对症镇静，左西孟旦、地高辛强心，艾司洛尔泵入减慢心率，呋塞米、托伐普坦利尿减轻心脏负荷。监测NT-proBNP进行性下降至正常范围；12月10日复查超声心动图：LVEF 55%，左心室增大，左心室收缩功能正常低限，左心室舒张功能减低（Ⅱ级）。

甲亢肌病方面：积极治疗甲亢，加用复合维生素B及维生素B_{12}营养神经，进行康复锻炼。患者肌力逐渐改善。

感染方面：予万古霉素联合头孢哌酮钠舒巴坦钠抗感染，体温逐渐降至正常，吸氧条件逐步降级，复查肺部CT明显好转。

二、病例分析

患者青年女性，慢性病程，急性加重。甲亢症状1年，未及时诊治。在经历妊娠、分娩，同时肺部感染后，出现甲亢症状显著加重，表现为高热、大汗、意识障碍、心动过速、心功能不全、肝功能异常等，符合甲状腺危象表现。本例患者存在的具体临床问题如下。

1. 如何明确甲状腺危象的诊断？

甲状腺危象的诊断依赖于临床所见，需综合判断，具体如下。高热：T＞39℃；意识障碍：焦虑、激动、精神错乱、昏迷；心动过速：心率＞160次/分；严重者可有心力衰竭、休克；消化系统症状：严重恶心、呕吐、腹泻、腹痛、肝衰竭；大汗淋漓。这些症状特异性强，但敏感性差。1993年发布的Burch-Wartofsky评分量表，根据心率、体温、胃肠道症状、中枢神经系统症状、心力衰竭程度分别积分统计，总分≥45分提示甲状腺危象。该方法敏感性高，但特异性不强。因此，将以上两种方法相结合进行判断最佳。同时，在诊断甲状腺危象时还需强调以下三点：甲亢的程度不是甲状腺危象的标准；无需追究甲亢的病因；怀疑就需积极治疗。本例患者有高热（38.9～39.4℃）、意识障碍（昏迷）、心动过速（＞140次/分）、心力衰竭（肺部湿啰音）、严重恶心呕吐、肝衰竭，并存在明确诱因，临床症状与甲状腺危象相符，Burch-Wartofsky评分105分，因此甲状腺危象诊断明确。

2. 甲状腺危象如何治疗？

甲状腺危象的疗法由单纯性甲状腺功能亢进的治疗扩展而来，核心是降低TH效应。因此，甲状腺危象的治疗可以从减少TH的合成和释放、降低循环中TH水平、降低TH敏感性这几方面着手，同时对症支持治疗，寻找并去除诱因。由于甲状腺危象的病死率很高，因此患者必须在ICU接受全面的生命支持。本例患者在ICU接受了生命支持治疗，使用PTU、碘剂减少TH的合成及释放，使用PTU、β受体阻滞剂、糖皮质激素降低TH敏感性，控制由肾上腺素能张力增高引起的症状和体征，并随症状缓解、甲状腺功能改善，逐渐下调PTU、β受体阻滞剂剂量，停用碘剂、糖皮质激素，取得了较为理想的临床转归。

3. 本例患者甲亢性心脏病如何诊治？

甲亢性心脏病指在甲亢的基础上出现心脏增大、心力衰竭、心律失常等一系列心血管病症状，是甲亢的一种严重并发症。主要见于病程较长且治疗不规律的老年甲亢患者，但在长期患严重甲亢的青年患者身上也可发生。发病机制尚不明确，一般认为高浓度的TH致机体代谢亢进、心率加快，血流动力学持续超负荷，引起代偿性心脏肥大，最终导致心力衰竭。

甲亢性心脏病的诊断标准为：在确诊为甲亢的基础上，除外其他器质性心脏病，心脏有以下1项或1项以上异常，甲亢控制后心脏异常消失或明显好转，即可诊断甲亢性心脏病：①心律失常如阵发性或持续性心房颤动；阵发性室上性心动过速；频发室性期前收缩；房室或束支传导阻滞；窦房阻滞。②心脏扩大（一侧或双侧）。③心力衰竭。本例患者既往无高血压性心脏病、风湿性心脏病等器质性心脏病基础，甲亢诊断明确，在严重甲亢长期未控制的基础上，出现急性左心衰竭症状，NT-proBNP水平明显升高，超声心动图提示左心室射血分数降低、左心房增大，甲亢控制后心衰症状缓解，NT-proBNP、左心室射血分数恢复正常，满足甲亢性心脏病诊断标准。

治疗方面：由于药物治疗甲亢的复发率较高，且心脏病患者的手术风险较大，因此，甲亢性心脏病首选根治性的放射性碘治疗，目的在于防止甲亢复发时甲亢性心脏病随之发生并加重，甚至成为不可逆的病变。对于不适合^{131}I治疗的甲亢性心脏病患者，可考虑长期服用抗甲状腺药物治疗。此外，对于存在不同程度心功能不全的患者可考虑给予抗心力衰竭药物（如地高辛、利尿剂等）治疗。本例患者甲亢性心脏病主要表现为心力衰竭和左心室增大，经过强心、利尿、扩血管治疗后，心功能恢复正常。而在甲亢后续治疗方案的选择上，因患者需抚养新生儿，放射性碘治疗对后续抚养影响较大，故可首先选择继续药物治疗。

4. 本例患者是否存在甲亢性肌病？

患者病程中存在肌无力表现，特点为下肢明显、近端肌无力为主、随病情稳定逐渐恢复、双侧略有差别，需考虑是否存在甲亢性肌病。甲亢患者若未经治疗，60%～80%会出现肌无力，偶有肌萎缩和肌痛，40岁以上患者多见，常在甲亢后数月出现，近端肌无力常见、下肢明显、慢性肌病常见。其机制不确切，但抗甲状腺药物治疗、普萘洛尔可改善，且肌酸激酶不高、病理变化通常不具特异性，考虑为细胞代谢和能量利用异常所致。甲亢性肌病包括以下几种类型：慢性甲亢性肌病、急性甲亢性肌病、甲亢周期性低钾麻痹、甲亢突眼性眼肌麻痹。慢性甲亢性肌病最常见，诊断标准为：①确诊甲亢，缓慢进展的肌无力伴或不伴肌萎缩。②肌电图提示以运动单位时限缩短为突出特征的肌病型改变。③肌肉活检显示以肌源性损害为主。④除外其他原因引起的神经肌肉病变。符合①③④或者①②④可诊断，并且甲亢控制后，肌病逐渐治愈。本例患者支持点在于：甲亢诊断明确，近端肌无力，随着甲功控制肌无力情况有所改善；不支持点在于：左右肌无力不对称。除甲亢性肌病外，患者肌无力也有其他可能性：①甲亢性肌病合并重症肌无力（MG）。甲亢与MG易伴发，可同时或先后发生；二者具有共同的自身免疫性发病机制、遗传易感性；女性常见，MG发病年龄早；眼肌型MG、轻症MG为主，可伴胸腺增生；四肢及躯干无力少见；具有疲劳后加重、休息后减轻、朝轻暮重的特点；新斯的明试验阳性；抗乙酰胆碱受体抗体水平偏低，但甲状腺球蛋白抗体、甲状腺微粒体抗体阳性率高。②甲亢合并多发性肌炎和皮肌炎。年龄不限，女性多于男性；四肢近端无力首发，从盆带肌逐渐累及肩带肌；可有肌肉压痛，皮肌炎可见典型的皮肤表现；肌酸激酶明显增高，可有类风湿因子及抗核抗体阳性，肌电图呈肌源性损害，病理呈典型肌炎表现。本例患者经完善肌电图，并神经内科会诊，考虑甲亢性肌病诊断基本明确。甲亢性肌病的治疗原则包括：恢复正常甲状腺功能，肾上腺素受体阻滞剂治疗，甲功恢复正常之后4个月内可获得完全改善。本例患者在PTU治疗、使用β受体阻滞剂的基础上，加用维生素B_{12}、复合维生素B营养神经，并进行康复锻炼治疗，肌力呈现进行性改善，甲功恢复正常后4个月肌力恢复正常。

5. 本例患者甲亢的后续治疗方案为何？

本例患者由于甲亢未能及时发现，且经历妊娠、分娩，合并感染，造成多系统、威胁生命的严重并发症。虽经积极抢救病情已经明显改善，但后续要控制并维护甲状腺功能正常，以避免再次出现严重并发症。患者青年女性，初次治疗，可以耐受口服抗甲状腺药物治疗，可接受规律随访，心脏功能在恢复中，加之需抚育新生儿，故选择继续药物治疗。待全身状态进一步稳定后，若患者有意愿，可考虑放射性碘治疗。药物选择方面，甲状腺危象期间首选PTU，重症甲亢首选甲巯咪唑。甲亢在产后数月之内可能出现反复，且患者病程中曾使用碘剂抑制TH释放，应注意密切监测甲功变化，警惕病情反复。

6. 本例患者妊娠期合并甲亢注意事项有哪些？

虽已完成分娩，但仍需注意以下两点：①此次分娩胎儿体重低于正常足月儿，可能为足月小样儿，需注意婴儿后续的生长发育状况。②促甲状腺激素受体抗体可透过胎盘传递给胎儿，导致胎儿甲亢，该病死亡风险更高，应尽早完善新生儿甲亢相关检查。

三、临床查房

1. 什么是甲状腺危象？

甲状腺危象又称甲亢危象，表现为甲亢症状的急骤加重和恶化，以多系统受累为特征，可危及生命，多器官功能衰竭是其常见死因，需要紧急治疗。

2. 甲状腺危象的流行病学特点？

甲状腺危象是一种危及生命的罕见疾病，发病率在日本为0.2/10万，美国为（0.57～0.76）/10万。甲状腺危象病死率很高，为10%～30%。

3. 甲状腺危象有哪些诱因？

甲状腺危象通常在甲亢长期未控制的基础上因各种诱因诱发，包括手术、创伤、感染、急性碘过载、分娩，其中感染是最常见的诱因。具有多种合并症、治疗依从性差、社会经济地位低、不关注自身健康状况等的患者是甲状腺危象的易感人群。

4. 甲状腺危象的发病机制如何？

甲状腺危象的具体发病机制不清，但发病不绝对依赖于TH浓度，TH水平并不高于普通甲亢。TH水平迅速增加，细胞对TH的反应增加，对儿茶酚胺的反应增加都是甲状腺危象的发生机制。

5. 甲状腺危象如何诊断？

1993年提出的Burch-Wartofsky评分量表目前被广泛应用于甲状腺危象的诊断（表8-3）。总评分＞45分提示甲状腺危象，需要积极治疗；25～44分为甲状腺危象前期，应基于临床判断是否采用积极治疗；＜25分不提示甲状腺危象。

表8-3　Burch-Wartofsky评分量表

诊断参数	分数	诊断参数	分数	诊断参数	分数
体温调节异常		**心血管系统紊乱**		**消化系统紊乱**	
体温（℃）		心动过速（次/分）		症状	
37.2～37.7	5	100～109	5	无	0
37.8～38.3	10	110～119	10	中度（腹泻/腹痛/恶心/呕吐）	10
38.3～38.8	15	120～129	15	重度（黄疸）	20
38.9～39.4	20	130～139	20	**中枢神经系统紊乱**	
39.4～39.9	25	≥140	25	症状	
≥40	30	心房颤动		无	0
诱因		无	0	轻度（烦躁不安）	10
无	10	有	10	中度（谵妄/精神错乱/昏睡）	20
有	0	充血性心力衰竭		重度（癫痫/昏迷）	30
		无	0		
		轻度	5		
		中度	10		
		重度	20		

6. 甲状腺危象的治疗原则为何？

甲状腺危象治疗原则是减少TH的合成和释放、减少其外周效应、降低循坏中TH水平、去除诱因及治疗并发疾病。治疗甲状腺危象的药物、剂量见表8-4。

表8-4　甲状腺危象的治疗药物

药物	剂量	作用
丙硫氧嘧啶	500 ～ 1000mg 负荷量，200 ～ 300mg q4 ～ 6h	抑制TH合成 阻断外周T4向T3转化
β受体阻滞剂		
普萘洛尔	60 ～ 80mg q4 ～ 6h	阻断外周T4向T3转化
艾司洛尔	250 ～ 500μg/kg 负荷，50 ～ 100μg/（kg·min）	阻断外周T4向T3转化
复方碘溶液	10滴 q8h	抑制甲状腺激素合成与释放
氢化可的松	100mg q8h	可能阻断外周T4向T3转化 预防相对肾上腺功能不全

7. 治疗甲状腺危象时，抗甲状腺药物如何选择？

抗甲状腺药物首选丙硫氧嘧啶（PTU）。因为PTU不仅能抑制TH合成，还可在外周组织抑制T4转变为活性更高的T3，且起效较快。PTU治疗甲亢危象的剂量可根据病情进行调整，常用方法为给予500 ～ 1000mg 负荷量，之后200 ～ 300mg q4 ～ 6h。使用抗甲状腺药物时，应注意密切监测潜在的不良反应，如瘙痒/皮疹、粒细胞缺乏和肝衰竭等。

8. 甲状腺危象时碘剂如何使用？

抗甲状腺药物作用机制为阻止新的TH合成，对已合成、储存在甲状腺滤泡内的TH则无效。为了阻止TH释放，甲亢危象患者需要服用碘剂（复方碘溶液），常用给药方法为10滴 q8h，并根据病情逐渐减量。要特别注意，碘剂应在服用抗甲状腺药物后1 ～ 2小时服用，如果在未用抗甲状腺药物阻断TH合成之前就服用碘剂，会促进TH的合成，不利于病情的控制，甚至还有可能导致病情恶化。

9. 甲状腺危象时β受体阻滞剂如何应用？

甲状腺危象患者出现心动过速时，可应用较大剂量的β受体阻滞剂，如静脉泵入艾司洛尔，或口服普萘洛尔60 ～ 80mg q4 ～ 6h，但急症过后需恢复常规剂量，至甲功检测正常后停用。需注意，当患者存在心力衰竭时，使用β受体阻滞剂需密切监测血流动力学，可以使用选择性β₁受体阻滞剂（如美托洛尔、阿替洛尔、比索洛尔、艾司洛尔等），重度心力衰竭者禁用。

10. 甲状腺危象治疗中糖皮质激素如何作用？

甲状腺危象属于一种严重的应激状态，患者往往存在相对肾上腺皮质功能不全，这时需要补充糖皮质激素，以增强机体对抗应激的能力。此外，糖皮质激素还可抑制T4向T3的转化，降低外周组织对TH的反应。治疗初期糖皮质激素用量一般较大，常用剂量为氢化可的松100mg q8h，待症状缓解后，应逐渐减停。应用糖皮质激素期间，应密切监测和预防潜在的不良反应，如高血糖、消化性溃疡、感染等。

11. 甲状腺危象何时考虑血液净化治疗？

如果甲亢危象患者经过抗甲状腺药物、碘剂、糖皮质激素、β受体阻滞剂的初始治疗，以及针对诱因和并发症的治疗后，24～48小时临床未改善，则应考虑血浆置换治疗。若甲亢危象患者出现多器官功能衰竭，则考虑联合使用血浆置换和连续性血液透析滤过治疗。

12. 甲状腺危象患者出现发热应如何处理？

多数甲状腺危象患者伴有高热，除酒精擦浴、冰袋、冰毯等物理降温外，还可选择对乙酰氨基酚。需特别指出，甲状腺危象发热禁用水杨酸类退热药（如阿司匹林）。因为水杨酸盐可竞争性结合甲状腺结合球蛋白，导致活性更强的游离甲状腺激素浓度增加，从而加重病情。此外，甲状腺危象患者伴有高热，还需警惕感染，应积极排查感染灶，并及时予抗感染治疗。

13. 甲状腺危象中肝损伤如何治疗？

甲状腺危象中的肝损伤，可由甲状腺毒症、心力衰竭、肝胆系统感染或药物性肝损害引起，应针对病因进行治疗，并予静脉或口服保肝药物。若出现急性肝衰竭，则需考虑血浆置换和连续性血液透析滤过治疗。

14. 怎样预防甲状腺危象？

预防甲状腺危象最关键的是控制甲状腺功能正常。有甲亢相关症状的患者需要警惕甲亢的存在，完善甲功检测，避免漏诊。教育患者避免突然中断抗甲状腺药物治疗，并保证患者在择期手术、分娩或其他应激事件之前甲状腺功能正常。此外，还要注意识别和避免常见诱因，尽量避免感染、创伤、过劳及精神创伤等应激反应。

15. 什么是甲亢性心脏病？

甲亢性心脏病是甲亢时过量的甲状腺激素对心脏的直接或间接影响而引起一系列心血管系统症状和体征的一种内分泌代谢紊乱性心脏病。其发生与患者的年龄、病程、治疗是否正规、心脏扩大、心肌受损、低钾及感染有关，临床表现为心律失常、心脏增大或心力衰竭、心绞痛或心肌梗死，并随甲亢控制而治愈。诊断甲亢性心脏病时要注意除外其他心脏病变。

16. 甲亢性心脏病的治疗原则为何？

甲亢性心脏病的治疗关键是有效控制甲亢。一旦确诊，应尽早有效地给予抗甲状腺药物，在心脏结构、功能恢复正常后，必要时行甲状腺次全切除术或放射性碘治疗。甲亢性心脏病早期的心脏病变是可以完全逆转的。在积极控制甲亢的同时，应给予强心、利尿、扩血管及抗心律失常等治疗。

17. 甲状腺危象患者出现急性心力衰竭应如何治疗？

甲状腺危象急性心力衰竭的治疗，包括药物治疗、呼吸支持和使用体外膜氧合装置等；对于血流动力学状态不稳定、重度心力衰竭患者，建议使用有创血流动力学监测。心力衰竭的药物治疗包括强心、利尿、改善心肌重构等。甲亢时心脏对洋地黄类药物不敏感，甲亢控制后对洋地黄的敏感性增高，因此要选择适量治疗剂量，选择作用快的药物，以免洋地黄中毒。另外，甲亢心力衰竭时伴有心肌肥大、左心室重塑，故应联合应用β受体阻滞剂。对于甲亢性心脏病所致心力衰竭，及早应用β受体阻滞剂对纠正心力衰竭是有益的，但若合并严重左心功能不全时应慎用。

18. 什么是甲亢性肌病？

甲亢性肌病是甲亢的并发症之一，发病机制尚不完全清楚，可能与甲亢患者本身TH分泌过多有关，或肌病的发生与甲亢有共同的自身免疫异常的基础有关。此外，遗传及环境因素的影响也参与甲亢性肌病的发病过程。甲亢性肌病包括5型：急性甲亢性肌病、慢性甲亢性肌病、甲亢周期性麻痹、甲亢突眼性眼肌麻痹和甲亢伴重症肌无力。

19. 甲亢性肌病的治疗原则为何？

甲亢性肌病的治疗在于积极控制甲亢，及时对症处理。甲亢控制后，肌病可好转或恢复，视肌病类型，必要时应用糖皮质激素。

20. 妊娠期甲亢应如何管理？

甲亢控制不佳与多种不良妊娠结局相关，还可能影响子代智力和神经系统发育。原则上，Graves病妇女应在甲状腺功能正常、病情平稳后再妊娠，备孕期优先选用PTU。接受抗甲状腺药物治疗的甲亢妇女，一旦确定妊娠，可暂停药，并立即检测甲功和TRAb，根据甲功水平决定是否继续应用抗甲状腺药物。甲巯咪唑和PTU均可致胎儿畸形，妊娠6～10周是胎儿畸形的危险窗口期，因PTU所致畸形程度较轻，故妊娠早期优选PTU。妊娠期原则上不采用手术治疗甲亢，若病情需要，甲状腺切除术最佳时机为妊娠中期。

21. 妊娠期合并甲状腺危象的治疗原则为何？

妊娠期甲状腺危象的处理与非孕期基本相同。积极去除诱因是预防甲状腺危象的关键，尤其要注意积极防治感染，做好充分的术前准备，应将患者转至重症监护病房，由内分泌科、产科、急诊/重症医师组成的专业团队共同治疗。

四、推荐阅读

[1] BURCH H B，WARTOFSKY L. Life-threatening thyrotoxicosis：thyroid storm［J］. Endocrinol Metab Clin North Am，1993，22（2）：263-277.

[2] 翟晓丹，单忠艳. 甲状腺危象的处理［J］. 内科急危重症杂志，2011，17（2）：65-66，71.

[3] 中华医学会急诊医学分会，中国医药教育协会急诊专业委员会，中国医师协会急诊医师分会，等. 甲状腺危象急诊诊治专家共识［J］. 中华急诊医学杂志，2021，30（6）：663-670.

[4] AKAMIZU T. Thyroid storm：a japanese perspective［J］. Thyroid，2018，28（1）：32-40.

[5] ROSS D S，BURCH HB，COOPER D S，et al. 2016 American Thyroid Association Guidelines for Diagnosis and Management of Hyperthyroidism and Other Causes of Thyrotoxicosis［J］. Thyroid，2016，26（10）：1343-1421.

（李圆梦 柴晓峰）

病例9　甲状腺结节、胃部不适、手足麻木

一、病历摘要

患者，女性，41岁。因"发现甲状腺结节2年余，手足麻木半年余"入院。

（一）现病史

患者2016年6月体检行甲状腺超声发现"甲状腺多发结节"，否认颈部触及包块，否认怕热、多汗、心悸，未诊治。2018年6月7日就诊于我院耳鼻喉科行甲状腺超声：甲状腺右叶可见多个低回声，较大者位于中上部近后方被膜，0.8cm×0.9cm×0.9cm，形态欠规则，部分边界稍欠清，似可见高回声晕，内见短条状强回声，CDFI：周边内部少许条状血流信号。中部近腹侧被膜另见低回声，约0.3cm×0.2cm×0.4cm，纵横比＜1，边界尚清，CDFI：周边内部较丰富血流信号。右颈部颈静脉外侧见混合回声，3.5cm×2.0cm×1.5cm，以无回声为主，内见中等回声分隔，边界尚清，CDFI：周边及分隔内条状血流信号。颈胸部CT平扫：甲状腺右叶类圆形低密度影，约8.5cm×7.4cm×7.5mm，CT值约48.9HU，未见明确颈部淋巴结肿大。甲功：TSH 1.198μIU/mL，FT4 1.327ng/dl，T3 0.770ng/ml，T4 7.60μg/dl，FT3 2.79pg/ml，TPOAb、TgAb（－）；血生化：总Ca 2.15mmol/L，总P 1.30mmol/L，Alb 41g/L，Cr（E）49μmol/L。考虑不除外甲状腺癌，建议手术治疗。2018年6月11日全麻下行全甲状腺切除＋中央区＋右侧颈淋巴结清扫术，术中见右侧甲状腺背侧被膜处（喉返神经入喉处下方）小结节，质硬，直径约0.8cm，可疑累及被膜，完整切除右叶。结节送冰冻病理报告：乳头状癌，同侧食管气管沟和右侧Ⅳ区颈内静脉处可见一枚肿大淋巴结，右侧Ⅳ区颈内静脉肿大淋巴结冰冻病理报告：甲状腺转移癌。术后病理：（右侧甲状腺结节）甲状腺乳头状癌（经典型，直径0.8cm），紧邻被膜。免疫组化结果：Ki-67（index 4%），VEGF（＋）。（右侧甲状腺）残余甲状腺中可见少许甲状腺乳头状癌（经典型，总范围0.4cm），局灶紧邻被膜；（左侧甲状腺）甲状腺组织，未见特殊；淋巴结转移性癌（右侧六区2/4；左侧六区0/0；右侧2、3、4、5区0/4）。基因突变检测：*BRAF* V600E突变。2018年8月10日于外院行[131]I清甲治疗。2018年10月复查甲状腺超声：甲状腺切除术后，甲状腺床未见明显异常。患者术后长期规律口服左甲状腺素钠替代治疗，定期复查甲功、球蛋白及甲状腺素替代治疗剂量调整（表9-1）。

表9-1 患者左甲状腺素钠替代剂量调整情况

日期	TSH（μIU/ml）	Tg（ng/ml）	左甲状腺素钠剂量（μg）
2018年7月18日	0.416	0.11	75
2018年9月10日	0.029	0.07	100
2018年10月10日	0.024	<0.04	100
2018年11月29日	0.118		100
2018年12月28日	0.077		100 W1～6、75 W7

患者术后规律口服活性维生素D及碳酸钙，间断双手足麻木，伴久坐后骶骨疼痛，NRS评分2分，定期复查血钙、血磷、甲状旁腺激素（PTH）、24hUCa及用药调整情况（表9-2）。

表9-2 患者骨代谢指标及补钙方案调整情况

日期	Ca（mmol/L）	Alb（g/L）	P（mmol/L）	PTH（pg/ml）	24hUCa（mmol）	药物
6月18日	1.94	40				骨化三醇胶丸0.25μg bid 元素钙1200mg
8月3日	1.70	—	2.03	<1	3.05	同上
9月10日	1.94	—	1.66	<1	4.43	同上
11月29日	1.90	45	1.74	—	7.82	骨化三醇胶丸0.25μg bid 元素钙1600mg 普通维生素D 10 000U
12月28日	2.00	48	1.79	—	7.57	骨化三醇胶丸0.25μg tid 元素钙1200mg 普通维生素D 10 000U

术后查ALP 44～57U/L；β-CTX 0.118ng/ml；骨密度（2018年11月1日）：股骨颈1.014g/cm^2，Z值0.9；全部1.006g/cm^2，Z值0.3；L$_1$～L$_4$ 1.263g/cm^2，Z值0.9。患者因自觉头颈背部不适于2018年12月29日起自行将普通维生素D减量至5000U qd，同时因幽门螺杆菌感染开始口服雷贝拉唑钠、克拉霉素、左氧氟沙星、复方铝酸铋颗粒。2日后患者出现手足搐搦，伴心悸、出汗，外院查总钙1.42mmol/L（Alb 43g/L），予葡萄糖酸钙2g iv后症状缓解，复查总钙1.77mmol/L。2019年1月3日再次将普通维生素D加量至10 000U qd，钙尔奇D$_3$加量至1200mg（元素钙）bid，骨化三醇胶丸加量至0.5μg tid。现为进一步治疗收入我科。患者患病以来情绪紧张、焦虑、失眠，每

日排便1次，否认血便、黑便，小便无明显异常，体重无变化。

（二）既往史

2013年行剖宫产术。2018年发现双乳增生，双乳实性结节，BI-RADS 3级。对"青霉素"过敏，表现为皮试阳性。

（三）个人史

无特殊。

（四）家族史

父亲患冠心病，母亲患脑出血。

（五）体格检查

血压105/58mmHg，心率88次/分。颈部正中可见一条长约15cm的手术瘢痕，愈合好。心、肺、腹查体无殊。陶瑟征（＋），面神经叩击征（－）。腱反射无亢进。

（六）辅助检查

血常规：Hb 94g/L，MCV 74.0fl，MCH 22.8pg，MCHC 308g/L，WBC $3.56×10^9$/L，NEUT% 59.1%，PLT $241×10^9$/L；尿常规＋沉渣：SG 1.011，pH 6.5，PRO、BLD（－）；便常规＋潜血：OB（－）；血生化：Ca 1.87mmol/L，Alb 43g/L，P 1.67mmol/L，Mg 0.88mmol/L，TCO_2 29.3mmol/L，TC 4.13mmol/L，TG 0.80mmol/L，HDL-C 1.10mmol/L，LDL-C 2.65mmol/L，CK 68U/L，Cr（E）51μmol/L；24hUCa 7.78mmol；β-CTX 0.169ng/ml；TP1NP 26.1ng/ml；T-25（OH）D 58.3ng/ml；甲功＋甲状腺球蛋白：TSH 0.18μIU/ml，FT4 1.30ng/dl，FT3 2.57pg/ml，Tg＜0.04ng/ml；甲状腺及颈部淋巴结超声：甲状腺切除术后，甲状腺床未见明显异常。

（七）诊断

甲状腺乳头状癌（$pT_{1a}N_1bM_0$，Ⅰ期），全甲状腺切除＋中央区＋右侧颈淋巴结清扫术后，甲状旁腺功能减退症，^{131}I清甲治疗后，缺铁性贫血，慢性浅表性胃炎伴糜烂结节，幽门螺杆菌感染，双乳增生及结节。

（八）治疗

甲状腺方面：患者甲状腺乳头状癌（$pT_{1a}N_{1b}M_0$，Ⅰ期）明确，为复发中危，目前TSH 0.18μIU/ml，患者无甲亢症状，心率不快，律齐，继续左甲状腺素钠100μg 6日/周、75μg 1日/周口服替代治疗。

甲状旁腺功能方面：患者甲状腺术后甲状旁腺功能减退症明确，近期出现低钙血症急性加重考虑与口服质子泵抑制剂（PPI）相关可能性大。患者目前无低钙相关症状，血钙水平接近正常低限，尿钙水平稍高，可暂继续骨化三醇胶丸 0.5µg bid、钙尔奇 D_3 每日 2400mg（早餐 1 片、午餐 2 片、晚餐 1 片，餐中嚼服以结合食物中的磷），嘱患者出院后停用 PPI 后复查血钙及 24 小时尿钙，内分泌科门诊随诊酌情调整活性维生素 D 及钙剂的剂量。

■ 二、病例分析

患者为中年女性，发现甲状腺结节 2 年余，手足麻木半年余。半年余前患者因甲状腺癌行甲状腺全切术后出现低钙血症，血总钙 1.7mmol/L，PTH ＜ 1pg/ml，长期碳酸钙、骨化三醇、普通维生素 D 治疗，入院前 3 天突发手足搐搦，血总钙 1.42mmol/L。患者低钙血症的同时 PTH 不高，考虑甲状旁腺功能减退症（简称甲旁减）明确。颈部手术致甲状旁腺受损是甲旁减最常见的原因，患者出现甲旁减之前有甲状腺全切术史，考虑术后甲旁减明确。长期规律补充活性维生素 D 及碳酸钙的情况下，血钙稳定于1.9 ～ 2.0mmol/L，入院前 3 天低钙血症突然加重，在低钙血症加重前 1 ～ 2 天患者主要进行了药物调整，包括普通维生素 D 减量，为抗幽门螺杆菌感染口服 PPI、复方铝酸铋、克拉霉素、左氧氟沙星。针对患者低钙血症突然加重的原因进行相关文献的检索查阅。既往文献有术后甲旁减患者在规律口服维生素及碳酸钙过程中口服兰索拉唑 12天后出现抽搐的病例，血钙明显减低，予静脉＋口服葡萄糖酸钙后缓解。PPI 是门诊及住院患者中使用量最大的药物之一，随着使用的增加，对其相关不良反应的关注越来越多，其中包括对钙吸收的影响。其可能的机制为 PPI 抑制氢离子分泌，使胃液 pH 升高，离子钙生成减少，从而影响钙的吸收。研究表明，PPI 通常不影响日常饮食中水溶性钙吸收（枸橼酸钙、氯化钙、乳酸钙），但会影响非水溶性钙的吸收（碳酸钙），因此推荐口服 PPI 的患者如同时口服钙剂应使用枸橼酸钙。在普通人群中，长期使用 PPI亦可出现低钙血症，因此推测口服 PPI 导致低钙血症还有其他机制。此前有文献报道，长期口服 PPI 期间出现严重的低钙及低镁血症同时 PTH 减低的病例，在停用 PPI 数天后PTH、血钙、血镁水平均恢复正常。在 PPI 的不良反应中，低镁血症较低钙血症更为常见，50% ～ 60% 的低镁血症合并低钙血症，低镁血症可抑制 PTH 分泌或导致 PTH 抵抗，在无基础疾病的患者中，PPI 通常通过引起低镁血症导致甲旁减，这可能是口服 PPI 后出现低钙血症的机制之一。人群数据显示，PPI 使用可增加骨折风险，其可降低胃酸分泌，导致机体钙离子稳态处于负平衡，在正常人群中，血钙下降可刺激 PTH 升高，引起骨钙释放增加，以此维持血钙水平的稳定，长期应用 PPI 的患者可能出现骨密度下降。但 PPI 并非骨折风险增加的独立危险因素。本例患者术后甲旁减明确，长期口服碳酸钙，其间口服 PPI 后出现低钙血症时无法通过刺激 PTH 分泌增加来动员骨钙以维持血钙水平，因此出现低钙血症的急性加重，目前已停用 PPI，血钙水平回升。

甲状腺乳头状癌方面，患者已行甲状腺癌根治术及 [131]I 清甲治疗，根据美国甲状腺协会（ATA）复发风险分层为中危，年龄＜65岁，未绝经，无心血管疾病高危因素，TSH抑制治疗副作用风险分层为极低危，目前术后半年余，TSH抑制治疗目标为0.1～0.5mIU/L，已达标，继续左甲状腺素钠替代治疗，骨转换指标不高，暂无需特殊干预，增加日晒和奶制品摄入。

三、临床查房

1. 甲状腺乳头状癌的定义为何？

根据2017年WHO甲状腺肿瘤分类，分化型甲状腺癌（DTC）主要包括甲状腺乳头状癌（PTC）、甲状腺滤泡癌（FTC）和嗜酸细胞癌（HCC）。PTC指甲状腺滤泡上皮细胞起源、具有特征性乳头状癌细胞核特征的恶性上皮性肿瘤，约占DTC的85%。根据组织学特征，2017版WHO甲状腺肿瘤分类将PTC分为14个亚型，侵袭性形态特征、甲状腺外浸润和淋巴结转移等提示肿瘤复发风险高。高细胞亚型、鞋钉型、柱状细胞亚型和实性型为高侵袭性PTC，基因型相对复杂。

2. DTC的生化疗效如何评价？

甲状腺球蛋白（Tg）是DTC诊断、疗效评价和预后判断的重要血清学标志物。Tg是甲状腺产生的特异性蛋白，分化良好的DTC保留合成Tg的能力，甲状腺全切除术后测定Tg有助于预测疾病持续和复发、动态风险评估分层、疗效评估及预测放射性碘抵抗。Tg的半衰期为1～3天，因此，需在甲状腺全切术后3～4周，Tg降到最低点时检测。甲状腺球蛋白抗体（TgAb）的存在会降低化学发光免疫分析方法检测血清Tg的测定值，影响通过Tg评估病情的准确性，因此必须与Tg同时检测。TSH检测是DTC术后随访处置的重要血清学指标，甲状腺恶性结节TSH水平较良性结节高，一项荟萃分析显示甲状腺恶性与良性结节TSH比值为1.44，血清TSH每升高1mIU/L，DTC发生风险增加14%，PTC发生风险增加22%。应根据不同疾病复发风险和TSH抑制风险合理制订患者TSH控制范围，调整甲状腺激素用量。

3. ^{131}I治疗DTC的原理与适应证为何？

DTC细胞在一定程度上保留了甲状腺滤泡上皮细胞的特性，如钠/碘转运体的表达和摄碘、合成Tg、依赖于TSH生长等。这些生物学特点为包括放射碘在内的DTC诊治奠定了坚实的基础。DTC的^{131}I治疗可以根据适应证、目的和方法的不同细分为清甲治疗、辅助治疗和清灶治疗。清甲治疗适用于需要进行疾病的长期随访及肿瘤复发监测的中高危患者，可提升血清Tg监测疾病的可靠性，为DTC的疗效归类和动态危险度分层奠定了基础；辅助治疗适用于DTC术后复发风险高危患者，或高Tg血症，影像学检查未发现病灶者，可降低当前影像学检测尚未检出的亚临床疾病患者的复发风险，协助明确高Tg血症的原因，改善患者无进展生存和疾病特异性生存；清灶治疗适用于具有摄碘性DTC转移或复发病灶者，可改善这类患者无进展生存、疾病特异性生存和总生存。

4. DTC的TSH抑制治疗是什么?

垂体分泌的TSH可以促进甲状腺细胞的生长。DTC细胞尚存分化功能,仍可表达TSH受体,因此,术后抑制TSH水平可有效抑制残存DTC细胞的生长,防止肿瘤进展、复发和转移。在方案制订中要根据DTC复发风险及TSH抑制治疗副作用风险,结合动态风险评估,设定个体化TSH控制目标,平衡获益和潜在风险。

5. ATA推荐的DTC复发风险分层为何?

见表9-3。

表9-3　ATA推荐的DTC复发风险分层

复发危险度分层 (复发风险度)	符合条件
低危	PTC(符合以下全部条件者): 　无局部或远处转移 　所有肉眼可见的肿瘤均被彻底清除 　无肿瘤侵及腺外组织 　原发灶非侵袭性病理亚型(如高细胞型、鞋钉型或柱状细胞型等) 　如果给予^{131}I治疗,治疗后^{131}I-WBS无甲状腺外碘摄取 　无血管侵袭 　cN_0或≤5个微小转移淋巴结(<2mm)$pN1$ 滤泡型(FV)-PTC:腺内型、包裹性FV-PTC FTC: 　腺内型、分化良好的侵及包膜的FTC,无或 　仅有少量(<4处)血管侵袭 PTMC: 　腺内型、单灶或多灶,无论$BRAF$是否突变
中危(所有DTC)	符合以下任何条件之一者: 　显微镜下原发灶向甲状腺外侵袭 　首次^{131}I治疗后显像提示颈部摄碘灶 　侵袭性病理亚型 　伴血管侵袭的PTC 　cN_1或>5个微小淋巴结(最大径均<3cm)$pN1$ 　伴有腺外侵袭和$BRAF$ V600E突变(如果检测$BRAF$)的多灶性PTMC
高危(所有DTC)	符合以下任何条件之一者: 　肉眼可见原发灶向甲状腺外侵袭 　原发灶未能完整切除 　有远处转移 　术后血清Tg提示有远处转移 　pN_1中任何一个转移淋巴结最大径≥3cm 　伴广泛血管侵袭(>4处)的FTC

6. 成人DTC术后初治期TSH抑制治疗目标为何？

初治期指DTC接受手术、放射性碘等治疗手段后的1年内。初治期TSH抑制治疗目标见表9-4。

表9-4　初治期TSH抑制治疗目标

复发风险分层		TSH抑制治疗目标（mIU/L）[①]
高危		< 0.1
中危		0.1 ～ 0.5
低危	全切/近全切，无论是否清甲，血清Tg可测[②]	0.1 ～ 0.5
	全切/近全切，无论是否清甲，血清Tg测不到	0.5 ～ 2.0[①]
	腺叶切除	0.5 ～ 2.0[①]

注：①对TSH抑制治疗副作用风险评估为高危的患者，TSH治疗目标或可放宽。②TgAb阴性情况下所测定血清Tg；Tg，甲状腺球蛋白；TgAb，抗甲状腺球蛋白抗体。

7. 成人DTC术后TSH抑制治疗的副作用及风险分层（表9-5）为何？

长期超生理剂量的TSH抑制治疗，会造成亚临床甲状腺毒症，有诱发心律失常、骨质疏松、病理性骨折等不良反应的风险。因此，对需要将TSH抑制到低于TSH正常参考范围下限的DTC患者，评估治疗前基础心脏情况、基础骨矿化状态并定期监测骨质情况，定期监测心电图，必要时行动态心电图和超声心动图检查，定期行血压、血糖和血脂水平监测。必要时给予预防性药物治疗，并适当放宽TSH抑制治疗的目标。绝经后DTC患者在TSH抑制治疗期间，应接受骨质疏松初级预防，确保钙摄入1000mg/d，补充维生素D 400 ～ 800U/d，根据骨质情况及时调整抗骨质疏松治疗药物。

表9-5　TSH抑制治疗的副作用风险分层

风险分层	适用人群
极低危	无或未知TSH抑制治疗副作用相关危险因素
低危	心动过速，绝经后女性，骨量减少
中危	≥60岁，骨质疏松
高危	临床心脏病，如心房颤动、冠心病、心力衰竭等；伴发其他严重疾病

8. 低钙血症鉴别诊断有哪些？

根据PTH水平低钙血症分为两类。PTH升高的低钙血症病因：①假性甲状旁腺功能减退症。②活性维生素D生成障碍。③维生素D作用障碍。④慢性肾衰竭。⑤抑制破骨细胞活性的药物。⑥成骨增加的情况。⑦血钙被结合为不易溶于水的物质。⑧库欣综合征。PTH不高的低钙血症病因主要为甲旁减。

9. 甲旁减病因有哪些?

甲旁减病因如下。①甲状旁腺发育不全:多为染色体异常或基因突变所致。②先天PTH合成或分泌障碍:前甲状旁腺激素原基因突变,常染色体显性/隐性遗传。③钙敏感受体(CaSR)激活性突变:PTH分泌受抑制,常染色体显性遗传,少数为散发性。④自身免疫性多内分泌腺病综合征1型(APS-1):*AIRE*基因突变。⑤线粒体病:线粒体基因缺陷。⑥自身免疫性甲状旁腺炎:孤立性甲状旁腺损伤,CaSR激活性自身抗体。⑦甲状旁腺浸润性病变:过量金属沉积(如血色病、肝豆状核变性),恶性肿瘤浸润、肉芽肿浸润。⑧低镁或高镁血症致PTH合成及释放减少。⑨颈部手术致甲状旁腺受损。⑩放射损伤。

10. 颈部手术与甲旁减的关系为何?

颈前手术是甲旁减最常见病因,约占75%,术后低钙血症者中3%～30%的患者发展为慢性甲旁减,其中甲状腺全切术后可造成多达7%的患者出现术后甲旁减。目前认为,术后血钙 < 2.0mmol/L 而PTH显著降低或全段PTH < 15pg/ml,即可考虑术后甲旁减。原位保留的甲状旁腺数目是发生甲旁减风险的主要决定性因素。

11. 颈前手术相关的甲旁减如何防治?

根据患者白蛋白校正后的血钙结果进行评估:如果基线钙水平低于正常水平或在正常低限,则甲旁减风险增加,需要术前预防性口服补充钙;如果基线钙水平偏高,则应监测PTH水平;术前PTH水平升高通常是由于维生素D缺乏引起的继发性甲状旁腺功能亢进;术前维生素D缺乏是甲旁减的危险因素,推荐术前纠正维生素D缺乏。如果术后血钙低于正常水平,口服钙剂和活性维生素D;低镁血症常与低钙血症并存,低镁血症时PTH分泌水平和生理作用均减低,造成低钙血症不易纠正;因此对于病程长、低钙血症难以纠正者,应予补镁治疗。由于监测钙趋势通常需要12～24小时或更长时间,且术后钙水平可能与预防性钙和骨化三醇的使用或术前低维生素D水平相互干扰,因此术后24小时内的PTH水平较血钙浓度能更准确地预测甲旁减的发生;术后PTH水平 < 15pg/ml表明急性甲旁减风险增加,建议口服补充钙剂和活性维生素D。口服碳酸钙是最常用的钙剂,剂量通常为2～3g元素钙,每日2～4次给予;骨化三醇是维生素D_3最重要的活性代谢产物之一,通常单次剂量0.25～0.5μg,每日2次,可增加口服钙的有效性。使用大剂量钙剂和活性维生素D,血钙仍不能升至目标水平时,可考虑PTH替代治疗。高尿钙(即24小时尿钙 > 300mg)的患者,可使用氢氯噻嗪每日12.5～50mg;需联合补钾,或与保钾保镁利尿剂如阿米洛利联用。治疗后血钙水平可升至正常,但尽量控制在正常低值。随访十分必要,警惕出现肾结石、肾钙质沉着症、基底核钙化症、白内障等并发症,宜定期进行泌尿系超声检查和24小时尿钙测量。

12. PPI与低钙血症的关系为何？

PPI是门诊及住院患者中使用量最大的药物之一，随着使用的增加，对其相关不良反应的关注越来越多，其中包括对钙吸收的影响。其可能的机制为PPI抑制氢离子分泌，使胃液pH升高，离子钙生成减少，从而影响钙的吸收。研究表明，PPI通常不影响日常饮食中水溶性钙吸收（枸橼酸钙、氯化钙、乳酸钙），但会影响非水溶性钙的吸收（碳酸钙），因此推荐口服PPI的患者如同时口服钙剂应使用枸橼酸钙。在普通人群中，长期使用PPI亦可出现低钙血症，因此推测口服PPI导致低钙血症还有其他机制。此前有文献报道，长期口服PPI期间出现严重的低钙及低镁血症同时PTH减低的病例，在停用PPI数天后PTH、血钙、血镁水平均恢复正常。在PPI的不良反应中，低镁血症较低钙血症更为常见，50%～60%的低镁血症合并低钙血症，低镁血症可抑制PTH分泌或导致PTH抵抗，在无基础疾病的患者中，PPI通常通过引起低镁血症导致甲旁减，这可能是口服PPI后出现低钙血症的机制之一。人群数据显示，PPI使用可增加骨折风险，其可降低胃酸分泌，导致机体钙离子稳态处于负平衡，在正常人群中，血钙下降可刺激PTH升高，引起骨钙释放增加，以此维持血钙水平的稳定，长期应用PPI的患者可能出现骨密度下降。但PPI并非骨折风险增加的独立危险因素。

四、推荐阅读

［1］中国临床肿瘤学会指南工作委员会. 中国临床肿瘤学会（CSCO）分化型甲状腺癌诊疗指南2021［J］. 肿瘤预防与治疗，2021，34（12）：1164-1200.

［2］MILMAN S, EPSTEIN E J. Proton pump inhibitor-induced hypocalcemic seizure in a patient with hypoparathyroidism［J］. Endocr Pract，2011，17（1）：104-107.

［3］NEHRA A K, ALEXANDER J A, LOFTUS C G, et al. Proton pump inhibitors：review of emerging concerns［J］. Mayo Clin Proc，2018，93（2）：240-246.

［4］CHONAN O, TAKAHASHI R, YASUI H, et al. Effect of L-lactic acid on calcium absorption in rats fed omeprazole［J］. J Nutr Sci Vitaminol（Tokyo），1998，44（3）：473-481.

［5］DEROUX A, KHOURI C, CHABRE O, et al. Severe acute neurological symptoms related to proton pump inhibitors induced hypomagnesemia responsible for profound hypoparathyroidism with hypocalcemia［J］. Clin Res Hepatol Gastroenterol，2014，38（5）：e103-e105.

［6］WILLIAM J H, DANZIGER J. Proton-pump inhibitor-induced hypomagnesemia：Current research and proposed mechanisms［J］. World J Nephrol，2016，5（2）：152-157.

［7］TARGOWNIK L E, LIX L M, METGE C J, et al. Use of proton pump inhibitors and risk of osteoporosis-related fractures［J］. CMAJ，2008，179（4）：319-326.

［8］CORLEY D A, KUBO A, ZHAO W, et al. Proton pump inhibitors and histamine-2 receptor antagonists are associated with hip fractures among at-risk patients［J］. Gastroenterology，2010，139（1）：93-101.

［9］GERSON L B. The final word on proton pump inhibitors and osteoporosis?［J］. Gastroenterology，2013，144（3）：650-652.

［10］HAUGEN B R, ALEXANDER E K, BIBLE K C, et al. 2015 American Thyroid Association Management Guidelines for Adult Patients with Thyroid Nodules and Differentiated Thyroid Cancer: The American Thyroid Association Guidelines Task Force on Thyroid Nodules and Differentiated Thyroid Cancer [J]. Thyroid, 2016, 26 (1): 1-133.

[11] ORLOFF L A, WISEMAN S M, BERNET V J, et al. American Thyroid Association Statement on post-operative hypoparathyroidism: diagnosis, prevention, and management in adults [J]. Thyroid, 2018, 28 (7): 830-841.

[12] 中华医学会骨质疏松和骨矿盐疾病分会, 中华医学会内分泌学分会代谢性骨病学组. 甲状旁腺功能减退症临床诊疗指南 [J]. 中华骨质疏松和骨矿盐疾病杂志, 2018, 11 (4): 323-337.

（刘 赫 刘 巍 李乃适）

病例 10 双眼突出、颈部增粗、口干、多饮

一、病历摘要

患者，女性，10岁2个月。因"双眼突出、颈部增粗4年，口干、多饮半年余"入院。

（一）现病史

患者为第1胎第1产，母孕期无特殊，足月顺产，出生身长不详，体重2700g，母乳喂养至2岁，无吐奶。按时添加辅食，否认喂养困难，说话、出牙、走路时间与同龄人相仿，身高及智力发育在同龄同性别儿中处于中上水平，抵抗力欠佳，感冒发热偏多。2014年初（6岁）家长发现患儿双眼突出、颈部增粗，有多汗、手抖、易怒、多食易饥、大便次数增多、体重下降。外院查甲功异常，诊断"甲亢"，口服甲巯咪唑5mg tid、左甲状腺素钠25μg qd，"甲亢灵"1袋qd，维持量为甲巯咪唑2.5mg qd、左甲状腺素钠12.5μg qd，"甲亢灵"1/4袋qd，症状缓解，体征改善。2017年4月复查甲功正常，停用甲巯咪唑、左甲状腺素钠等药物。2017年8月出现多尿、口干、多饮、乏力，体重下降（35kg→30kg）。2017年9月17日出现食欲减退、恶心、呕吐、嗜睡，外院查血糖22mmol/L，诊断为酮症酸中毒，纠酸后给予甘精胰岛素18U、门冬胰岛素3U-3U-4U皮下注射，FBG<10mmol/L。未采取生活方式干预，控制血糖在10～20mmol/L，甘精胰岛素加至18U、门冬胰岛素8U-8U-8U皮下注射，血糖无明显改善，无低血糖。2018年2月双眼突出、颈部增粗较前加重，伴多汗、心悸、手抖、易怒、多食、乏力、双眼憋胀。外院查FT3 7.94pg/ml，FT4 2.51ng/dl，TSH 0.006μIU/ml，TRAb 5.65IU/L，TPOAb>1300IU/ml；WBC 4.06×10^9/L，NEUT# 1.36×10^9/L；肝功能、电解质（-）；FBG 6.99mmol/L，FCP 0.41ng/ml，予他巴唑5mg tid、普萘洛尔10mg tid、百令胶囊1粒tid，甲亢症状无明显改善；降糖方案维持甘精胰岛素18U、门冬胰岛素8U-8U-8U皮下注射。2018年4月2日外院住院，查甲功：FT3 5.04pg/ml，FT4 2.28ng/dl，TSH<0.005μIU/ml，TRAb 17.8IU/L；甲状腺超声呈"火海征"。血常规：WBC 4.7×10^9/L，NEUT# 1.86×10^9/L，Hb 134g/L。心电图：窦性心律，心率73次/分，V$_2$～V$_6$导联早期复极，轻度左心室高电压；超声心动图：三尖瓣轻度关闭不全，EF 70%。HbA1c 9.0%；FCP 0.36ng/ml；GAD>2000U/ml（<10U/ml），IAA

27.4U/ml（＜10U/ml），ICA弱阳性；PTH 33.53pg/ml。继续他巴唑5mg tid，普萘洛尔10mg tid，自觉症状无改善；予利可君10mg tid、地榆升白片0.2g tid升白细胞治疗；甘精胰岛素16U、赖脯胰岛素6U-6U-6U皮下注射降糖治疗。住院期间诊断"真菌性阴道炎"，予口服氟康唑50mg 1次、外用洗剂治疗后病情缓解，未复发。出院后FBG＞10mmol/L，2h PBG 10～20mmol/L，甘精胰岛素加至18U、赖脯胰岛素8U-8U-8U皮下注射，血糖无明显改善，偶有两餐间低血糖发生，为进一步诊治于2018年5月7日收入院。

（二）既往史

无特殊。

（三）家族史

祖母患有"甲减"，一表舅患有"甲亢"，否认糖尿病家族史。

（四）体格检查

T 36.4℃，P 92次/分，BP 105/64mmHg，SpO_2 98%，身高143.5cm（50th～75th），体重32kg（25th～50th），BMI 15.54。消瘦体型，皮肤不潮，双眼略突出，下视露白，眼球各方向运动正常。甲状腺Ⅲ度肿大，质中，未触及结节，无压痛，可闻及吹风样血管杂音。心、肺、腹（－），双下肢无水肿。双手平举震颤试验（－）。双乳Ⅲ期，阴毛Ⅰ期。

（五）辅助检查

[**常规检查**] 血常规：WBC $4.21×10^9$/L，NEUT# $1.94×10^9$/L；尿常规：GLU 28mmol/L，余（－）；便常规＋潜血正常；血生化、凝血2项、输血8项未见明显异常。腹部超声：肝胆胰脾肾未见明显异常；胸部正侧位：双肺纹理稍增厚。

[**甲状腺相关检查**] TSH 109.755μIU/ml，FT4 0.378ng/dl，T3 0.648ng/ml，T4 1.00μg/dl，FT3 2.21pg/ml，TPOAb 413.50IU/ml，TgAb 823.60IU/ml，Tg 4.15ng/ml，TRAb 17.30IU/L；甲状腺超声：甲状腺弥漫性病变，考虑慢性炎症。

[**糖尿病及并发症相关检查**] HbA1c 9.0%，GA 28.1%，空腹血糖7.3mmol/L，同步胰岛素30.34μIU/ml，同步C肽0.24ng/ml。1型糖尿病相关自身抗体：ICA（＋）1：10，GAD 645U/ml，抗IA2＞4000U/ml；ACR 11mg/g；IAA检测：弱阳性；8hUAE 6.9μg/min；泌尿系超声：双肾、输尿管、膀胱未见明显异常，膀胱残余尿量约20ml。

[**APS其他相关检查**] Ca 2.20mmol/L，P 1.48mmol/L，ALP 411U/L；PTH 38.3pg/ml；T-25（OH）D 17.1ng/ml；24hUCa 2.33mmol；血F（8am）4.96μg/dl，ACTH（8am）15.0pg/ml；铁4项＋叶酸＋维生素B_{12}：Fe 109.9μg/dl，TRF 1.74g/L，TIBC 214μg/dl，IS 51.3%，TS 44.8%，Fer 32ng/ml，维生素B_{12} 397ng/ml，SFA 18.4ng/ml；末梢血涂

片：红细胞形态大致正常；白细胞形态大致正常；血小板数量及形态大致正常。自身抗体（9项）：PCA（＋）1:160，余（－）。

［生长发育相关检查］GH 2.8ng/ml，IGF-1 350ng/ml；性激素6项：FSH 8.42IU/L，E_2 44.94pg/ml，P 0.23ng/ml，T 0.43ng/ml，LH 4.09IU/L，PRL 9.64ng/ml；骨龄：大约相当于12岁。肿瘤标志物无异常。

（六）诊断

自身免疫性多内分泌腺病综合征，原发性甲状腺功能亢进症，Graves病，桥本甲状腺炎，1A型糖尿病，中性粒细胞减少。

（七）治疗

Graves病方面，入院时查甲功提示药物性甲减，遂甲巯咪唑减量至5mg qd，加用左甲状腺素钠25μg qd治疗，并给予利可君20mg tid升白细胞治疗；复查甲功：TSH 0.754μIU/ml，FT4 1.149ng/dl，FT3 5.46pg/ml；遂停用左甲状腺素钠，将甲巯咪唑用量调整为5mg bid治疗约2周后，复查甲功：TSH 0.296μIU/ml，FT3 4.33pg/ml，FT4 0.995ng/dl；将甲巯咪唑减量至7.5mg qd，密切观察中性粒细胞及甲功变化，继续利可君升白治疗。1型糖尿病方面，予甘精胰岛素联合赖脯胰岛素皮下注射降糖治疗，根据血糖波动情况调整胰岛素降糖方案，目前方案为甘精胰岛素早12U、晚11U皮下注射，赖脯胰岛素早10U、晚4U餐前皮下注射，赖脯胰岛素50午餐前7U皮下注射，血糖控制较前平稳。

二、病例分析

患者为女性儿童，10岁2个月，慢性病程，病史4年，主要有两方面临床表现。①甲亢方面：表现为双眼突出、颈部增粗、心悸、多汗、手抖、烦躁易怒、多食易饥、大便次数增多、体重下降，查TSH降低，T3、T4升高，抗甲状腺治疗后症状改善，停药后症状复发，原发性甲亢诊断明确；结合TRAb明显升高，考虑Graves病诊断。②糖尿病方面：半年多前出现多尿、口干、多饮症状，继而出现恶心、呕吐、食欲减退、嗜睡，当地医院查血糖达22mmol/L，尿常规、血气分析提示酮症酸中毒，C肽水平降低，GAD、ICA、IAA均为阳性，1型糖尿病诊断明确。病程中曾有"真菌性阴道炎"病史，无外胚层发育异常，无肢体麻木、抽搐等甲状旁腺功能减退表现，无食欲下降、低血压、肤色加深等原发性肾上腺皮质功能减退表现；有甲减家族史，否认糖尿病家族史。

综合以上特点，患者同时合并Graves病、1型糖尿病，考虑自身免疫性多内分泌腺病综合征（APS）。APS-1型由 *AIRE* 基因突变引起，临床表现有皮肤黏膜念珠菌病、甲状旁腺功能减退症、Addison病、性腺功能减退、外胚层发育不良、恶性贫血、慢性活动性肝炎、吸收不良综合征、脱发等，不包括Graves病，该患儿与APS-1型特点不符。APS-2型较1型更常见，临床表现包括自身免疫性甲状腺炎、Graves病、1型糖尿病、Addison病、恶性贫血、脱发、性腺功能减退、重症肌无力、乳糜泻等。既往曾有研究将APS-2型进一步分为：APS Ⅱ型，包括Addison病和1型糖尿病或自身免疫性甲状腺疾病；APS Ⅲ型，包括自身免疫性甲状腺疾病和自身免疫性疾病，而非Addison病或1型糖尿病；APS Ⅳ型，包括两种或多种其他器官特异性自身免疫性疾病。但这些亚型的提出尚无明确的机制或病因支持，因此*NEJM*（2018）的综述将这些亚型统一归为APS-2型。本例患者APS-2型诊断可能性大。此外，多种自身免疫性内分泌疾病同时存在还需要鉴别免疫调节异常多内分泌病肠病X连锁综合征（IPEX），患者虽然有1A型糖尿病，但发病年龄偏晚，没有严重的肠病和皮炎，不支持IPEX诊断。

生长发育方面，甲亢患儿生长速度可正常或偏快，但骨骺闭合可能提前，预期终身高降低；该患儿目前10岁2个月，身高处于同龄同性别儿50th～75th百分位，乳腺已开始发育，月经尚未来潮，评估性激素、骨龄片，必要时可进行干预。糖尿病并发症方面，需行眼科检查，完善眼底、肾功能、ACR、8hUAE，评估Graves眼病、糖尿病视网膜病变及糖尿病肾病等。

治疗方面：APS-2型本身尚缺乏有效的治疗方法，临床治疗旨在应用激素替代治疗功能减退的内分泌腺体。甲亢方面，根据甲功、血常规、肝功能情况，调整抗甲状腺药物、控制心率、升白细胞治疗，规律随诊，必要时加用甲状腺激素替代治疗。糖尿病方面，指导患儿合理饮食、规律作息、适当运动，定期监测血糖谱，调整胰岛素用量。

三、临床查房

1. 什么是免疫耐受？

免疫系统的重要功能之一是识别抗原并对抗原物质产生免疫应答。理论上，机体的免疫系统可对所有抗原物质产生免疫应答，但在生理条件下，免疫系统仅识别"非己"抗原刺激并产生较强的免疫应答，而对自身组织细胞表达的自身抗原一般不产生较强的应答或无应答。这种在一定条件下机体免疫系统接触某种抗原刺激后所表现出的特异性免疫低应答或无应答状态，称为免疫耐受。免疫耐受与免疫应答之间的平衡对于保持免疫系统和机体的自身稳定至关重要。对自身抗原的耐受可以避免自身免疫性疾病的发生，但若对外来抗原如病原体或突变的细胞产生耐受，将导致严重感染的发生和肿瘤的形成。

2. 什么是中枢耐受？

根据免疫耐受形成时期的不同，可将免疫耐受分为中枢耐受及外周耐受。其中，中枢耐受发生在中枢免疫器官，是指在胚胎期及出生后T、B细胞发育过程中（T、B细胞未成熟时）遇到自身抗原所形成的耐受。

3. 什么是外周耐受？

外周耐受发生在外周淋巴器官，是指成熟的T、B细胞遇到自身（内源性）或非己（外源性）抗原所形成的耐受。

4. *AIRE*基因的作用有哪些？

*AIRE*基因位于21号染色体短臂，主要在胸腺髓质中的胸腺上皮细胞和树突状细胞中表达，介导数千种组织限制性蛋白的异位表达，使其能够展示给发育中的T细胞。*AIRE*介导的抗原表达有助于促进T细胞的阴性选择以及免疫耐受。*AIRE*的突变将导致髓质胸腺上皮细胞和树突状细胞向发育中的T细胞提呈的自身抗原减少，致使T细胞丧失对多种自身抗原的免疫耐受，自身反应性T细胞逃逸到外周而诱发多种自身免疫性疾病。而且，*AIRE*还在胸腺中诱导一种$CD4^+CD25^+Foxp3^+$调节性T细胞，这种细胞具有抑制自身反应细胞的能力。因此，*AIRE*的突变还将导致原本用于限制自身免疫反应的调节性T细胞功能障碍。

5. 什么是*FOXP3*基因？

*FOXP3*基因编码转录因子叉头盒蛋白质3（Foxp3），在$CD4^+CD25^+$调节性T细胞中表达。这些T细胞可以抑制其他T细胞的活化。*FOXP3*突变使调节性T细胞不能产生，导致IPEX。一般*FOXP3*点突变或小的缺失与较温和的IPEX表型相关。然而，其他基因或环境暴露可能在IPEX的发生发展中发挥重要作用。

6. 什么是IPEX？

IPEX是一种罕见的X连锁隐性遗传病，其特征为免疫调节障碍并导致多种自身免疫性疾病和早期死亡。IPEX的病因是*FOXP3*基因突变。临床特征包括非常早发病的1A型糖尿病、导致发育不良的严重肠病和皮炎，通常在出生后数年内死亡。其他报道的异常包括特发性血小板减少症、溶血性贫血、甲状腺功能减退、淋巴结病、肾病、脱发症、IgE升高和嗜酸性粒细胞增多症等。

7. 什么是APS？APS的分型是什么？

同一患者中可出现两个或两个以上的内分泌腺体发生自身免疫性疾病，同时还可合并其他自身免疫性疾病，将其称为自身免疫性多内分泌腺病综合征（APS）。根据疾病机制、受累器官及临床表现的不同，主要分为APS-1型和APS-2型。

8. 什么是APS-1型？

APS-1型，又称自身免疫性多内分泌腺病–念珠菌病–外胚层发育不良（APECED），是由*AIRE*突变引起的单基因病，大多数为常染色体隐性遗传，少部分为常染色体显性遗传。

9. APS-1型有哪些临床表现？

APS-1型以皮肤黏膜念珠菌病、甲状旁腺功能减退症和Addison病三联征为特征。APS-1型中几乎所有器官发生自身免疫性疾病的风险均明显增加。除皮肤黏膜念珠菌病、甲状旁腺功能减退症外，患者还可出现肾上腺皮质功能不全、性腺功能减退、甲状腺功能减退、1型糖尿病、外胚层发育不良、腹泻、便秘、肝炎、恶性贫血、脾萎缩等（表10-1）。

表10-1 APS-1型相关疾病及推荐评估方法

APS-1型相关疾病	40岁发病率（%）	推荐评估方法
皮肤黏膜念珠菌病	100	体检
甲状旁腺功能减退	86	血清钙，磷酸盐，PTH
Addison病	79	钠，钾，ACTH，皮质醇，血浆肾素活性，21-羟化酶自身抗体
男性性腺功能减退	26	性激素
卵巢功能衰竭	72	性激素
甲状腺功能减退	18	TSH，甲状腺过氧化物酶/甲状腺球蛋白自身抗体
1型糖尿病	23	葡萄糖，HbA1c，糖尿病相关自身抗体（IAA、GAD65、IA2）
外胚层发育不良（指甲凹陷、角膜病变和釉质发育不良）	50～75	体检
腹泻	18	病史
便秘	21	病史
肝炎	17	肝功能
恶性贫血	31	血常规，维生素B_{12}
脾萎缩	15	血涂片找Howell-Jolly小体，血小板计数，腹部超声

10. 何时应考虑APS-1型诊断？

存在两种或两种以上APS-1型三联征时应怀疑APS-1型。筛查 *AIRE* 基因突变可诊断APS-1型。此外，APS-1型患者存在抗干扰素α和干扰素ω的自身抗体，这些自身抗体的检测有助于APS-1型的快速诊断。许多APS-1型患者还携带IL-17A、IL-17F和IL-22的自身抗体。

11. APS-1型应如何治疗？

APS-1型如出现肾上腺皮质功能减退，需要用糖皮质激素进行替代治疗。甲状旁腺功能减退症需要口服维生素D，同时补充钙和镁。甲状旁腺激素可用于因吸收不良而对补充剂无反应的低钙血症患者，但需要警惕骨肉瘤发生的潜在风险。同时，慢性皮肤黏膜念珠菌病通常需要积极抗真菌治疗，治疗过程中需密切监测患者，治疗结束后仍需评估是否复发。无脾症患者应接种肺炎链球菌疫苗并进行适当的抗生素预防。角膜炎、肺炎、肝炎或肠炎，可能需要免疫抑制治疗。

12. APS-1型预后如何？

APS-1型患者的皮肤黏膜念珠菌病通常影响口腔和指甲，少数影响皮肤和食管。

慢性口腔念珠菌病可导致萎缩性疾病，主要表现为白斑，提示患口腔黏膜癌风险高。此外，APS-1型患者可因癌症、肾上腺危象和低血钙危象以及自身免疫反应诱发的肝炎、肾炎和肺炎等导致病死率增加。

13. 对APS-1型患者应进行哪些筛查？有哪些意义？

当明确APS-1型诊断时，需警惕患者出现其他自身免疫性疾病。建议每隔6个月对APS-1型患者进行评估，并筛查多种自身抗体。存在抗21-羟化酶抗体需要进一步行ACTH激发试验。存在糖尿病相关自身抗体（GAD、ICA、IAA）需要进行血糖监测和葡萄糖耐量试验。

此外，还应密切随诊APS-1型患者的亲属，考虑筛查抗干扰素ω自身抗体。APS-1型患者的亲属可存在*AIRE*基因杂合突变，并患有潜在的自身免疫性疾病，包括自身免疫性甲状腺疾病、类风湿关节炎和血管炎等。

14. 什么是APS-2型？

APS-2型比APS-1型更常见。APS-2型患者病程中至少出现1型糖尿病、自身免疫性甲状腺疾病和Addison病中的两种。APS-2型也可进一步分为：APS-Ⅱ型，包括Addison病和1型糖尿病/自身免疫性甲状腺疾病；APS-Ⅲ型，包括自身免疫性甲状腺疾病和非Addison病的其他自身免疫性疾病；APS-Ⅳ型，包括两种或多种其他器官特异性自身免疫性疾病。

15. APS-2型的遗传特征有哪些？

APS-2型属多基因遗传，与HLA相关的遗传易感性有关，特别是*HLA-DR3*和*DR4*，还与*CTLA-4*、*PTPN22*等基因相关。此外，APS-2型还可能与环境因素有关，遗传与环境因素共同作用导致逐渐进展的内分泌腺体结构及功能破坏。

16. APS-2型有哪些临床表现？

除了1型糖尿病、自身免疫性甲状腺疾病和Addison病外，APS-2型还会出现其他自身免疫性疾病，包括乳糜泻、脱发、白癜风、原发性性腺功能减退和恶性贫血（表10-2）。在患有Addison病的APS-2型患者中，其他自身免疫性疾病更为常见。

17. 1型糖尿病患者为什么要筛查甲功？有哪些意义？

1型糖尿病患者合并自身免疫性甲状腺功能减退的频率较高。10%～20%的1型糖尿病儿童存在甲状腺过氧化物酶抗体。1型糖尿病伴甲状腺过氧化物酶抗体阳性的患者80%会发展成自身免疫性甲状腺功能减退。因此，1型糖尿病患者应每年进行TSH水平筛查。

18. 1型糖尿病患者为什么要筛查乳糜泻？有哪些意义？

1型糖尿病患者合并乳糜泻的频率较高。tTG是乳糜泻的主要肌内膜自身抗原，10%～12%的1型糖尿病患者具有tTG自身抗体。1型糖尿病伴乳糜泻持续时间超过15年的患者病死率增加。如果不进行治疗，症状性乳糜泻也与胃肠道恶性肿瘤，特别是淋巴瘤患病风险增加相关。筛查乳糜泻的频率和方法仍未能达成共识，但临床上应考

表10-2 APS-2型相关疾病及推荐评估方法

APS-2型相关疾病	40岁发病率（%）	推荐评估方法
1型糖尿病	23	葡萄糖，HbA1c，糖尿病相关自身抗体（IAA、GAD65、IA2）
自身免疫性甲状腺功能减退	18	TSH，甲状腺过氧化物酶/甲状腺球蛋白自身抗体
原发性性腺功能减退	5	性激素
乳糜泻	5～10	转谷氨酰胺酶自身抗体，小肠黏膜活检
白癜风	1～9	体检
Addison病	0.5	钠，钾，ACTH，皮质醇，血浆肾素活性，21-羟化酶自身抗体
IgA缺陷	0.5	IgA
恶性贫血	0.5～5	血常规，抗壁细胞抗体，维生素B_{12}
脱发症		体检
小脑性共济失调	罕见	
慢性炎症性脱髓鞘性多发性神经病	罕见	
垂体炎	罕见	
特发性心脏传导阻滞	罕见	
重症肌无力	罕见	
心肌炎	罕见	
浆膜炎	罕见	
僵人综合征	罕见	

虑对高风险患者进行tTG抗体的筛查，如结果为阳性，并且重复检测仍为阳性，则需要进行小肠活检确诊乳糜泻。如果存在乳糜泻，则需要予无麸质饮食。无症状乳糜泻与骨量减少和生长障碍有关。

19. 对APS-2型患者应进行哪些筛查？有哪些意义？

APS-2型相关疾病通常在青年期发作。目前尚无APS-2型特异性抗体，但检测某些自身抗体有助于评估APS-2型发生的风险，因为相关自身抗体通常在APS-2型相关疾病发作前数年即可检测到。例如，甲状腺过氧化物酶抗体与自身免疫性甲状腺功能减退相关，GAD抗体、ZnT8A抗体、ICA、IAA与1型糖尿病相关，17α-羟化酶、21-羟化酶抗体与Addison病相关，抗壁细胞抗体与恶性贫血相关。同时评估内分泌腺体功能有助于评估疾病进展情况。

此外，还应密切随诊APS-2型患者的亲属，筛查肾上腺功能、甲状腺功能、糖代谢异常、恶性贫血等。

20. APS-2型应如何治疗?

目前对APS-2型的自身免疫性疾病尚缺乏有效的治疗方法，如出现内分泌腺体功能减退，则应用激素进行恰当的替代治疗。对于出现肾上腺皮质功能减退、甲状腺功能减退的患者，应予以合适的糖皮质激素、甲状腺素替代治疗。需要注意，在进行甲状腺素替代治疗之前，必须首先评估患者的肾上腺功能。对未经治疗的肾上腺皮质功能减退合并甲状腺功能减退的患者，应该先用糖皮质激素纠正肾上腺皮质功能减退，或同时联合糖皮质激素和甲状腺素治疗；此时如果单用甲状腺素治疗，可能加剧肾上腺皮质功能减退，甚至诱发肾上腺危象。肾上腺皮质功能减退合并甲状腺功能减退的患者，经糖皮质激素替代治疗后，甲状腺功能减退可能会得到部分改善。对于合并1型糖尿病患者，胰岛素治疗可能对其胰岛B细胞功能起到保护作用。需要注意，1型糖尿病患者的胰岛素需求减少可能是肾上腺功能不全的最早指征之一，可发生在色素沉着过度或电解质异常出现之前。此外，1型糖尿病患者在发生低血糖时大多缺少胰高血糖素和肾上腺素反应，临床要高度警惕胰岛素引起低血糖的可能性。

21. 如何区分APS-1型和APS-2型?

见表10-3。

表10-3　APS-1型和APS-2型鉴别诊断

	APS-1型	APS-2型
遗传模式	常染色体隐性遗传（仅兄弟姐妹受影响）	多基因（多代受影响）
相关基因	*AIRE*基因突变	与*HLA-DR3*和*DR4*相关
性别相关性	无差异	女性多见
发病年龄	婴儿期发作	峰值发病年龄20～60岁
临床特征	皮肤黏膜念珠菌病	1型糖尿病
	甲状旁腺功能减退	自身免疫性甲状腺疾病
	Addison病	Addison病
特异性抗体	抗干扰素抗体	—

四、推荐阅读

［1］HUSEBYE E S, ANDERSON M S, KÄMPE O. Autoimmune polyendocrine syndromes［J］. N Engl J Med, 2018, 378（12）: 1132-1141.

［2］KAHALY G J, FROMMER L. Autoimmune polyglandular diseases［J］. Best Pract Res Clin Endocrinol Metab, 2019, 33（6）: 101344.

［3］MICHELS A W, GOTTLIEB P A. Autoimmune polyglandular syndromes ［J］. Nat Rev Endocrinol, 2010, 6（5）: 270-277.

［4］Orlova E M, Sozaeva L S, Kareva M A, et al. Expanding the phenotypic and genotypic landscape of auto-immune polyendocrine syndrome type 1 ［J］. J Clin Endocrinol Metab, 2017, 102（9）: 3546-3556.

（梁思宇　陈　适）

病例11　头颅畸形、下肢骨痛

一、病历摘要

患者，女性，18岁。因"头颅畸形12年，双下肢骨痛11年"入院。

（一）现病史

患者7岁出现进行性头颅增大、双侧顶骨突出，伴间断头痛。8岁出现双下肢持续隐痛，股骨下端为著，VAS评分3～6分，加重时无法行走，伴四肢无力，蹲起、爬楼受限。8岁7个月于当地医院查体，测身高119cm（＜3rd）、体重22kg（3rd～10th）、头围58.5cm、血压（90～110)/(70～90)mmHg，查腹部超声：脾大，脾肋下1.5cm。14岁双下肢骨痛逐渐减轻，VAS评分2～4分，间断发作，日常活动不受限，头颅畸形和四肢无力同前。16岁出现双侧听力下降伴耳鸣，当地医院考虑"鼓膜穿孔"，放置导管后缓解。18岁因乳房未发育、无月经来潮、身高增长缓慢（1～2厘米/年），外院查性激素：LH 0.15mIU/ml，FSH 1.21mIU/ml，E_2 28.60pg/ml，P＜0.2ng/ml，T＜0.2ng/ml，PRL 6.95ng/ml；骨龄：11～12岁；头颅和双下肢X线：颅骨板障增厚，面骨弥漫性增生强化，双下肢干骺端磨玻璃样改变和斑片状骨硬化，骨皮质变薄髓腔扩大。为进一步诊治收入我科。病程中否认骨折、尿中排石，否认视力下降、视野缺损，否认嗅觉减退，否认心悸、大汗、手抖。食欲、睡眠可，二便正常，体重稳定。

（二）既往史

无特殊。

（三）个人史

患者为第1胎第1产，母亲孕期平顺，否认妊娠糖尿病及特殊用药史，足月顺产，否认出生时窒息、黄疸，出生体重2.55kg，身长不详，否认畸形，否认喂养困难，出牙、抬头、坐、爬、说话正常，自幼体型偏瘦，无身高突增，近1年身高增长1～2cm，食欲、体力较差，智力正常。

（四）家族史

父亲身高174cm，母亲身高160cm，发育正常。1弟，7岁9个月，身高135cm，生长发育与同龄儿相仿，智力正常。否认家族中类似疾病史，否认家族中遗传病或肿瘤病史。

（五）体格检查

身高155cm（10th～25th），体重41kg（3rd～10th），BMI 17.07，血压147/95mmHg，心率96次/分。体型瘦，四肢皮下脂肪和肌肉少，皮下血管显露，全身皮肤未见牛奶咖啡斑。头颅畸形，头围63.5cm，双侧顶骨、额骨及枕骨突出，压痛（-），面部对称，牙齿不齐，咬合欠佳。双乳对称Ⅰ期，无触发泌乳。胸骨、肋骨无压痛，胸廓无挤压痛。心、肺查体无特殊，腹膨隆，肝肋下3cm，脾肋下6cm，无压痛、反跳痛。轻度膝外翻，四肢骨骼增粗，胫骨、桡骨明显增粗，胫骨有压痛，无明显弯曲，四肢肌力对称减退4⁻级，阴毛Ⅰ期，女性外阴。

（六）辅助检查

[**常规检查**] 血常规：WBC 2.53×10⁹/L，NEUT# 1.61×10⁹/L，Hb 107g/L，MCV 70.6fl，PLT 241×10⁹/L。尿常规、便常规及潜血未见异常，肝肾功能正常。

[**骨骼系统相关检查**] 血Ca 2.21mmol/L，血P 1.49mmol/L，PTH 83.7pg/ml，25（OH）D 6.7ng/ml，血清ALP 423U/L，血清β-CTX 4.56ng/ml，血清P1NP 1627.0ng/ml，24UCa 0.44mmol，24UP 10.32mmol。骨密度：股骨颈0.498g/cm²（Z值-3.5），腰椎L₁～L₄ 0.577g/cm²（Z值-5.2）。头颅正侧位：颅骨板障增厚。双侧肱骨正位、双侧胫腓骨正位和双侧股骨正位：对称性骨干增厚增粗，骨质呈膨胀性生长，内骨小梁粗大、稀疏伴骨质密度不均，骨髓腔狭窄，骨皮质不均匀变薄，未见明确骨膜反应，周围软组织肿胀，干骺端和骨骺未受累（图11-1）。胸腰椎正侧位：胸腰椎骨质疏松，椎体形

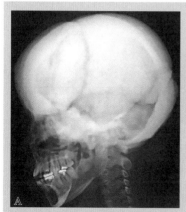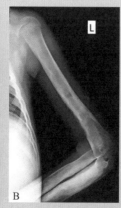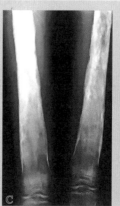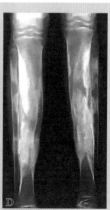

图11-1　骨骼影像学检查

注：A.头颅侧位片示头颅形态异常，颅骨板障增厚，骨质呈膨胀性生长，颅底和蝶鞍区骨质异常增厚，蝶鞍显示不清；B.左侧肱骨正位；C.双侧股骨正位；D.双侧胫腓骨正位。

态正常。全身骨显像：颅面骨、双侧锁骨、脊柱多发椎体、骨盆异常放射性浓聚，四肢长骨对称性异常放射浓聚，干骺端和骨骺未受累（图11-2）。

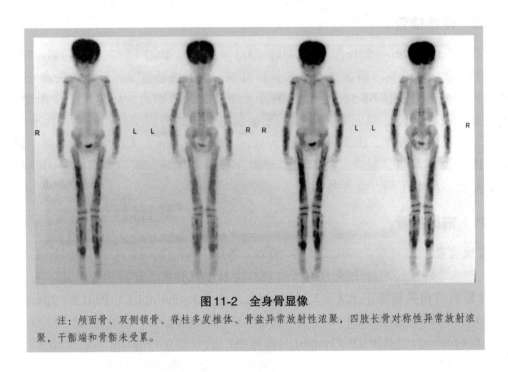

图11-2　全身骨显像

注：颅面骨、双侧锁骨、脊柱多发椎体、骨盆异常放射性浓聚，四肢长骨对称性异常放射浓聚，干骺端和骨骺未受累。

[**垂体功能相关检查**] GH 1.1ng/ml，IGF-1 26ng/ml；左旋多巴兴奋试验结果见表11-1。性激素：LH＜0.2IU/L，FSH＜0.2IU/L，E₂ 23pg/ml，P 0.32ng/ml，T＜0.1ng/ml，PRL 11.8ng/ml；醋酸曲普瑞林兴奋试验，注射醋酸曲普瑞林1小时后：LH 8.15IU/L，FSH 7.68IU/L。血ACTH、血皮质醇、24小时尿游离皮质醇和甲功正常。垂体MRI：垂体未见异常，颅骨硬膜广泛均匀增厚、强化，颅骨多发增厚、异常信号，耳蜗、前庭、半规管结果显示欠清（图11-3）。

表11-1　左旋多巴兴奋试验结果

时间（min）	GH（ng/ml）
0	2.80
30	1.98
60	13.50
90	8.33
120	5.71

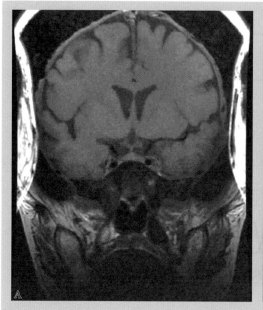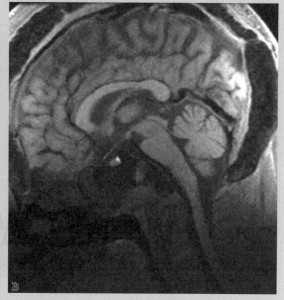

图11-3　垂体动态增强MRI

注：A.冠状位；B.矢状位。

[**高血压相关检查**] 入院监测血压（140～150）/（90～100）mmHg。血 K 4.6mmol/L，Na 137mmol/L，Cr 46μmol/L；尿常规正常；立位醛固酮11.68ng/ml，立位肾素活性4.17ng/（ml·h），立位 ARR 2.8；血浆儿茶酚胺代谢产物、24小时尿儿茶酚胺正常；肾动脉超声未见明显异常。腹部CT：双侧肾上腺未见明显异常。

[**贫血相关检查**] 铁4项：Fe 15μg/dl，TRF 1.26g/L，TIBC 156μg/dl，TS 8.4%，Fer 51ng/ml；网织红细胞 90.60×10^9/L，RET% 1.95%；血涂片：红细胞大小不等，呈轻度缗钱状排列；内科会诊：符合缺铁性贫血合并慢性病贫血。

[**其他检查**] 腹部超声及腹部CT均示肝脾大，双肾未见异常。妇科超声：子宫体积小，幼稚子宫可能。眼科会诊：左眼视野缺损；耳鼻喉会诊：双耳传导性聋。

[**基因检测**] 患者 *TGFβ1* 基因c.652C＞T（p.R218C）杂合突变，患者父母及弟弟均未发现突变（图11-4）。

（七）诊断

结合患者临床表现和上述检查结果，经内分泌全科大查房，诊断进行性骨干发育不良，低促性腺性性腺功能减退症、肝脾大、贫血、双耳传导性聋和左眼视野缺损，合并高血压和维生素D缺乏。

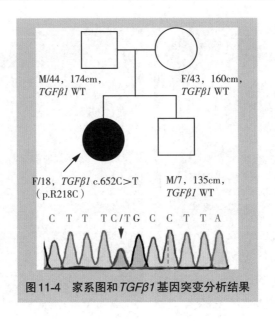

C T T TC/TG C C T T A

图11-4　家系图和 *TGFβ1* 基因突变分析结果

（八）治疗

给予泼尼松口服30mg qd，以后择期减量。硝苯地平控释片30mg qd、氯沙坦50mg qd口服。同时予琥珀酸亚铁片0.1g tid口服纠正缺铁，维生素D 2000IU qd口服纠正维生素D缺乏。

二、病例分析

患者青少年女性，幼年起病，慢性病程。主要临床特点包括：①颅骨和四肢长骨多发骨质增粗硬化：表现为头颅进行性增大，双下肢骨痛伴膝外翻。X线片示颅骨和四肢长骨骨干对称性增粗硬化，骨质呈膨胀性生长，骨髓腔狭窄，干骺端、骨骺未受累；骨扫描示受累骨质异常放射性浓聚。血钙磷正常，尿钙低，ALP轻中度升高，β-CTX和P1NP显著升高提示骨转换活跃。②低促性腺激素性性腺功能减退症：青春期未发育，原发性闭经。③无症状性高血压。

患者幼年起病，突出表现为骨质膨胀性生长伴硬化，需与以下疾病鉴别。①骨纤维异常增殖综合征（FD）或McCune-Albright综合征（MAS）：MAS是因胚胎发育过程中体细胞Gsα激活性突变引发一系列内分泌腺体功能亢进的疾病。FD是MAS的常见组成部分，表现为多发骨质膨胀性生长，可累及颅骨和四肢长骨，但多呈偏侧不对称分布，与本例患者不符。此外，除FD外，MAS的其他组分还包括皮肤牛奶咖啡斑、性早熟等，本例患者不仅没有皮肤牛奶咖啡斑，还伴有性腺功能低下，故不考虑。②青少年Paget骨病：由于遗传和环境等多因素导致局灶性骨代谢紊乱，特点为骨重建速度加快，同时出现溶骨性和骨硬化性病变，影像学可见骨质增粗硬化表现，但不支持点为Paget骨病ALP水平多显著升高，且可见中轴骨受累，与本例患者不符，故不考虑。③原发性肥厚性骨关节病（PHO）：*HPGD*基因或*SLCO2A1*基因突变导致以杵状指和长骨骨膜增生为特征的骨关节病综合征，影像学上可见骨干膨胀性生长表现，但PHO可累及干骺端，且本例患者无杵状指，故不考虑。④骨质硬化症：破骨细胞活性缺陷引起骨密度增加，包括富于破骨细胞型和乏破骨细胞型，为常染色隐性遗传或常染色体显性遗传。并发症有脑神经受压、骨髓受累（贫血、白细胞减少、肝脾大）和牙病（牙齿发育不全、牙釉质发育不全、牙冠和牙根畸形、早期龋齿和龋齿导致的牙齿脱落），影像学可见"骨中骨"的特殊征象，与本例患者不符，故不考虑。⑤遗传性骨硬化：调节骨形成的基因缺陷导致骨形成或骨重建增加，相关致病基因包括*LRP5*、*LRP4*、*SOST*、*DKK1*、*TGFβ1*等，颅骨和四肢长骨最易受累。

进行性骨干发育不良（PDD）属遗传性骨硬化，因*TGFβ1*基因突变激活成骨细胞引起过度成骨所致，为常染色体显性遗传。临床表现异质性较大，多于儿童早期起病，典型表现为双侧对称性长骨骨干骨质增厚，干骺端和骨骺通常不受影响；颅骨受累可表现为内外板增厚、颅底骨皮质增生，颅底孔径缩窄，颅缝不受累。因骨质增厚常导致骨髓腔狭窄，严重时可继发骨髓造血功能障碍、贫血、髓外造血，出现肝脾大。当颅底骨质增生导致神经孔狭窄时，可有脑神经麻痹症状，表现为听力、视力下降，也可能表现为头痛及颅内压升高。*TGFβ1*基因突变还会抑制肌肉和脂肪合成，引起肌肉和脂肪萎缩。本例患者临床表现与PPD相符，基因检测示*TGFβ1* c.652C＞T（p.R218C）突变，故PDD诊断明确。

患者满18岁仍无月经来潮，性腺功能减退，促性腺激素水平低下，符合低促性腺性性腺功能减退症诊断。患者无嗅觉减退，余腺垂体激素水平基本正常，垂体MRI未见明显异常，不支持卡尔曼综合征和垂体器质性病变。少数PDD患者可合并青春期发育延迟和性腺功能减退，具体机制不清，可能与低体重相关。本例患者GH水平正常且可被左旋多巴兴奋，但IGF-1水平降低，可能与其低体重，或肝大、肝合成功能下降有关。

患者多次测血压大于140/90mmHg，高血压诊断明确。继发性高血压筛查：患者血皮质醇、血/尿儿茶酚胺、血醛固酮水平正常，ARR正常，影像学未见双侧肾上腺明显异常，不支持库欣综合征、嗜铬细胞瘤和原发性醛固酮增多症等肾上腺继发因素；肾功能正常，肾素活性不高，尿蛋白阴性，不支持肾性高血压；无肾动脉狭窄，不考虑血管因素。结合患者原发病PDD，不除外与骨骼病变造成颅骨增生嵌压延髓血压调节中枢有关。

PDD尚无特异性治疗，目前文献报道的治疗方案为中小剂量糖皮质激素，可缓解骨痛、减轻炎症、改善贫血、促进脂肪重分布。但国内外尚无统一起始剂量和疗程，多建议0.5～1mg/（kg·d）起始，后可快速减量。高血压方面，文献报道血管紧张素Ⅱ受体拮抗剂可下调TGFβ信号通路，改善骨痛，增加肌肉和脂肪含量。因此，本例患者的降压方案选择为，在钙通道阻滞剂基础上联合应用血管紧张素Ⅱ受体拮抗剂氯沙坦。青春期发育延迟方面，文献报道和我科既往随访的PPD患者，可随年龄增长、糖皮质激素治疗后自发启动青春发育，目前建议采用糖皮质激素治疗观察第二性征以及性激素水平的变化。

三、临床查房

1. 什么是PDD？

PDD（OMIM 131300）又称Camurati-Engelmann病，由*TGFβ1*基因突变引起，呈常染色体显性遗传。PDD是一种罕见的遗传性骨硬化疾病，具体患病率不详，迄今有超过300例个案报道。临床以长骨骨干对称性增粗硬化、骨髓腔狭窄为突出特征。

2. PDD常见骨骼表现有哪些？

PDD的常见骨骼系统表现为不同程度的骨痛、骨骼畸形，如四肢骨增粗、头颅增大等。其他少见的体征包括桡骨头脱位、脊柱后凸、脊柱侧凸、髋关节外翻、膝关节外翻和扁平足等。尚无明确证据表明PDD患者存在骨折高风险。骨组织组织病理学可见长骨表面有新生骨质形成，可见编织骨呈皮质骨化改变。此外，受累肌肉可见肌组织和血管组织的相应改变。

3. PDD的常见骨外表现有哪些？

PDD还可出现多种骨骼外系统表现。①肌肉系统方面：主要表现为乏力、肌无力。查体见肌容积下降、下肢近端肌无力、蹲起困难或步态异常。一些患者表现为瘦长体型（类马方体型），伴肌容积减少和皮下脂肪减少，可有关节挛缩。②血液系统方面：长骨骨髓腔狭窄严重时可继发贫血、髓外造血，出现肝脾大。③中枢神经系统方面：当颅底骨质增生致神经孔狭窄时，可有脑神经麻痹症状，表现为听力下降、视力下降、面瘫，也可能表现为头痛及颅内压升高。④生殖系统方面：少数患者表现为青春期发育延迟和性腺功能减退。

4. PDD导致肌肉和脂肪萎缩的可能机制是什么？

TGFβ1可抑制肌肉生成和脂肪生成。因PDD患者存在*TGFβ1*基因激活性突变，TGFβ1水平升高，因此肌肉和脂肪生成减少，临床表现为肌容积减少和皮下脂肪萎缩。

5. PDD的临床表现是否具有较高异质性？

PDD一般于幼儿期发病，但也于成年起病，起病年龄越早临床症状越多、病情越重。临床表现的严重程度无明显性别倾向。临床表现常不完全外显，临床异质性较大，即使是携带同一*TGFβ1*基因突变的家族成员间临床表现也可能差异较大。部分携带*TGFβ1*基因突变者甚至无临床症状。

6. PDD的常见生化特征有哪些？

PDD患者可见轻度低钙血症和较显著的低尿钙，与显著正钙平衡和合并维生素D缺乏相关。一些患者有血清ALP升高和尿羟基脯氨酸升高，提示骨转换增加。一些患者有红细胞沉降率增快、白细胞减少、轻度贫血，提示伴发高水平TGFβ1相关的炎症状态。

7. PDD 的常见放射影像学特征有哪些？

94% 患者四肢长骨骨干受累，以下肢长骨受累最为明显，呈双侧对称性，骨干骨外膜和骨内膜骨质增厚肥大，骨髓腔狭窄，而干骺端和骨骺通常不受累。63% 患者骨盆受累，表现为骨盆骨质增厚。54% 患者颅骨受累，颅骨内外板增厚，颅底骨皮质增生、硬化，颅底增厚比颅顶更为明显，颅底孔径缩窄，而颅缝不受累。脊柱通常不受累。髋部和股骨颈骨密度常升高。

8. 全身骨显像对 PDD 的应用价值有哪些？

典型 PDD 患者的全身骨显像可见颅骨、四肢长骨等受累部位异常放射性增高或浓聚区。全身骨显像反映 PDD 患者骨骼病变范围和活动度，故可用于病情评价和疗效评估。因全身骨显像存在假阴性可能，特别是糖皮质激素治疗后，因此不可用于疾病诊断。

9. PDD 的常见骨微结构特征是什么？

我科利用外周高分辨率定量 CT（HR-pQCT）分析中国 PPD 患者的骨微结构。相较于正常健康人群，PDD 患者的外周骨远端体积骨密度下降，骨微结构改变，骨强度下降。此外，PDD 患者外周骨远端的体积骨密度和皮质骨体积骨密度与患者年龄呈负相关。PDD 是一种骨硬化性疾病，双能 X 线吸收法（DXA）测定的骨密度常无法准确评估患者的骨质损害和预测骨折风险。相较于 DXA，HR-pQCT 能在疾病早期识别骨质损害，并有可能作为疗效监测指标。

10. 如何诊断 PDD？

PDD 临床诊断主要基于典型的临床表现和放射影像学特征，尤其是双下肢对称性骨干增粗硬化伴骨髓腔狭窄。血 / 尿钙磷水平、血清骨转换指标、全身骨显像特征等可协助鉴别诊断。最终确诊依赖于 *TGFβ1* 基因突变检测。

11. PDD 的遗传学机制是什么？

TGFβ1 基因定位于染色体 19q13.2，编码转化生长因子 β1（TGFβ1）。*TGFβ1* 基因有 7 个外显子，编码形成信号肽、潜在相关肽（LAP）和成熟 TGFβ1 蛋白。在信号肽作用下，TGFβ1 前体复合物分泌到胞外，产生 LAP 和 TGFβ1 环状复合物二聚体，保持功能失活状态，直至与整合素结合后，二聚体结构被解离，成熟 TGFβ1 蛋白被激活、释放。在健康人中，上述失活状态的复合物通过 TGFβ1 结合蛋白（LTBP）与细胞外基质结合。但在大多数 PDD 患者中，其致病突变位于 *TGFβ1* 的 LAP 区，使 TGFβ1 与 LAP 的结合力变弱，TGFβ1 被提前激活，因此骨形成作用加强。一旦 TGFβ1 被激活、释放，它就在细胞表面作为受体复合物的配体，通过 Smad 激活 TGFβ1 下游信号通路。近年研究表明，成熟的 TGFβ1 在骨吸收过程中也会被释放，从而诱导骨髓间充质干细胞迁移至骨吸收区，启动成骨细胞的骨形成作用，从而将骨吸收与骨形成作用偶联在一起。

12. 目前已报道的 PDD 相关的 *TGFβ1* 基因突变有哪些？

目前已报道了 12 种 *TGFβ1* 基因突变，分别位于 *TGFβ1* 基因第 1～4 外显子（表 11-2）。80% 患者的突变发生于第 4 外显子，氨基酸位点 218～225。60% 患者的突变发生于第218位精氨酸（R218），提示此处为热点突变位点。本例患者的*TGFβ1*基因突变位点c.652C＞T为热点突变，通过影响二硫键形成，导致TGFβ1异常活化。

表11-2　已报道的*TGFβ1*基因突变类型

外显子	1	2	3	4
cDNA	c.27_38dup c.28_36dup	c.241T＞C	c.463C＞T c.505G＞A	c.652C＞T，c.653G＞A，c.664C＞G c.667T＞C，c.667T＞A，c.667T＞G c.673T＞C
蛋白	p.L10_13dup p.L10_12dup	p.Y81H	p.R156C p.E169K	p.R218C，p.R218H，p.H222D p.C223R，p.C223S，p.C223G p.C225R

13. 还有哪些骨形成相关基因缺陷导致的遗传性骨硬化性疾病？

骨硬化性疾病泛指以骨组织密度增加为特征的一大类疾病，根据病理生理机制的不同，分为骨吸收障碍相关、骨形成过度相关和骨转换增高相关三大类。骨硬化性疾病与很多基因的突变相关，在与调节骨形成的基因缺陷相关的骨硬化性疾病中，颅骨和四肢长骨最易受累，也有病例表现为广泛或局灶的骨硬化性改变。各类骨形成过度引起的骨硬化性疾病的受累骨骼、遗传模式、致病基因、信号通路见表11-3。

表11-3　遗传性骨病的遗传模式、致病基因和信号通路

疾病	遗传模式	致病基因	突变功能	信号通路或生物过程	受累细胞
硬化性骨化病	AR	*SOST*	功能失活	Wnt通路	成骨细胞
	AR	*LRP4*	功能减弱	Wnt通路	成骨细胞
全身性骨皮质增生症	AR	*SOST*	功能失活	Wnt通路	成骨细胞
骨内膜肥厚	AD	*LRP5*	功能激活	Wnt通路	成骨细胞
高骨量症	AD	*LRP5*	功能激活	Wnt通路	成骨细胞
Worth病	AD	*LRP5*	功能激活	Wnt通路	成骨细胞
颅骨骨干发育不良	AD	*SOST*	功能失活	Wnt通路	成骨细胞
颅骨干骺端发育不良	AD	*ANKH*	功能失活	PPi	成骨和破骨细胞
	AR	*GJA1*	功能失活	细胞通讯	成骨细胞
进行性骨干发育不良	AD	*TGFβ1*	功能激活	TGFβ通路	成骨细胞
脆弱性骨硬化症	AD	*LEMD3*	功能失活	TGFβ通路	成骨细胞
蜡油样骨病	不详	*LEMD3*?	不详	不详	不详

注：AR，常染色体隐性；AD，常染色体显性。

14. PDD 的首选治疗方案是什么？

国内外尚无针对 PDD 治疗的专家共识或指南。文献报道的治疗方案为中小剂量糖皮质激素。糖皮质激素可缓解骨痛、减轻炎症、改善肌力、促进脂肪重分布，甚至可纠正贫血。可能的作用机制包括：①通过抑制成骨细胞增殖和分化，抑制骨质增生。②直接抑制 TGFβ 表达、激活和信号转导。③地塞米松干扰 TGFβ 下游信号通路。但糖皮质激素的剂量、疗程目前国内外尚无统一意见。文献建议症状严重的患者，可予泼尼松 1～2mg/kg qd；症状不重的患者，可从 0.5～1mg/kg qod 开始治疗，快速减量至最低维持剂量。

15. 长期糖皮质激素治疗可能出现的不良反应有哪些？

PDD 患者长期应用糖皮质激素首先需警惕骨质疏松和肌萎缩加重。其他常见不良反应还包括库欣样外貌改变、低钾血症、静脉血栓、类固醇性糖尿病、引发或加重感染、诱发精神症状等。故不建议 PDD 患者长期应用糖皮质激素，患者在疾病的静止期可以停用。

16. 其他治疗 PDD 的方案有哪些？

有以下几种。①氯沙坦：是血管紧张素 Ⅱ 受体拮抗剂，可下调 TGFβ 信号通路。有个案报道氯沙坦 1mg/kg 治疗 38 个月，可观察到患者骨痛缓解，肌肉和脂肪含量增加。但氯沙坦能否治疗 PDD 尚无定论。②TGFβ1 受体拮抗剂：尚在研究中，缺乏确切疗效证据。③双膦酸盐：可减少骨吸收，可能缓解症状，但存在很大争议。有个案报道发现部分患者应用帕米膦酸盐后骨痛加重，应用依替膦酸钠甚至升高碱性磷酸酶。④降钙素和非甾体抗炎药：仅可能缓解疼痛症状。⑤对于严重的颅骨骨质增生伴颅内压升高，可行颅骨成形术；对于听力受损可行内耳道减压术；对于视神经受压可行眶骨减压术。然而，由于颅骨增生持续存在，减压术后仍可能再次出现压迫症状。

17. PDD 是否有自发缓解趋势？

多项个案报道显示儿童期起病的 PDD 患者临床症状多较重；然而，青春期起病者临床症状多较轻，且有较大概率于 20 岁之前临床症状可自发缓解，尤其是下肢骨痛症状。具体机制不清，可能与骨基质中 TGFβ1 水平随年龄下降、伴随骨转换水平下降有关。颅骨受累的情况较为复杂。儿童期和青春期起病的 PDD 患者均可能出现颅骨骨质增生，并且出现脑神经麻痹的高发年龄均为 20～30 岁。但尚未发现颅骨受累症状的自发缓解趋势，即使在患者已出现长骨症状缓解时。

▌ 四、推荐阅读 ▌

［1］LI Q，JIAJUE R，XIA W，et al. Alteration of bone density，microarchitecture，and strength in patients with Camurati-Engelmann disease：assessed by HR-pQCT［J］. J Bone Miner Res，2022，37（1）：78-86.

［2］van HUL W，BOUDIN E，VANHOENACKER F M，et al. Camurati-Engelmann disease［J］. Calcif Tissue Int，2019，104（5）：554-560.

［3］HUGHES P, HASSAN I, QUE L, et al. Observations on the natural history of Camurati-Engelmann disease ［J］. J Bone Miner Res，2019，34（5）：875-882.

［4］刘丽，章振林，岳华. 进行性骨干发育不良一家系临床特征和转化生长因子β1基因突变［J］. 中华骨质疏松和骨矿盐疾病杂志，2019，12（6）：578-585.

［5］JANSSENS K，VANHOENACKER F，BONDUELLE M，et al. Camurati-Engelmann disease：review of the clinical，radiological，and molecular data of 24 families and implications for diagnosis and treatment ［J］. J Med Genet，2006，43（1）：1-11.

（贾觉睿智　姜　艳）

病例 12　进行性骨痛、乏力

一、病历摘要

患者，女性，31岁。因"进行性骨痛、乏力近4年"入院。

（一）现病史

患者4年前于第二次妊娠产后8个月无明显诱因出现右踝关节疼痛，站立及负重时加重，后出现久坐后骶腰部疼痛，于当地医院行牵引、中药口服、针灸治疗后症状未缓解。3年前出现双侧髋关节行走时疼痛，疼痛剧烈，迈步困难，行走不稳，偶尔需人搀扶。于外院诊断为"未分化脊柱关节病"，间断予以"倍他米松肌内注射、中药"等治疗，症状未缓解。1年前患者在站立状态下被电动车刮倒，感双侧髋关节疼痛明显，于外院检查，考虑为"双侧股骨颈骨折"，予制动2～3个月。此后患者髋部疼痛明显加重，迈步困难，行走需人搀扶，起立、翻身困难，于外院查血P 0.39mmol/L（1～1.7mmol/L），血Ca 1.99mmol/L（2.1～2.7mmol/L），ALP 321U/L（40～150U/L），PTH 90.47pg/ml（15～65pg/ml），双侧股骨颈CT＋三维重建：双侧股骨颈骨折、双侧耻骨上下支及双侧髋臼前柱骨折，诊断"重度骨质疏松、病理性骨折、甲状旁腺功能亢进？"，治疗给予骨化三醇0.25μg tid、碳酸钙 D_3 片600mg bid。后加用特立帕肽20μg肌内注射 qd，患者骨痛症状未见明显缓解。

患病以来，精神、睡眠一般，食欲可，身高下降约15cm（150cm→135cm）。二便如常，夜尿2～3次，否认肉眼血尿、尿中排石，体重无明显变化。

（二）既往史

否认慢性腹泻病史，否认铝镁抗酸剂、阿德福韦酯等药物服用史，否认发热、光过敏、皮疹史，平素未查血常规，否认贫血史。

（三）个人史

无特殊。

（四）月经婚育史

初潮18岁，行经天数7天，月经周期25～28天，经量在月经第2～3天较大（具体不详），末次月经2018年5月30日。20岁结婚，G3P2，人工流产1次，21岁足月生产1子，否认出现骨痛症状。27岁足月生产1子，于产后8月出现骨痛症状。2子体健。

（五）家族史

一妹（身高164cm）25岁时，崴脚后出现踝关节疼痛，呈进行性加重，且逐渐出现站立时髋腰部疼痛。当地医院查血P 0.26mmol/L（0.86～1.51mmol/L）、血Ca 2.18mmol/L、PTH 170pg/ml（15～65pg/ml）、25（OH）D 12.3ng/ml，患者母亲（身高约160cm）体健，否认骨痛史；父亲（身高约165cm）有高血压、脑出血病史，否认骨痛史。另一妹妹（身高约160cm）、1弟（身高约175cm）体健，否认有骨痛史。患者母、父、大妹及小弟血磷水平均正常。否认家族中肿瘤病史。患者家系图见图12-1。

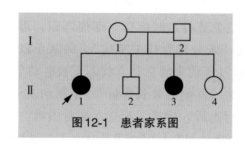

图12-1　患者家系图

（六）体格检查

身高135cm，体重39kg，BMI 21.4，发育正常，神清语利，轮椅入病房，可短时间站立，行走呈摇摆步态。轻度贫血貌，头颅无畸形，粗测听力正常。胸骨压痛（＋），肋骨挤压痛（＋）。心、肺听诊无特殊。腹软，无压痛、反跳痛。双肾区叩痛（－）。肋髂距8cm，脊柱未见畸形，无压痛、叩痛。四肢无畸形，未见手镯、脚镯征。双上肢肌力5级，肌张力正常；双下肢近端肌力4级，肌张力正常；双下肢远端肌力5级，肌张力正常。

（七）辅助检查

［生化检查］血常规：RBC 4.73×10^{12}/L，Hb 101g/L，HCT 31.7%，MCV 66.9fl，MCH 21.3pg，MCHC 319g/L；铁代谢4项：Fe 23.6μg/dl，铁饱和度5.8%，TS 5.5%，Fer 6ng/ml；骨代谢方面：血Ca 2.08mmol/L，P 0.30mmol/L，ALP 320U/L，Mg 0.80mmol/L；PTH 164.2pg/ml；β-CTX 0.664ng/ml，25（OH）D 47.5ng/ml；24h U

Ca 1.73mmol，24h U P 11.97mmol；磷廓清试验：磷廓清指数0.42mmol/L；中性磷试验结果见表12-1；肝肾功能正常；血气分析、尿常规无特殊；尿氨基酸、尿α_1-MG、β_2-MG未见异常，甲状腺功能及肾上腺皮质功能正常。

表12-1　中性磷负荷试验结果

时间（h）	血磷（mmol/L）
0	0.78
0.5	1.11
1	1.55
1.5	1.78
2.5	1.40
3.5	1.13

[**影像学检查**]骨盆正位：双侧股骨颈略变短，股骨头及颈形态欠佳；耻骨联合组成骨形态欠佳，多发低密度透亮影。胸椎和腰椎侧位：骨纹理模糊；L_3楔形变，L_4上缘略凹陷，骨盆像：双股骨颈变短，股骨头和股骨颈形态欠佳，耻骨联合多发低密度透亮区（图12-2）。生长抑素受体显像：未见明确致肿瘤性骨软化症病灶。骨密度结果见表12-2。

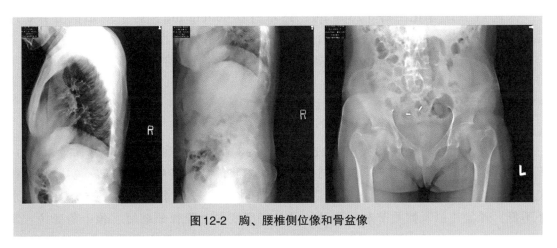

图12-2　胸、腰椎侧位像和骨盆像

表12-2　患者DXA骨密度

区域	骨密度（g/cm²）	Z值
股骨颈	0.426	-3.6
全髋	0.452	-3.5
$L_1 \sim L_4$	0.625	-3.2

［**基因检测**］患者*FGF23*基因存在c.526 G＞A p.R176Q杂合突变（图12-3）。患者患有低磷血症的妹妹同样存在*FGF23*基因c.526 G＞A p.R176Q杂合突变。

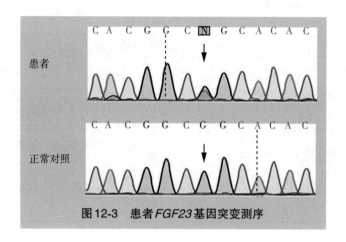

图12-3　患者*FGF23*基因突变测序

（八）诊断

根据患者临床表现及基因检测结果，诊断为常染色体显性遗传低血磷性佝偻病（ADHR），合并缺铁性贫血（轻度）。

（九）治疗

入院后予以骨化三醇0.25μg qd、钙尔奇D 600mg bid。后予琥珀酸亚铁0.1g bid、维生素C片0.1g tid补铁对症治疗。于治疗1周后复查血P由0.32mmol/L升高至0.78mmol/L，血清铁由23.6μg/dl升高至50μg/dl，患者骨痛症状缓解。

二、病例分析

患者青年女性，慢性病程，第2次妊娠产后8个月出现症状，表现为骨痛、乏力，程度进行性加重，应用钙剂、骨化三醇、特立帕肽治疗，但症状无好转。实验室检查表现为低血磷、血钙水平于正常低限、高PTH水平、尿钙水平不高，25（OH）D水平不低。骨盆片示骶髂关节显示不清、骨盆轻度变形、股骨颈缩短、颈干角变锐、双侧耻骨联合坐骨支可见假骨折线、双侧股骨颈皮质不连续。低血磷骨软化症诊断明确。家族中有一妹妹有骨痛、低血磷表现，故遗传性低磷血症可能性大。

从低磷血症的病因分析，临床上引起低磷血症的病因主要包括以下几方面。①尿磷排泄增加：正常当血磷降至0.65mmol/L以下时，无尿磷排泄，但本例患者在低血磷的情况下，24小时尿磷仍可测出，考虑存在肾性失磷。磷廓清试验显示，患者磷廓清指数降低，提示肾小管重吸收磷能力下降。服用糖皮质激素、利尿剂或抗病毒药物如阿德福韦酯等也可引起肾性失磷，患者无相关用药史，可除外。②肠道对磷酸盐的吸收减少：本例患者既往无慢性消化道疾病，无异常用药史，暂不考虑肠道吸收磷障碍。③磷酸盐从细胞外液进入细胞内的重分布：糖酵解的刺激会增加肝和骨骼肌中磷酸化碳水化合物复合物的形成。该磷酸盐来自细胞外液中的无机磷酸盐，因此，血清磷酸盐浓度（和尿磷排泄）迅速下降。故胰岛素分泌增加（尤其是恢复进食期间）、急性呼吸性碱中毒、骨饥饿综合征时可能出现低磷血症，本例患者无上述情况。

成纤维细胞生长因子23（FGF23）、PTH等激素可促进尿磷排泄，患者肾性失磷需考虑FGF23相关性疾病，包括遗传性及获得性疾病两类。①FGF23相关性遗传性低磷佝偻病/骨软化症：主要有XLH、ADHR、ARHR，本例患者青年起病，有阳性家族史，考虑ADHR可能性较大。ADHR由FGF23错义突变导致，此突变阻止了FGF23的溶蛋白性裂解，从而使循环中的FGF23水平增高。在携带致病基因突变的个体中，约半数在1～3岁临床表现明显，包括磷酸盐流失、佝偻病和下肢畸形。部分受累患儿的低磷血症和磷酸盐流失缺陷持续至成人期，而其他患儿的这些异常在青春期后消退。其余患者发病较晚，为14～45岁。青春期和生长板闭合之后发病的患者常有骨痛、肌无力和骨折，但无下肢畸形。这种延迟发病多见于女性，在青春期或妊娠和分娩之后不久发病。本例患者亦是在产后发病，查体未见下肢畸形，考虑该病可能性大。患者血常规表现为小细胞低色素性贫血，铁相关检查符合缺铁性贫血，符合ADHR缺铁后诱发疾病的特征表现。FGF23基因突变的检测发现，患者及其妹妹存在FGF23基因已报道的致病突变c.526 G＞A p.R176Q，为杂合突变，明确了基因诊断。②肿瘤性骨软化症（TIO）：为成人起病的低磷骨软化症的常见原因。来源于间叶组织的肿瘤分泌过量的FGF23而致病，肿瘤部位隐匿，不易发现。本例患者已完善奥曲肽检查，未发现肿瘤迹象。另外，TIO为获得性疾病，无家族史，本例患者有明确低磷血症家族史，不符合TIO。其他引起肾性失磷的遗传性疾病还包括遗传性低磷血症性佝偻病伴高尿钙症（HHRH）、Dent病（是一种X连锁隐性遗传综合征，其主要缺陷位于近端肾小管细胞，引起的表型包括近端肾小管溶质丢失、高钙尿症、肾钙沉着症、肾结石）。本例患者尿钙水平低，无肾结石病史，可除外。其他因异常蛋白沉积（如多发性骨髓瘤）、自身免疫性疾病（如干燥综合征等）、药物（如抗乙肝病毒药物）、毒物（如重金属）等可导致完全或部分近端肾小管功能障碍即Fanconi综合征，也可造成肾排磷过多。患者无相关疾病或药物、毒物应用，无近端肾小管的其他明显受损，不考虑该原因。

关于ADHR的治疗，有文献报道补充铁剂有利于ADHR患者改善血磷水平，因此给予患者琥珀酸亚铁0.1g bid、维生素C片0.1g tid补铁对症治疗。本例患者在治疗1周后复查血清铁和血磷明显上升，且症状显著缓解，提示补铁治疗有效。

三、临床查房

1. 导致低磷血症的原因及机制有哪些？

低磷血症的发生主要有4种机制：①肾排磷增多，如原发性甲状旁腺功能亢进、FGF23增多引起的遗传性及获得性佝偻病、Fanconi综合征等。②肠道磷吸收减少，如摄入不足、维生素D缺乏或抵抗、使用含镁或含铝的抑酸剂、脂肪泻或慢性腹泻等。③磷酸盐从细胞外液进入细胞内的重分布，如使用葡萄糖＋胰岛素治疗、急性呼吸性碱中毒、骨饥饿综合征等。

2. 什么是低血磷性佝偻病/骨软化症？

低血磷性佝偻病是一组各种遗传性或获得性病因导致肾排磷增多，引起以低磷血症为特征的骨骼矿化障碍性疾病，具有较高的致残、致畸率。发生在儿童期者称为佝偻病，主要表现为方颅、鸡胸、肋骨串珠、四肢弯曲畸形（O形腿或X形腿）、生长迟缓等。成人起病者称为骨软化症，表现为乏力、身高变矮、多发骨折、骨痛，甚至致残。

3. 佝偻病/骨软化症有哪些临床表现？

佝偻病患儿主要表现为方颅、鸡胸、串珠肋、手/足镯征、肋膈沟，多在近1岁开始负重时出现下肢畸形，可表现为膝内翻（O形腿）或膝外翻（X形腿），并伴有生长迟缓、身材矮小、步态摇摆、进行性加重的骨骼畸形、多发性骨折、骨骼疼痛以及牙齿发育异常（牙质差、牙痛、脱落后不易再生）等。在成人期骨软化症主要表现为肢体乏力、活动受限、骨痛、多发性病理性骨折（四肢长骨、肋骨、骨盆和椎体均可发生）、身高变矮。

4. 佝偻病/骨软化症有哪些特征性影像学表现？

佝偻病在儿童期主要表现为骨骼畸形，长骨干骺端增宽、模糊，呈杯口样，杯口内可见许多细条状钙化影如毛刷状。成人骨软化症可见骨密度普遍减低，骨小梁模糊，呈磨玻璃样，骨盆畸形，长骨、肋骨、肩胛骨和耻骨支部位的假骨折线（Looser带），椎体呈双凹变形。

5. 遗传性低血磷性佝偻病/骨软化症的病因包括哪些？

遗传性低血磷性佝偻病/骨软化症的病因主要包括：①FGF23相关的遗传性低血磷性佝偻病/骨软化症，由一系列基因突变导致循环中FGF23升高，肾磷丢失的低磷血症。②肾钠-磷共转运蛋白功能障碍，肾小管主要通过钠-磷共转运蛋白完成对磷的重吸收，主要包括Na^+-Pi/Ⅱa和Na^+-Pi/Ⅱc，分别由 *SLC34A1* 和 *SLC34A3* 基因编码，该基因突变可导致肾小管对磷的重吸收减少，从而引发低磷血症，包括低血磷性肾结石/骨质疏松症1型与HHRH等。③遗传性Fanconi综合征：指由于肾小管发生重吸收障碍所致的一系列低磷性佝偻病/骨软化症。多种遗传性系统性疾病均可引起Fanconi综合征，包括Lowe综合征（又称眼脑肾综合征）、肝豆状核变性、半乳糖血症、酪氨酸血症、胱氨酸病等。

6. FGF23的作用机制是什么？

FGF23是一种重要的磷调节因子，主要由成骨细胞和骨细胞分泌，通过结合肾的成纤维细胞生长因子受体1（FGFR1）及其共受体Klotho发挥作用。与受体结合后，FGF23可下调肾小管近端钠磷共转运蛋白2a及2c的表达，同时诱导其重定位使其远离肾小管刷状缘，导致肾对尿磷的重吸收减少。此外，FGF23还可以下调肾1α-羟化酶及上调24-羟化酶的表达，减少1，25（OH）$_2$D$_3$的水平，继而减少肠道对钙和磷的吸收。在一些先天或获得性疾病导致的FGF23大量生成时，肾对磷的重吸收下降，引发低磷血症。

7. FGF23在体内是如何代谢的？

FGF23含有251个氨基酸残基，由信号肽、N端FGF23及C端FGF23（cFGF23）组成。在分泌前，FGF23蛋白的176RXXR179/S180模体可被枯草杆菌素样前蛋白转化酶Furin识别，并在R179/S180处切割，使其降解为C端FGF23。仅完整的FGF23具有调节血磷的作用。多肽N-乙酰氨基半乳糖基转移酶3（GalNAc-T3）是FGF23的糖基化酶，其可通过对FGF23蛋白进行O-糖基化修饰而保护其不被降解。细胞外激酶家族成员20C（FAM20C）是FGF23的磷酸化酶，其通过磷酸化FGF23蛋白的S180位氨基酸，促使其被降解。FGF23的糖基化和磷酸化相互拮抗，维持FGF23的正常代谢（图12-4）。

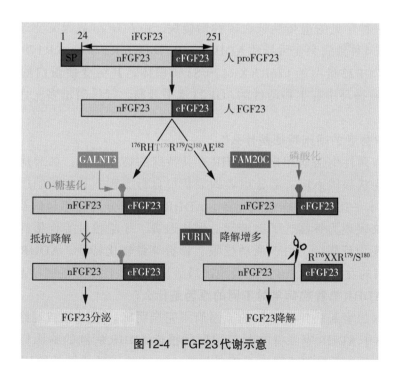

图12-4 FGF23代谢示意

8. FGF23相关遗传性低血磷性佝偻病有哪些？

多种低血磷佝偻病/骨软化症的发病均与FGF23密切相关，遗传性低血磷性佝偻病的分型及致病基因/机制见表12-3。

表12-3 FGF23相关低血磷性佝偻病及致病基因/机制

疾病	致病基因/机制
X连锁显性低血磷性佝偻病/骨软化症（XLH）	*PHEX*
常染色体显性遗传低血磷性佝偻病（ADHR）	*FGF23*
1型常染色体隐性低血磷性佝偻病（ARHR1）	*DMP1*
2型常染色体隐性低血磷性佝偻病（ARHR2）	*ENPP1*
3型常染色体隐性低血磷性佝偻病（ARHR3）	*FAM20C*
骨纤维异常增殖症（FD）/McCune-Albright综合（MAS）	*GNAS*
低血磷性佝偻病伴甲状旁腺功能亢进（HRHPT）	*Klotho*异位
神经纤维瘤（NF）	*NF1*
线状皮脂腺痣综合征（LNSS）	*HRAS*
颅面骨发育不良（OGD）	*FGFR1*

9. 什么是ADHR？

ADHR是一种罕见的遗传性低血磷性佝偻病，由*FGF23*基因突变导致，为常染色体显性遗传。有4种致病突变可导致ADHR（p.R176Q, p.R176W, p.R179Q, p.R179W）。这些突变位于FGF23蛋白的176RXXR179/S180模体，其突变使蛋白酶不能识别并降解iFGF23，导致循环中有生物活性的FGF23水平升高，肾排磷增多，血磷降低，出现佝偻病或骨软化。

10. ADHR患者的临床特征是什么？

与其他低血磷性佝偻病相比，ADHR有其特殊的临床表现，如起病年龄不一，临床外显不全，症状起伏不定，部分患者的症状可自行缓解，其症状的严重程度与患者体内iFGF23的水平相关。根据起病年龄，ADHR患者可分为幼年起病及成年起病。幼年起病的ADHR表现为骨痛、下肢畸形、生长迟缓、牙龈脓肿等佝偻病症状。成年起病的ADHR表现为骨痛、乏力、活动受限、骨折等骨软化特征。ADHR的起病与缺铁相关，成年起病的女性患者常在产后及流产后等易患缺铁性贫血的时期起病。

11. 导致ADHR患者起病年龄不同的原因是什么？

导致ADHR患者起病年龄不同的原因尚不完全明确。通过总结就诊于北京协和医院内分泌科的8个ADHR家系并文献复习国际报道ADHR病例的临床资料和基因突变特点，发现基因型-表型的关联性可能是导致ADHR临床异质性的原因。在14例症状外显的ADHR患者中，携带FGF23蛋白p.R179突变的患者较p.R176突变的患者发病更早，且更易表现为佝偻病及下肢畸形。推测这种基因型－表型的关联性可能归因于两个突变位点对蛋白酶降解抵抗程度的不同（图12-5）。

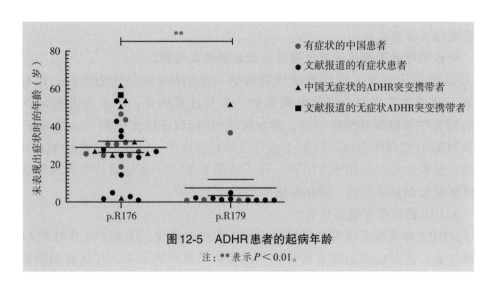

图12-5 ADHR患者的起病年龄

注：** 表示 $P < 0.01$。

12. ADHR的诱因是什么？

缺铁是ADHR起病的独特诱因。在就诊于北京协和医院内分泌科的14例ADHR患者中，10例在起病时表现为缺铁性贫血，同时伴有月经过多、月经初潮、妊娠、产后和慢性胃肠道出血等诱发缺铁性贫血的原因。另外2例成年期起病的患者虽未检测铁代谢指标，但分别在分娩和流产后出现症状，提示其发病也与缺铁有关。筛查低磷血症性佝偻病患者的铁代谢情况有助于ADHR与其他类型低磷血症性佝偻病鉴别。同时，对于已确诊ADHR的患者，在月经初潮、生产及流产等铁需求增加的时期，注意补铁，维持机体正常的铁代谢对疾病有良好的预防作用。

13. ADHR的起病为什么与缺铁有关？

铁在FGF23的代谢调节中发挥重要作用，铁缺乏可同时上调FGF23的生成与降解，从而使体内iFGF23维持在正常水平。ADHR由于FGF23的蛋白酶识别位点突变使FGF23对蛋白酶的降解产生抵抗。缺铁时，ADHR患者的FGF23生成增多，但降解仍是减少的，从而使循环中的iFGF23水平显著升高，出现血磷降低，引发疾病。研究表明，在缺铁状态下，健康人血清中仅cFGF23水平升高，iFGF23水平正常；而在ADHR患者中，缺铁可导致循环中cFGF23和iFGF23的水平显著升高，说明ADHR患者在铁缺乏状态下FGF23的生成与降解处于失偶联状态。

14. 纠正缺铁性贫血对ADHR的治疗有何作用？

纠正缺铁性贫血对ADHR的治疗十分重要。在2015年，Kapelari等首次发现纠正缺铁性贫血有利于ADHR患者血磷及FGF23的恢复。在另一项前瞻性研究中，5例ADHR患者接受口服铁剂和/或磷制剂联合骨化三醇治疗，12个月后3例合并缺铁性贫血的ADHR患者的症状明显改善，并最终达到停止铁剂与磷制剂治疗，而对于其他2例基线铁蛋白水平正常的患者，铁剂治疗对FGF23和血磷水平的影响较小。表明补铁治疗对于合并缺铁的ADHR患者的疗效更好。随着铁代谢指标的恢复，患者的血磷水平显著升高至正常水平，同时骨痛等症状明显改善，最终可达到停用磷制剂和骨化三醇，血磷持续维持正常的效果。

15. 补铁治疗是否适用于其他遗传性低血磷性佝偻病？

XLH是最常见的遗传性低血磷性佝偻病，由*PHEX*基因突变导致，伴有FGF23水平升高，肾磷丢失增加，以及低磷血症。值得注意的是，XLH患者血清铁水平与FGF23的相关性与健康对照组相似，即血清铁仅与cFGF23水平相关，而与iFGF23无关。这表明XLH患者体内FGF23的生成与降解是偶联的。因此，缺铁是ADHR起病的独特诱因，补铁治疗仅适用于ADHR，而不适用于XLH。其他遗传性低血磷性佝偻病的致病机制也与ADHR不同，因此补铁治疗同样不适用。

16. ADHR的治疗方案是什么？

由于ADHR患者临床表现的异质性，其治疗应个体化：①对于无症状的*FGF23*基因突变携带者，需要定期监测其血清铁代谢指标及血磷的水平，并注意预防缺铁的发生。②对于没有症状但有缺铁风险的患者（如初潮期女性患者、育龄期女性患者或素食者），建议按照指南予以补充铁剂进行预防性治疗。③对于已出现症状的患者，需要检查其铁代谢和血常规指标，及时补铁（3～6mg/kg的元素铁），纠正缺铁状态，同时补充中性磷和骨化三醇。在口服铁剂治疗期间，需定期监测患者的铁代谢指标，以防铁中毒或铁负荷过大。

17. 为何有研究报道静脉补铁可导致低磷血症？

文献报道，一些静脉补充铁制剂可能导致低磷血症，且含不同多碳水化合物的铁制剂引起低血磷的风险不近相同。目前，与低磷血症关系最明确的是羧基麦芽糖铁。在一项纳入55例缺铁性贫血患者的随机对照试验中，分别单次予患者静脉补充右旋糖酐铁或羧基麦芽糖铁，右旋糖酐铁治疗组cFGF23降低，iFGF23水平不变，而羧基麦芽糖铁组iFGF23升高，cFGF23下降，同时尿磷升高，血磷降低。尽管iFGF23升高仅持续数小时，但血磷在1月余后才恢复正常。在另一项纳入近2000例缺铁性贫血患者的研究中，50.8%患者接受羧基麦芽糖铁后出现低磷血症。羧基麦芽糖铁导致低磷血症的机制尚不明确，推测可能与羧基麦芽糖影响FGF23的翻译后修饰，如O-糖基化。目前，尚无口服铁制剂引起低磷血症的报道。

四、推荐阅读

［1］ECONS M J, MCENERY P T. Autosomal dominant hypophosphatemic rickets/osteomalacia: clinical characterization of a novel renal phosphate-wasting disorder［J］. J Clin Endocrinol Metab, 1997, 82（2）: 674-681.

［2］IMEL E A, PEACOCK M, GRAY A K, et al. Iron modifies plasma FGF23 differently in autosomal dominant hypophosphatemic rickets and healthy humans［J］. J Clin Endocrinol Metab，2011，96（11）：3541-3549.

［3］IMEL E A，LIU Z，COFFMAN M，et al. Oral iron replacement normalizes fibroblast growth factor 23 in iron-deficient patients with autosomal dominant hypophosphatemic rickets［J］. J Bone Miner Res，2020，35（2）：231-238.

［4］LIU C，ZHAO Z，WANG O，et al. Earlier onset in autosomal dominant hypophosphatemic rickets of R179 than R176 mutations in fibroblast growth factor 23：report of 20 Chinese cases and review of the literature［J］. Calcified Tissue International，2019，105（5）：476-448.

［5］LIU C，LI X，ZHAO Z，et al. Iron deficiency plays essential roles in the trigger，treatment and prognosis of autosomal dominant hypophosphatemic rickets［J］. Osteoporosis International，2021，32（4）：737-745.

（刘　畅　倪晓琳　夏维波）

病例 13 左大腿软组织包块、骨折

一、病历摘要

患儿，男性。9岁1个月。因"发现左大腿软组织包块9年，左下肢骨折7年"就诊。

（一）现病史

患儿为第1胎第1产，足月顺产，身长、体重与同龄儿无异（具体不详）。出生时发现左大腿根部软组织包块，外院行手术切除，术后诊为"淋巴管瘤病"（不详）。术后患者逐渐出现左下肢增粗，局部皮肤粗糙。母乳喂养2年，1岁2个月会行走。患儿2岁3个月时在轻微外力下发生左下肢骨折，行外固定保守治疗，骨折后7个月外院检查提示"骨折未愈合，左胫腓骨两端见骨质呈囊性变，骨质明显疏松"，为求进一步诊治而来北京协和医院就诊。患儿平素无明显骨痛，否认听力异常，否认胸闷、喘憋。否认多饮、多尿及尿中排结石病史。否认长期服用糖皮质激素及抗癫痫药物史。否认慢性肝肾疾病史。精神、睡眠可，智力与同龄儿相仿。

（二）既往史

无特殊。

（三）家族史

父母非近亲婚配，否认骨折家族史，否认类似疾病家族史。

（四）体格检查

身高141cm（同龄同性别儿中位数～+1SD），体重55kg（+2～+3SD）。生命体征平稳，心律齐。囟门已闭，巩膜不蓝，牙本质发育正常。未见皮肤牛奶咖啡斑。脊柱无侧凸，胸廓未见畸形，未及串珠肋，胸廓挤压痛（-）。胸椎无侧凸、后凸畸形、椎体叩压痛、髋部挤压痛（-）。左下肢活动受限，佩戴支具中，左下肢较右下肢肿胀明显，左下肢皮肤可见色素沉着斑，左侧腹股沟区可见多发皮肤局部突起，触之柔软，边界不清（图13-1）。双下肢等长，未见膝内、外翻畸形。手镯、脚镯征（-）。

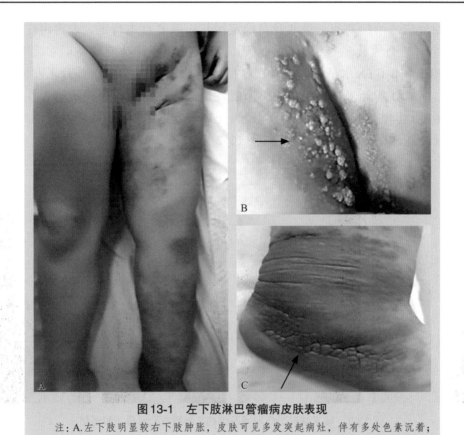

图13-1 左下肢淋巴管瘤病皮肤表现

注：A.左下肢明显较右下肢肿胀，皮肤可见多发突起病灶，伴有多处色素沉着；
B.左侧腹股沟区淋巴管瘤病灶；C.左下肢外踝处象皮肿样改变（黑色箭头）。

（五）辅助检查

血Ca 2.53mmol/L，血P 1.72mmol/L，ALP 219U/L，PTH 16.9pg/ml，25（OH）D 61.7ng/ml，β-CTX 1.0ng/ml。肝肾功能正常。骨密度：$L_2 \sim L_4$ 0.528g/cm²（Z值0.34），股骨颈0.588g/cm²（Z值 -0.05），全髋0.570g/cm²。左侧胫腓骨X线片：左胫腓骨下端骨皮质变薄、骨质异常，见囊状透亮区改变（图13-2基线）。

（六）诊断

大块骨溶解症，左下肢淋巴管瘤病。

（七）诊治经过

在获得患者家长同意，并书面签署知情同意书后，于2012—2015年每年给予患儿唑来膦酸5mg静脉滴注1次，共治疗4次，同时每天口服凯思立D 1片（每片含元素钙500mg），骨化三醇0.25μg qod治疗。患儿首次滴注唑来膦酸后出现发热，T_{max} 39.0℃，给予泰诺林对症治疗，4天后发热好转，再次唑来膦酸治疗期间，未再出现发热等急性期反应。治疗期间，患儿身高稳定增长，恢复自主行走，未再出现新发骨折。每6～12个月进行生化检查，患者的血钙、磷浓度和肝肾功能均在正常范围，骨转换生化指标ALP和β-CTX水平下降、骨密度持续上升（图13-3）。X线片示左侧胫腓骨骨皮质增厚，溶骨性病灶未进一步扩大，原囊性透亮区逐渐缩小，提示溶骨性病变缩小。因患者骨密度达同龄儿正常水平，且骨骼病变好转，近2年停止唑来膦酸治疗，其间患者骨密度及X线片提示病情维持稳定（图13-2）。

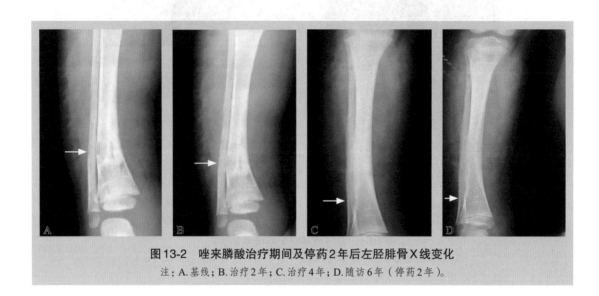

图13-2 唑来膦酸治疗期间及停药2年后左胫腓骨X线变化

注：A.基线；B.治疗2年；C.治疗4年；D.随访6年（停药2年）。

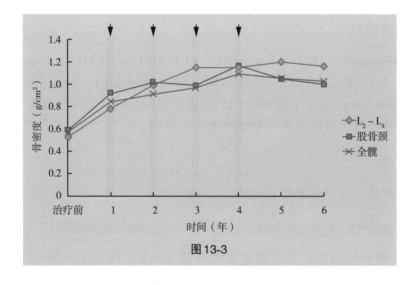

图13-3

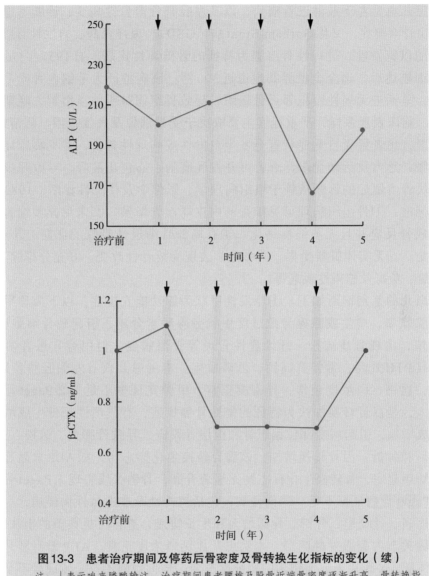

图 13-3　患者治疗期间及停药后骨密度及骨转换生化指标的变化（续）

注：↓表示唑来膦酸输注。治疗期间患者腰椎及股骨近端骨密度逐渐升高，骨转换指标尤其是骨吸收指标明显下降，停药2年后骨密度维持稳定。

二、病例分析

患者为9岁1个月男童，自幼起病，慢性病程，主要临床表现为左下肢淋巴管瘤病，左胫骨远端骨折不愈合，左下肢活动受限，佩戴支具中，左下肢较右下肢肿胀明显，左下肢皮肤可见色素沉着斑，左腹股沟区可见多发皮肤局部突起。辅助检查：骨吸收指标β-CTX轻度升高，血钙、磷、ALP、肝肾功能正常；骨密度正常；X线片提示左侧胫腓骨下端局限性囊状骨质溶解病灶、骨质疏松。

结合患儿典型左下肢淋巴管瘤病，以及左胫腓骨溶骨性病变，诊断考虑大块骨溶解症。大块骨溶解症，又称Gorham-Stout病（GSD）、鬼怪骨病、自发性骨吸收等，是一种罕见的以特发性、进行性骨溶解为特征的骨破坏性疾病。自1955年Gorham等对其进行详细描述后，迄今全世界共报道近300例。该病特征为毛细血管或毛细淋巴管异常增生，呈渐进无痛性侵犯邻近骨组织，导致骨组织被吸收、溶解，晚期可被纤维组织替代。临床表现多样，严重程度主要取决于受累部位及病变范围、病情进展情况。常起病隐匿，患者可无自觉症状直至发生自发性或病理性骨折，常见临床症状为局部钝痛、肿胀、乏力及活动受限，重者可并发乳糜胸、心包积液等，导致呼吸衰竭甚至死亡。大块骨溶解症的诊断依赖于组织病理学、影像学及排除性诊断，1983年Heffez提出诊断标准：①骨组织病理可见扩张的内皮样血管增殖。②未见异型细胞。③无或仅有轻微成骨反应并且无萎缩性钙化。④有局部骨渐进性吸收的证据。⑤非膨胀性、溃疡性病变。⑥无实体脏器受累。⑦影像学表现为溶骨性改变。⑧充分排除其他遗传、代谢、肿瘤、免疫及感染性疾病等。

本例患儿的鉴别诊断如下。①原发性甲状旁腺功能亢进症：以下简称甲旁亢，是由甲状旁腺腺瘤、增生或腺癌导致过度甲状旁腺激素分泌，引起破骨细胞活性增强、骨吸收加快，出现骨质疏松、纤维囊性骨炎等骨骼病变。但甲旁亢患者多为全身骨骼受累，且PTH升高，常伴有高钙、低磷血症。本例患儿仅有左侧胫腓骨局部病灶、PTH不高，血钙、磷浓度正常，骨密度正常，甲旁亢证据不足。②Paget骨病：多见于中老年人，是以骨转换加快为特征的慢性骨骼疾病，有代偿性新骨生成增加、骨吸收和骨形成增加，引起病变部位编织骨和板层骨镶嵌，导致骨膨大、疏松、血管增多，易发生畸形和骨折，因骨转换增加，该病骨转换生化标志物，如ALP常显著升高。本例患儿为幼年起病，骨转换生化标志物无显著升高，骨骼X线表现无Paget骨病的特征性改变，Paget骨病证据不足。③佝偻病：包括遗传性及非遗传性佝偻病，主要临床表现为骨骼疼痛、骨畸形、骨折、骨骺增大和生长缓慢，查体可见典型的串珠肋、手镯/脚镯征、膝关节内翻或外翻畸形。本例患儿血钙磷浓度正常、ALP无明显升高，无佝偻病相关体征，X线片未见佝偻病的特征性改变，与佝偻病不符。④成骨不全症：是由Ⅰ型胶原编码基因或其代谢相关基因突变所致的单基因遗传性骨病，以骨量明显低下、骨骼脆性增加和反复骨折为主要特征，常有蓝巩膜、关节韧带松弛、牙本质发育不全或听力异常等骨外表现。本例患儿无骨折家族史，只病变部位骨折一次，无反复骨折，骨密度正常，无蓝巩膜、关节韧带松弛等临床表现，骨骼X线片特点不支持成骨不全症诊断。⑤骨纤维异常增殖症：一种罕见的体细胞突变疾病，是编码鸟苷酸结合蛋白刺激型α亚基基因（GNAS）激活性体系突变，导致病变部位纤维性骨组织取代正常骨骼的疾病，影像学上表现为磨玻璃样改变，骨髓腔呈囊状膨胀。多骨型骨纤维异常增殖症可合并多种内分泌腺体功能亢进和皮肤牛奶咖啡斑，称为McCune-Albright综合征。本例患儿骨转换指标ALP正常，未见皮肤牛奶咖啡斑，影像学上未见骨骼膨胀性改变，骨纤维异常增殖症诊断证据不足。⑥感染性疾病：如骨结核等也可引起骨溶解，本例患儿既往无结核感染及接触史，无低热、盗汗等全身感染症状，结核等疾病证据不足。

综上，本例患儿有病理性骨折，影像学改变符合特征性溶骨性表现，合并淋巴管瘤病，随访过程中，未发现有其他遗传、代谢、肿瘤及感染性骨病证据，考虑大块骨溶解症诊断较为明确。

大块骨溶解症目前治疗面临挑战，已报道的治疗措施包括药物、手术及放疗。药物治疗有骨吸收抑制剂、干扰素 α-2b、血管内皮生长因子（VEGF）抗体等，但疗效均不确切，此外有 mTOR 抑制剂雷帕霉素治疗的临床试验。放疗用于治疗局部骨破坏或合并乳糜性胸腔积液者。手术治疗适用于骨折、骨畸形或缓解胸腔积液症状。本例患儿接受了骨吸收抑制剂唑来膦酸试验性治疗，联合钙剂和活性维生素 D 治疗后，骨转换指标降低、骨密度升高，病灶部位骨皮质增厚、骨吸收病灶无明显扩大，患儿活动能力恢复，停药 2 年后骨骼病灶稳定、无新发骨折，提示双膦酸盐治疗有一定效果。由于本例患儿年龄较小，还需继续随访，定期观察骨转换指标、骨密度、病灶及骨折情况。

三、临床查房

1. 什么是大块骨溶解症？

大块骨溶解症，又称 Gorham-Stout 病、鬼怪骨病、自发性骨吸收等，是一种罕见的溶骨性疾病，其确切的分子机制有待深入探索。该病发病机制可能为局部血管或淋巴管的异常增生，随着淋巴内皮细胞的不断增殖，呈渐进性、无痛性的侵犯邻近骨组织，导致骨组织被吸收、溶解，骨组织可被增生的淋巴管或血管组织替代。

2. 大块骨溶解症的组织学特征有哪些？

大块骨溶解症的病理表现为非特异性血管或淋巴管增生、纤维结缔组织增多及慢性炎症。病理表现分早期和晚期两个阶段：早期病变表现为骨溶解吸收，骨小梁可见薄壁毛细血管（或毛细淋巴管）组织的非恶性增殖，呈毛细血管样、窦状或海绵状；晚期骨质大量溶解，血管、淋巴管或纤维组织替代骨组织。通过免疫组化染色，两种常用的淋巴管内皮细胞分子标志物淋巴管内皮透明质酸受体 1（LYVE-1）和 D2-40，在患者的骨髓和皮质区有阳性表达，提示大块骨溶解症主要与脉管异常增生相关。

3. 大块骨溶解症的病因是什么？

可能与以下因素相关。①血管瘤：早期学者认为血管瘤与大块骨溶解症相关。Gorham 等认为大块骨溶解症患者病灶局部的血流量增加、pH 改变或机械压力增加可致内皮细胞增生而加快骨吸收；Heyden 等认为病灶区域血流量减缓可能导致局部缺氧，造成 pH 降低、各类水解酶活性增高，加快骨溶解。②淋巴管生成：研究表明淋巴管异常增生参与大块骨溶解病灶的发生，一方面淋巴管大量增生机械压迫骨组织；另一方面，淋巴管内皮细胞可分泌多种细胞因子，促进破骨细胞及抑制成骨细胞活性，导致骨溶解。③感染。④创伤：机械性损伤等。

4. 大块骨溶解症的发病机制是什么？

发病机制主要与淋巴管（或微血管）异常增生及骨吸收加快两个方面相关，骨溶解机制倾向于破骨细胞数目增多和活性增强所致。关于血管或淋巴管异常增生和骨溶解间是否存在因果关系，可能的解释是血管内皮生长因子 -C（VEGF-C）、VEGF-D和VEGF-A等细胞因子增加，促进淋巴管内皮细胞和血管内皮细胞增殖，白介素 -6（IL-6）、肿瘤坏死因子α可能也参与促进了破骨细胞活性增加。同时，包括硬骨抑素、Dickkopf蛋白和卷曲蛋白等细胞因子可能参与促进骨转换的加快，导致骨溶解加速。

5. 大块骨溶解症的临床特点有哪些？

大块骨溶解症可发生于任何年龄（7月龄至83岁），常见于5～25岁，无性别或种族差异。起病隐匿，病情进展缓慢，可累及全身骨骼，常见受累部位为上颌骨、下颌骨、锁骨、肋骨、颈椎、骨盆及股骨，骨溶解部位可累及单骨或多骨。但骨质溶解后无再生能力，可引发骨骼畸形、病变部位功能障碍等。

6. 大块骨溶解症有哪些临床表现？

大块骨溶解症的临床表现多种多样，取决于受累部位、病变范围、疾病进展速度等。起病隐匿，患者可能无自觉症状，直至出现自发或轻微外力下病理性骨折。最常见症状为局部疼痛，其他症状包括受累肢体肿胀、乏力和功能障碍；发生于颌面部的病变可导致面部不对称、咬合关系紊乱、下颌后缩及其并发的阻塞性睡眠呼吸暂停综合征；若病变合并乳糜胸或胸腔积液，常提示疾病预后不佳。脊椎受累患者可出现不同程度的感觉运动障碍、畸形、瘫痪等严重并发症。部分患者可以合并软组织、皮肤的血管瘤或淋巴管瘤样病变。

7. 大块骨溶解症的影像学表现有哪些？

大块骨溶解症患者的骨骼病变最初在X线片上可表现为小的可透光病灶，随着疾病进展，这些透光病灶扩大，呈现骨质溶解、破坏或缺损（图13-4）。少数患者可合并胸腔积液、心包积液等影像学改变。

8. 如何诊断大块骨溶解症？

大块骨溶解症无特异性检测指标，主要依靠影像学检查，并结合组织病理学检查，且排除其他代谢性、肿瘤性、遗传性、免疫性及感染性疾病。依据1983年Heffez诊断标准，病理学特点为有局部骨骼吸收，局部可见增生的淋巴管和血管性病变、未见异形细胞或溃疡性改变；影像学提示溶骨性表现。

9. 哪些检查有助于大块骨溶解症的诊断？

建议完成生化指标和影像学评估，目的是排除其他代谢性、肿瘤性、遗传性、免疫性及感染性疾病。基本生化指标包括：血常规、肝肾功能、血钙、血磷、25（OH）D、骨转换生化指标（ALP、P1NP、β-CTX）、甲状旁腺激素等。影像学：骨密度、受累部

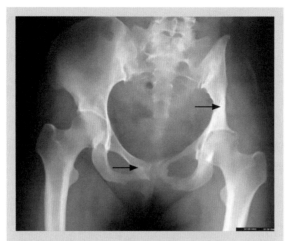

图13-4　大块骨溶解症患者髋部X线片

注：箭头示左侧髋骨、右侧耻骨多发骨质溶解。

位骨骼X线片，必要时进行胸部CT及超声心动图检查，评估有无乳糜胸或胸腔积液、上肢或下肢淋巴管核素显像。必要时行病变部位骨活检明确病理诊断。

10. 如何治疗大块骨溶解症?

目前大块骨溶解症的治疗极具挑战，主要治疗手段包括药物治疗、放疗及手术治疗。既往报道中较常用的药物为骨吸收抑制剂和干扰素α-2b。北京协和医院内分泌科在大块骨溶解症的诊治方面进行了长期探索及随访，积累了丰富的临床经验。我们总结了1980年1月至2013年12月我院确诊的大块骨溶解症患者12例（表13-1），其中男性4例，女性8例。诊断年龄为3～40岁（中位诊断年龄23岁）。骨痛、活动受限为最常见的临床症状，受累骨骼部位包括：骨盆（5例），肩胛骨（3例），锁骨（2例），颅骨（2例），以及胸骨、尺骨、胫腓骨各1例。其中4例合并乳糜胸，2例合并心包积液，2例合并淋巴管瘤病或血管瘤。有6例患者接受病灶部位骨活检，病理表现为新生血管及淋巴管增殖侵犯骨骼、原有血管壁变薄及骨结构消失（图13-5），未见异型细胞。免疫组化示增殖的新生血管内壁上特异的淋巴管内皮细胞标志物D2-40（＋），血管形成相关的标志物CD31、CD34、VEGF及VEGFR-3亦有表达（图13-5）。

表13-1　北京协和医院12例大块骨溶解症患者临床情况

患者	性别/年龄	症状	骨骼受累	胸膜受累	软组织/血管受累	并发症	治疗	预后
1	F/32	胸痛，呼吸困难	肋骨、腰椎	双侧受累，无乳糜胸	左胸壁淤斑	心包积液、溢乳	帕米膦酸及钙剂	骨量稳定
2	M/15	呼吸困难，皮肤硬化	胸骨、右侧股骨及肩胛骨	双侧乳糜胸	右胸壁、腹部及背部	肝大	钙及维生素D	失访
3	F/12	左前臂疼痛	左尺骨	—	—	—	拒绝治疗	失访
4	F/29	左髋疼痛	左髂骨	—	—	—	唑来膦酸及放疗（40Gy）	骨痛缓解，总体病情稳定
5	F/14	骨骼畸形	颅骨、骨盆、双侧股骨及胫腓骨	—	腰椎血管瘤	—	唑来膦酸（4mg/年）	总体病情缓解
6	F/21	头痛	枕骨、牙槽骨、左侧髂骨、双侧骶骨、右侧股骨	—	—	—	唑来膦酸，伊班膦酸	总体病情缓解
7	M/32	胸痛	胸骨、右侧股骨及肩胛骨	双侧乳糜胸	—	呼吸衰竭、咯血	胸导管结扎	呼吸衰竭加重，需机械通气
8	F/22	胸痛	$C_4 \sim C_7$、双侧股骨、胸骨、肋骨，右侧锁骨、肩胛骨及髂骨	左侧乳糜胸	—	—	帕米膦酸	胸腔积液缓解，肋骨溶解加重
9	F/40	下腰部疼痛	顶骨、胸骨、T_4、肋骨、双侧耻骨及坐骨				帕米膦酸及放疗	起始缓解，2年后病情再次进展
10	F/37	骨痛	右肩胛骨及锁骨	—	—	—	帕米膦酸	病情稳定
11	M/3	骨折	左侧胫骨	—	左大腿淋巴管瘤	—	唑来膦酸	病情稳定
12	M/23	骨痛	右侧第9～12肋骨	右侧乳糜胸	—	—	唑来膦酸及放疗	病情未再进展

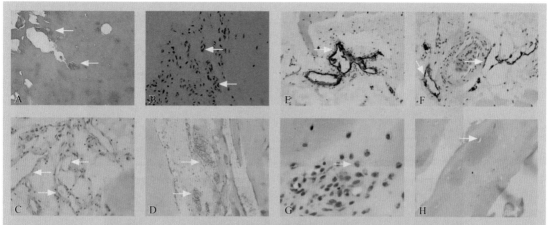

图13-5　大块骨溶解症病灶处病理切片及免疫组化（×10）

注：A.箭头示血管瘤样血管生成；B.箭头示原有血管壁变薄；C.箭头示骨髓腔内淋巴管增生；D.箭头示骨髓腔内大量血管生成；E.箭头示CD31、CD34（＋）；F.箭头示血管内皮部位D2-40（＋）；G.箭头示VEGFR-3（＋）；H.箭头示骨骼内新生血管VEGF弱（＋）。

北京协和医院的患者中有9例接受双膦酸盐治疗，其中6例为静脉双膦酸盐（帕米膦酸60毫克/次每年1次或唑来膦酸4毫克/次每年1次），并口服钙剂（元素钙1.2g/d）及活性维生素D（骨化三醇0.25μg/d）治疗；3例则接受静脉双膦酸盐联合放疗。其中单独应用双膦酸盐治疗组，平均随访30个月，其中最长双膦酸盐治疗疗程及随访年限者为7年。双膦酸盐联合放疗组平均随访时间为14个月，最长随访时间2年。9例患者均有骨痛缓解、β-CTX水平下降及骨密度上升，6例患者（4例接受单独双膦酸盐治疗及2例联合放疗）影像学示总体病情稳定，原病灶无进一步扩大，未见新发骨溶解病灶（图13-6）。提示双膦酸盐对延缓大块骨溶解病灶的进展有一定疗效。3例病情变化患者，1例接受帕米膦酸联合放疗，初期病情缓解，随访第2年后出现新发溶骨病灶；1例帕米膦酸输注后，胸腔积液情况有改善，但原肋骨溶解病灶仍有进展；另1例接受7年帕米膦酸治疗，其间骨骼病变稳定，但最终因纵隔淋巴管瘤病及心力衰竭去世。

其他尝试用于治疗大块骨溶解症的药物包括贝伐珠单抗（VEGF-A抗体）、普萘洛尔、低分子量肝素、糖皮质激素、活性维生素D和降钙素等，但均为个案报道，尚难以得出药物有效性的共识。此外，近期有应用mTOR抑制剂雷帕霉素治疗大块骨溶解症的临床研究，结果显示7例患者中，3例经雷帕霉素治疗后有不同程度的临床症状或影像学改善，另外4例病情无明显变化。放疗常用于无法耐受手术者，或与手术联合治疗局部骨破坏或合并乳糜性胸腔积液者。

大块骨溶解症的病情发展趋势尚不清楚，有的患者病情进展缓慢，而少数患者疾病可迅速发展，研究显示合并胸腔积液的患者可能预后不佳。探索疾病早期预警、精准诊断及有效治疗的新型标志物十分重要。

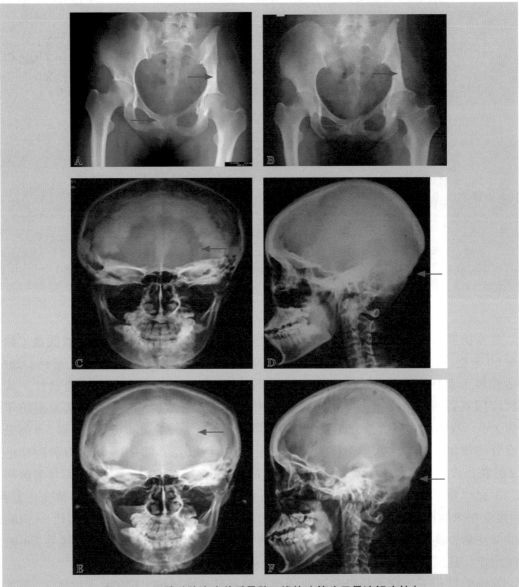

图13-6 双膦酸盐治疗前后骨骼X线片（箭头示骨溶解病灶）

注：A. 治疗前左髂骨X线片；B. 唑来膦酸联合放疗1年后左髂骨X线片；C～D. 治疗前头颅正侧位片；E～F. 帕米膦酸治疗7年后头颅正侧位片。

四、推荐阅读

［1］LIU Y，ZHONG D R，ZHOU P R，et al. Gorham-Stout disease：radiological，histological，and clinical features of 12 cases and review of literature［J］. Clin Rheumatol，2016，35（3）：813-823.

［2］ROSSI M，BUONUOMO P S，BATTAFARANO G，et al. Dissecting the mechanisms of bone loss in Gorham-Stout disease［J］. Bone，2020，130：115068.

［3］HAGENDOORN J，YOCK T I，BOREL RINKES IH，et al. Novel molecular pathways in Gorham disease：implications for treatment［J］. Pediatr Blood Cancer，2014，61（3）：401-406.

［4］DELLINGER M T，GARG N，OLSEN B R. Viewpoints on vessels and vanishing bones in Gorham-Stout disease［J］. Bone，2014，63：47-52.

［5］RICCI K W，HAMMILL A M，MOBBERLEY-SCHUMAN P，et al. Efficacy of systemic sirolimus in the treatment of generalized lymphatic anomaly and Gorham-Stout disease［J］. Pediatr Blood Cancer，2019，66（5）：e27614.

（赵笛辰 李 梅）

病例14 颈部肿物、食欲减退、高钙危象

一、病历摘要

患者，男性，40岁。因"发现颈部肿物7年余，食欲减退、口干2个月"入院。

（一）现病史

患者7年前无意中发现左侧颈部肿物，无疼痛、压迫感等不适，外院就诊多次行B超检查考虑"咽食管憩室"，定期随访复查。近2个月无明显诱因自觉颈部肿物较前增大，伴食欲减退，间断恶心、呕吐，呕吐物为胃内容物，呕吐次数0～3次/日，无明显规律，口干，饮水多，每日饮水量3～4L，夜尿频，3～4次/夜，伴全身乏力，双下肢肌肉酸痛，双侧大腿为著，无骨痛、骨折、身高缩短，无尿中排石。2020年12月31日就诊我院耳鼻喉科，甲状腺及颈部淋巴结超声：甲状腺左叶上极混合回声，1.0cm×0.8cm，形态规则，边界清，内见中高回声，0.8cm×0.6cm，左侧颈根部见混合回声，约3.8cm×3.3cm×3.4cm，形态规则，周边可见低回声，边界清。食管造影：约T_1水平，食管左侧壁具有弧形受压改变，考虑甲状旁腺来源肿瘤。颈部增强CT＋重建：左颈根部混杂密度肿物伴强化，甲状腺左叶与其分界不清，考虑肿瘤性病变，需警惕恶性；甲状腺左叶结节。查血常规：PLT $366×10^9$/L，WBC $5.64×10^9$/L，NEUT# $3.22×10^9$/L，Hb 119g/L；血生化：Ca 4.78mmol/L（2.13～2.70mmol/L），Cr（E）315μmol/L，BUN 12.91mmol/L。2021年2月1日就诊急诊，查生化＋心肌酶：K 2.8mmol/L，Ca 3.88mmol/L，cTnI 0.205μg/L；血气分析：pH 7.44，PCO_2 47mmHg，PO_2 85mmHg，Lac 1.8mmol/L，HCO_3^- 31.2mmol/L，ABE 6.5mmol/L。病程中无胸闷、胸痛、心悸等，食欲欠佳，每1～2天排便1次，粪便性状正常，小便如上述，无精神、神经症状，2个月来体重下降约12kg。

（二）既往史

5年来多次测血压升高，最高达160/100mmHg，未治疗；3年前体检时肾功能正常；轻至中度脂肪肝病史3年；1个月来反复出现双眼结膜充血。

（三）家族史

父亲泌尿系结石病史，血钙及PTH正常。

（四）体格检查

血压136/78mmHg，心率106次/分，呼吸频率21次/分，SpO_2 96%@RA。甲状腺Ⅱ度肿大，可触及结节感，无压痛，左颈部可触及包块，大小约4cm×3.5cm，边界清楚，无触痛，双侧颈部未闻及血管性杂音。心、肺、腹查体无特殊。脊柱无压痛、叩击痛。

（五）辅助检查

[**实验室检查**] 入院后完善检查，血、尿、便常规以及肝功能正常，肾全：K 3.3mmol/L，Cr 205μmol/L；血气分析：提示呼吸性碱中毒；骨代谢：血清白蛋白校正Ca 3.64mmol/L，游离Ca 1.69mmol/L，血P 1.02mmol/L，PTH 1799.0pg/ml，ALP 275U/L，β-CTX＞6ng/ml，P1NP＞2400ng/ml，25（OH）D 7.5ng/ml，24hUCa 1.2mmol。

[**影像学检查**] 骨密度：股骨颈Z值0.0，全髋Z值0.0，$L_2 \sim L_4$ Z值0.1。头颅正侧位片：颅骨骨质疏松，右侧颞部类圆形稍高密度影（图14-1A）。双手放大像：双手及腕关节骨质疏松，左手第3中节指骨局部硬化可能（图14-1B）。胸腰椎侧位、骨盆正位片：大致正常。盆腔CT：腰椎、骨盆、双侧股骨近端密度不均，多发低密度影，纤维囊性骨炎可能（图14-2）。泌尿系超声：双肾体积稍大伴弥漫性病变，双肾多发囊肿，双肾多发结晶或结石形成，右肾周少许渗出。^{99m}Tc-MIBI甲状旁腺显像：甲状腺

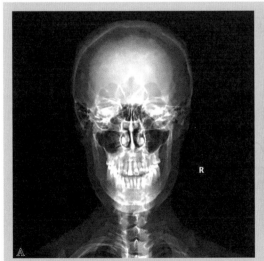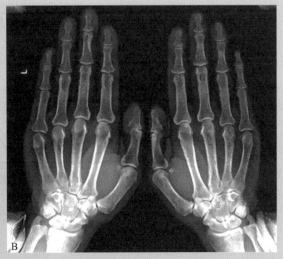

图14-1 骨骼X线

注：A.头颅X线；B.双手X线。

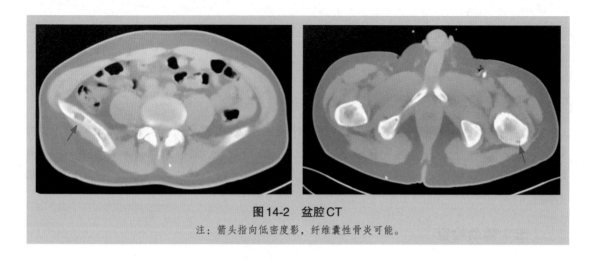

图14-2　盆腔CT

注：箭头指向低密度影，纤维囊性骨炎可能。

左叶后方可见一低密度占位，边界清晰，大小约3.8cm×2.6cm×4.3cm，放射性摄取明显增高，考虑为功能亢进的甲状旁腺组织可能性大。

［家族性甲旁亢相关检查］MEN方面：腺垂体功能、降钙素、24小时尿儿茶酚胺均正常，甲状腺超声（－）。颌骨CT平扫＋三维重建：上颌骨及所及颅骨骨质密度弥漫不均匀减低；所及双侧枕骨见结节状高密度影；双侧下颌头略小，下颌骨骨质密度弥漫不均匀减低。

［基因检测］提取患者外周血白细胞基因组DNA，进行CDC73基因的Sanger测序，发现第7号外显子缺失突变：NM_024529.5：c.687_688delAG，p.Arg229fs（图14-3）。

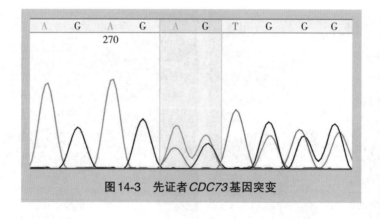

图14-3　先证者CDC73基因突变

（六）诊断

根据临床表现及血尿生化检查，考虑原发性甲状旁腺功能亢进症（PHPH）、高钙危象诊断明确，甲状旁腺癌可能性大。

（七）治疗

1. 高钙危象、甲状旁腺占位

入院后给予水化、间断连续性肾替代疗法（CRRT）、鲑鱼降钙素200U q8h降血钙，监测血钙3.68mmol/L→3.2mmol/L。

2月3日急诊行左侧甲状旁腺癌根治术（左侧甲状旁腺占位及甲状腺左侧叶切除＋左侧中央区淋巴结清扫术）：术中可见左侧甲状旁腺巨大肿物，质地韧，大小约4cm×3cm；周围可见被挤压的左叶甲状腺组织；考虑左侧甲状旁腺癌可能性大，肿物与食管表面肌层关系密切，侵犯约2cm×1.5cm食管表面，紧邻食管肌层表面游离肿物，将肿物完整切除。

术后病理回报：（左侧甲状旁腺及肿物及甲状腺）甲状旁腺来源肿瘤，有异型性，可见核分裂，厚纤维包膜及纤维分隔，未见明确脉管及神经侵犯，未侵及周围淋巴结，结合免疫组化，考虑为甲状旁腺癌。免疫组化结果：AE1/AE3（＋），CD34（血管＋），CD56（部分＋），CgA（＋），CK19（＋），Ki-67（热点区index 30%），PTH（＋），Syn（局灶＋），Thy（－）。

术后第1天查血钙3.02mmol/L，PTH 21.7pg/ml，之后血钙水平逐渐降低，术后第15天血钙最低值1.5mmol/L，患者主要表现为口周及肢端麻木，无明显手足搐搦、谵妄、惊厥等。术后1周查血PTH 60.7pg/ml，β-CTX 1.02ng/ml，TP1NP＞2400ng/ml，ALP 1132U/L。予口服碳酸钙＋静脉葡萄糖酸钙＋骨化三醇＋镁剂治疗（其间元素钙最大剂量为每日3000mg，骨化三醇最大剂量为每日3μg，后逐渐稳定在元素钙每日1200mg，骨化三醇每日1.5μg），同时因维生素D缺乏，予普通维生素D 30万U分次口服，监测血钙可稳定于2.0～2.1mmol/L，无明显口周及双手麻木。

2. 慢性肾衰竭急性加重

患者入院后血肌酐（275μmol/L）、尿素氮升高，尿量每日3000～4800ml，予间断CRRT，但监测肌酐逐步上升至502μmol/L，考虑患者慢性肾衰竭急性加重与容量、手术、应激等肾前性因素相关，予对症支持处理，术后肌酐水平逐渐下降至160～180μmol/L。

3. 心脏方面

患者入室后cTnI、心肌酶升高，心电图无动态变化，超声心动图：EF 77%，左心室心肌肥厚，考虑高钙危象累及心肌所致，密切观察，未予特殊治疗。2月19日复查心肌酶：NT-proBNP 1014pg/ml，cTnI＜0.017μg/L，CK-MB-mass＜0.5μg/L，CK 90U/L。

4. 随访

目前已随访9个月，患者无明显手足搐搦或麻木，无声嘶，无骨痛、新发骨折、肉眼血尿。监测血钙2.21～2.28mmol/L。

二、病例分析

　　患者青年男性，慢性病程，急性加重。主要临床表现为7年前发现颈部肿物，近2个月出现恶心、呕吐等胃肠道症状，伴有多饮、多尿等高钙血症相关症状。辅助检查提示高钙血症，最高为4.78mmol/L，结合其相关临床表现，考虑高钙危象诊断明确。高钙危象病因方面，结合患者血清PTH水平显著升高，定性诊断考虑PHPT。定位诊断方面，甲状旁腺超声、MIBI显像、颈部CT均提示甲状腺左叶占位性病变。患者出现高钙危象、PTH显著升高、肿瘤体积大，术中观察到肿瘤侵犯食管表面，提示甲状旁腺癌可能，故手术方式为左侧甲状旁腺癌根治术，较为彻底地清除致病灶及周围组织、淋巴结。术后病理亦支持甲状旁腺癌诊断。并发症评估方面，患者存在纤维囊性骨炎（腰椎、骨盆、双侧股骨近端），骨转换指标水平明显升高；泌尿系方面，患者有慢性肾衰竭、双肾多发结石，支持有骨骼及泌尿系统的靶器官受累。

　　患者发病年龄偏轻，有肾结石家族史（虽然后期筛查其父血钙及PTH正常），超声提示肾多发囊肿，结合病理诊断甲状旁腺癌，需考虑是否存在甲旁亢-颌骨肿瘤（HPT-JT）综合征的可能。HPT-JT是由于 CDC73 基因胚系突变引起的常染色体显性遗传病，早发的原发性甲旁亢是HPT-JT的最主要表现，其中甲状旁腺癌的风险明显增加（15%），其他常见表现包括颌骨骨性纤维瘤（15%），肾脏受累（25%～50%，包括错构瘤、多囊肾、肾母细胞瘤），女性子宫肌瘤（75%）。本例患者完善下颌骨CT未见明确颌骨占位性病变，但合并肾脏多发囊肿，因此进行了 CDC73 基因检测，结果显示其携带可导致截短蛋白的致病性突变。

　　治疗方面，针对高钙危象，给予水化、利尿、鲑鱼降钙素治疗，因肾衰竭，存在静脉双膦酸盐的禁忌证，予CRRT降钙处理，但治疗后血钙水平下降不满意且不能长时间维持，遂行急诊手术，术后血钙、PTH下降提示手术成功。术后出现顽固的低钙血症、低镁血症，血钙最低值1.45mmol/L，血镁最低值0.57mmol/L，同时骨形成指标较前明显升高：血清ALP 378U/L→1132U/L，TP1NP＞2400ng/ml，骨吸收指标较前下降：β-CTX大于检测上限→1.02ng/ml。本例患者存在骨饥饿综合征（HBS）多项相关风险因素：病程时间长，肿瘤体积大，血钙、PTH、ALP明显升高，骨骼受累。考虑出现HBS，予以口服补钙、补镁、大剂量活性维生素，监测血钙逐渐升至正常。

　　患者甲状旁腺癌诊断明确、术中见肿瘤侵犯食管，且其携带 CDC73 基因的胚系突变，考虑PHPT复发风险较高，因此需要长期甚至终身随访，在患者同意下对其一级亲属也应进行相应基因突变的筛查以期早期诊断，或进行必要的PHPT相关生化指标的筛查。

三、临床查房

1. 高钙血症及高钙危象如何定义？

高钙血症指血清总钙或游离钙大于正常值上限，通常参照血总钙水平分为轻度、中度、重度。轻度高钙血症：血清总钙＜3mmol/L；中度高钙血症：血清总钙3～3.5mmol/L；重度高钙血症：血清总钙＞3.5mmol/L。如血清总钙＞3.5mmol/L，同时可导致一系列严重的临床征象，即称高钙危象。

2. 高钙血症的处理原则有哪些？

首要原则为积极寻找高钙血症病因并去除。对症治疗方面，对轻度高钙血症和无临床症状的患者，一般不需药物降钙治疗；对有症状及体征的中度高钙血症患者，需积极治疗；当血钙＞3.5mmol/L时，无论有无临床症状，均需立即采取有效措施降低血钙水平。治疗方法包括扩容、促进尿钙排泄、抑制骨吸收等。

3. 对于高钙血症或高钙危象的患者，如何进行水化或扩容？

一方面鼓励患者多饮水，另一方面生理盐水补充可用于纠正脱水、增加肾小球钙的滤过率、降低肾小管对钠和钙的重吸收，促进尿钙排泄。水化方法为开始24～48小时每日持续静脉滴注2000～4000ml，伴以口服生理盐水1000～4000ml/d，对于不同患者，水化的积极程度必须根据患者的容量状况、血压、基础心功能及肾功能等多方面因素考虑，老年患者及心肾衰竭患者静脉输注生理盐水应慎重。充分补液可使血钙降低0.25～0.75mmol/L。

4. 对于高钙血症或高钙危象的患者，如何应用利尿剂？

在细胞外液容量补足后，可考虑应用袢利尿剂促进尿钙排泄。袢利尿剂呋塞米和利尿酸钠作用于肾小管髓袢升支粗段，可抑制钠和钙的重吸收，促进尿钙排泄。具体剂量为呋塞米20～40mg静脉注射，应用过程中注意避免水、电解质紊乱。而噻嗪类利尿剂减少尿钙排泄，可加重高血钙，为绝对禁忌。

5. 对于高钙血症或高钙危象，如何应用骨吸收抑制剂？

由于破骨细胞骨吸收的增加是绝大多数高钙血症患者最常见和重要的发病机制，因此，目前常用阻断破骨细胞骨吸收的药物降低血钙。此类药物的早期使用还可避免长期大量使用生理盐水和呋塞米造成的水和电解质紊乱。在高钙危象时常使用的骨吸收抑制剂包括以下两类。

（1）降钙素类：药物起效快，2～6小时血钙可下降0.5mmol/L。常用剂量：鲑鱼降钙素2～8U/kg，q12h～q6h皮下或肌内注射，鳗鱼降钙素类似物0.4～1.6U/kg q12h～q6h皮下或肌内注射。破骨细胞的降钙素受体多在72～96小时快速降调节，导致药物作用逸脱，因此降钙素多用于双膦酸盐药物起效前的过渡期。

（2）静脉双膦酸盐类：包括帕米膦酸钠、伊班膦酸钠和唑来膦酸，用药后血清钙通常在24小时内下降，并在单次输注后的1周内达到最低点，此时70%～90%患者血钙能降至正常水平，效果可持续 1 ～ 3 周。常用剂量：唑来膦酸每次 4mg 加入 100ml 生理盐水中静脉滴注 15 分钟以上，伊班膦酸钠每次 2 ～ 6mg 加入 500ml 液体中静脉滴注 2 小时以上，帕米膦酸钠每次 30 ～ 60mg，加入 500ml 液体中静脉滴注 4 小时以上。用药前需明确患者肌酐清除率 ＞ 35ml/min。常见不良反应包括输注部位可能会出现局部疼痛或肿胀、输注后 1 ～ 2 天的低热、短暂性淋巴细胞减少、轻度低磷血症或低镁血症。

6. 高钙血症的其他治疗方法有哪些？

血液滤过、血液透析、腹膜透析可迅速降低血钙，用于上述治疗无效或不能应用的高钙危象，可治疗顽固性或肾衰竭的高钙危象。可使用低钙或无钙透析液进行腹膜透析或血液透析。

此外，对于原发性甲旁亢慢性高钙血症的长期治疗，钙敏感受体激动剂（西那卡塞）可通过别构效应增加甲状旁腺钙敏感受体对钙的敏感性，减少 PTH 分泌。该药被欧美批准用于不能手术或手术效果不佳（如甲状旁腺癌）慢性高钙血症的治疗。卧床的患者应尽早活动，以避免和缓解长期卧床造成的高钙血症。

7. PHPT 的病理类型有哪些？

PHPT 由甲状旁腺肿瘤引起，病理类型主要包括腺瘤、增生和腺癌 3 种。多数西方国家单发甲状旁腺腺瘤占 80% ～ 85%，甲状旁腺增生或多发腺瘤占 10% ～ 15%，甲状旁腺癌不及 1%。日本、意大利及国内报告的病例系列中甲状旁腺癌比例相对较高，为 5% ～ 7%。统计北京协和医院住院患者中腺瘤比例与国外相仿，但腺癌的比例达到 7%，上海瑞金医院报告 PC 比例为 5.96%。

8. 甲状旁腺癌的临床特点有哪些？

较甲状旁腺良性肿瘤，甲状旁腺癌更易出现如下表现：肿瘤直径 ＞ 3cm，或可触及；PTH 超过正常值上限 3 ～ 10 倍甚至更高；临床表现可更加严重；甲状旁腺 B 超：体积大、回声质地不均、形态不规则、边界不清、结节内钙化、局部浸润。需注意，甲状旁腺良恶性肿瘤的临床特征存在一定重叠，单从临床特点无法明确判断病理类型。

9. 甲状旁腺癌的病理特点有哪些？

术中大体可呈分叶状，形态不规则，质硬；常被厚实的灰白色纤维包裹和分隔；切面可有钙化和囊性变；与甲状腺或周围肌肉等组织粘连。组织病理可表现为核分裂活跃（ ＞ 5/50HPF）、病理性核分裂象、显著的核仁、宽大的胶原条索间隔（90%）和坏死。诊断恶性需要符合以下标准：有向邻近结构侵袭性生长的证据，如甲状腺和软组织、包膜和 / 或包膜外血管或神经周隙；和 / 或已证实有转移者。

10. 甲状旁腺癌是否会发生转移？

约 25% 的甲状旁腺癌会发生远处转移，常见转移部位包括肺（40%）、颈部淋巴结（30%）、肝（10%），其次为骨、心包、胰腺、脑（罕见）。

11. 甲状旁腺癌手术治疗方案有哪些？

手术治疗方案如下。①对甲状旁腺癌的首次手术应完整切除病灶，并同时切除同侧甲状腺腺叶，以降低复发率和病死率。②对于术后才诊断的甲状旁腺癌，部分学者认为可能需再次手术。③对于复发的甲状旁腺癌，再次手术前需进行多种影像学检查，以确定病灶部位。

12. 甲状旁腺癌的其他治疗方法还有哪些？

其他治疗如下。①化疗：对甲状旁腺癌一般无效，仅有个例成功的报道。②放疗：甲状旁腺癌对放疗不敏感，虽然有初次手术后辅助放疗减少局部复发的报道，但例数较少，随访时间短。辅助放疗可能仅在有高危复发风险的甲状旁腺癌患者中尝试。③对于局部病灶，如肺转移和椎体转移，有尝试射频消融或无水乙醇或联合经皮椎体成形术破坏转移灶的个例报道。④精准/分子靶向性癌症治疗：一些转移性/手术无法治愈的甲状旁腺癌可能携带肿瘤特异性突变（如PI3K/AKT/mTOR通路相关基因的突变），可尝试针对这类突变的新型靶向治疗药物。⑤生物疗法：基于基因产物（如Parafibromin蛋白、甲状旁腺肿瘤细胞增殖的抑制因子）的生物制剂、端粒酶抑制剂（如齐多夫定）及免疫疗法等新兴疗法在体外研究中取得了一定结果，尚需要临床研究观察其效果。

13. 甲状旁腺癌的相关基因有哪些？

*CDC73/HRPT2*基因的失活性突变与甲状旁腺癌的发生有关，散发性甲状旁腺癌中*CDC73/HRPT2*基因突变检出率为46%～70%。这是一种抑癌基因，编码含531个氨基酸残基的Parafibromin蛋白，该蛋白为人类Paf1/RNA聚合酶Ⅱ复合体的组成部分，参与多种基因的转录调控，甲状旁腺癌的组织中Parafibromin蛋白表达可缺失或减少。*CDC73/HRPT2*基因的胚系失活性突变还与HPT-JT综合征、家族性孤立性甲旁亢的发生有关。此外，近期包括全外显子测序在内的研究发现了一些可能与甲状旁腺癌有关的基因，如*GCM2*基因的激活性突变和*PRUNE2*基因突变。

14. 疑诊遗传性/家族性PHPT需要进行哪些临床筛查？

PHPT患者中5%～10%为遗传性或家族性或综合征性PHPT，其中最常见的类型为多发性内分泌腺瘤病1型（MEN1），还可见于MEN2A、HPT-JT综合征等。MEN1其他组分包括腺垂体腺瘤、胃肠胰腺神经内分泌肿瘤，MEN2A其他组分包括嗜铬细胞瘤、甲状腺髓样癌；如为功能性肿瘤则表现为相关激素分泌增多的临床表现，如GH分泌过多导致手足增大、面容改变等，如为无功能腺瘤，则多由于肿瘤压迫症状就诊，如视力/视野改变、头痛等；故需对相关激素水平进行检测，并完善相关影像学定位检查。疑诊HPT-JT综合征患者需完善牙龈肿物或颌骨CT、肾脏超声/腹部CT评估有无肾肿瘤或囊肿，女性患者需明确有无子宫肌瘤、发生时间及是否多发。

15. 什么是HBS？

HBS见于术前骨骼病变较重的患者，是由于PTH水平降低后破骨细胞活性突然降低而成骨细胞活性仍然存在，促使钙磷沉积于骨，以低钙血症、低磷血症、低镁血症和升高的ALP水平、低尿钙为特征，严重低钙血症可导致手足搐搦，甚者危及生命。

16. 在PHPT患者中，术后发生HBS的危险因素有哪些？

PHPT患者中，高龄（60岁以上）、绝经、维生素D缺乏、骨病程度重（纤维囊性骨炎，ALP水平高）、术前血钙和PTH水平较高、巨大甲状旁腺肿瘤（＞5cm）为术后发生HBS的危险因素。

17. PHPT术后HBS如何预防？如何治疗？

（1）预防：术前根据维生素D水平补充普通维生素D，如骨转换指标明显升高可考虑术前应用静脉双膦酸盐。

（2）治疗：①如能口服，每日口服补充元素钙2～4g、活性维生素D 0.5～4μg。②口服困难或症状较重者给予静脉补钙：1～2g葡萄糖酸钙加入5%葡萄糖溶液50ml中缓慢滴注（10～20分钟），11g葡萄糖酸钙（990mg元素钙）加入0.9%氯化钠注射液或5%葡萄糖液，配成1000ml溶液，起始滴注速率50ml/h（相当于50mg/h），根据症状和血钙水平调节输液速度，通常的剂量范围为0.5～2mg/（kg·h），维持血钙正常低限。③如合并低镁血症，需要补充元素镁。

四、推荐阅读

［1］WALKER M D，SHANE E．Hypercalcemia：a review［J］．JAMA，2022，328（16）：1624-1636.

［2］ZHU C Y，STURGEON C，YEH M W．Diagnosis and management of primary hyperparathyroidism［J］．JAMA，2020，323（12）：1186-1187.

［3］BILEZIKIAN J P，KHAN A A，SILVERBERG S J，et al．International Workshop on Primary Hyperparathyroidism．Evaluation and management of primary hyperparathyroidism：Summary Statement and Guidelines from the Fifth International Workshop［J］．J Bone Miner Res，2022，37（11）：2293-2314.

［4］GOKOZAN H N，SCOGNAMIGLIO T．Advances and updates in parathyroid pathology［J］．Adv Anat Pathol，2023，30（1）：24-33.

［5］JAIN N，REILLY R F．Hungry bone syndrome［J］．Curr Opin Nephrol Hypertens，2017，26（4）：250-255.

（宋　桉　王　鸥）

病例15 血钙升高、尿钙降低

一、病历摘要

患者，男性，58岁。因"发现血钙升高11年"入院。

（一）现病史

患者2009年起体检发现血钙升高，校正Ca 2.82mmol/L（2.13～2.70mmol/L），无不适。此后每年规律体检，多次查校正Ca 2.55～2.82mmol/L。2020年9月起就诊我院门诊，查血校正Ca 2.73mmol/L，游离Ca 1.35mmol/L，P 1.02mmol/L，PTH 35.8pg/ml，24hUCa 0.62mmol。甲状旁腺超声：未见异常。甲状旁腺显像：未见异常。患者否认口干、多饮、多尿，否认骨痛、骨折、身高变矮，否认血尿、尿中排石。起病以来，食欲、睡眠好，精神、体力正常，夜尿2次，大便每日1次，近2年体重下降8kg。

（二）既往史

高脂血症、右侧肩周炎。

（三）家族史

育有2女，父亲患高血压，因脑出血去世，母亲因肝血管瘤去世，有4兄2姐，家中多人查血钙、PTH、尿钙见表15-1。家系图见图15-1。

（四）体格检查

血压130/90mmHg，BMI 23.9。甲状腺无肿大，胸骨、肋骨无压痛，右肩关节压痛伴活动受限，心、肺、腹（－），肾区叩痛（－），神经系统查体（－）。

（五）辅助检查

［**常规检查**］血常规、尿常规、便常规、肝肾功能均正常。

［**骨代谢指标**］校正Ca 2.70mmol/L，游离Ca 1.40mmol/L，P 1.05mmol/L，Mg 0.87mmol/L（0.70～1.10mmol/L），PTH 27.8pg/ml，β-CTX 0.29ng/ml（0.26～0.51ng/ml），

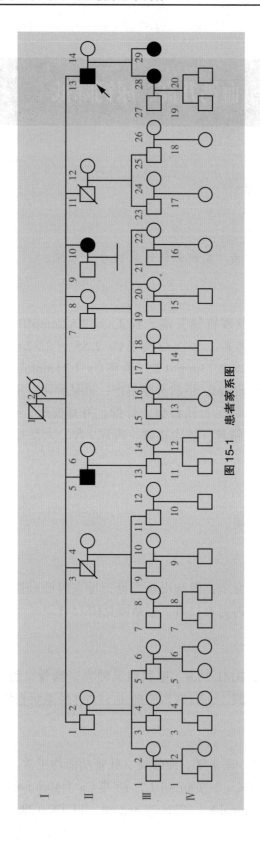

图15-1 患者家系图

表15-1　患者家系成员的血尿生化指标

家系成员	cCa（mmol/L）	参考范围（mmol/L）	PTH（pg/ml）	24hUCa（mmol）	尿钙排泄分数	25（OH）D（ng/ml）
Ⅱ-1 大哥	2.38	2.20～2.65				
Ⅱ-5 三哥	2.59	2.13～2.70	59.0	1.01	0.0026	25.5
Ⅱ-8 大姐	2.36	2.20～2.65				
Ⅱ-10 二姐	2.67	2.13～2.70	33.6	2.77	0.0097	14.0
Ⅱ-13 患者	2.73	2.13～2.70	27.7	0.62	0.0012	30.4
Ⅲ-28 大女儿	2.41	2.13～2.70	101.8	1.79	0.0027	10.1
Ⅲ-29 二女儿	2.30	2.13～2.70	184.6	0.64	0.0013	7.5
Ⅲ-13 侄子	2.30	2.08～2.60				
Ⅳ-11 侄孙	2.35	2.08～2.60				

P1NP 35.6ng/ml（15.1～58.6ng/ml），ALP 58U/L（45～125U/L），25（OH）D 30.4ng/ml（＞30ng/ml），1,25（OH）$_2$D$_3$ 24.57pg/ml（19.6～54.3pg/ml），尿钙排泄分数0.0012，24hUCa 1.49mmol。

［并发症筛查］泌尿系结石CT：双侧泌尿系未见明确结石影。骨密度：提示骨量正常。全身骨显像：左侧骶髂关节、右侧膝关节见异常放射性增高或浓聚区，考虑炎性病变或退行性变。胸腰椎侧位、头颅正侧位、双手正位X线：(－)，骨盆正位X线：可见左侧股骨颈基底部上方似见囊变。

［其他高钙血症继发因素检查］免疫指标（抗核抗体谱、免疫球蛋白）、血清蛋白电泳、血清免疫固定电泳、尿免疫固定电泳、肿瘤标志物均（－）。

［基因测序］CASR，NM_000388.4：c.2008G＞A，p.Gly670Arg；GNA11野生型。

（六）诊断

根据上述检查结果进行了内分泌全科大查房，诊断为家族性低尿钙性高钙血症1型。

（七）治疗

考虑患者为轻度高钙血症，嘱多饮水，未予药物治疗，规律监测血钙。

二、病例分析

患者为中老年男性，慢性病程，隐匿起病。主要临床表现为体检发现血钙升高。辅助检查提示血钙正常高限，PTH 24.5～35.8pg/ml，24hUCa明显降低，无维生素D

缺乏，骨转换指标无升高。甲状旁腺超声、甲状旁腺显像均（-）。未发现其他导致高钙血症的疾病。首先，患者血钙为正常高限，而同步PTH未被抑制，为"不恰当"正常，因此考虑PTH依赖性高钙血症。PTH依赖性高钙血症包括原发性甲状旁腺功能亢进症（甲旁亢）、三发性甲旁亢和异位甲旁亢。患者无肾功能不全、长期磷制剂补充史，没有恶性肿瘤证据，考虑原发性甲旁亢。患者24h UCa明显降低，考虑肾脏排泄钙过少，因此需考虑引起高血钙伴低尿钙的一系列病因。

遗传性的低尿钙伴高钙血症包括家族性低尿钙性高钙血症（FHH）1～3型和新生儿重症甲旁亢。获得性低尿钙伴高钙血症包括锂剂的使用和自身免疫性低尿钙性高钙血症。患者无相关用药史，抗核抗体阴性，无其他自身免疫性疾病证据，且为成人起病，家族中有多人存在尿钙降低、血钙正常高限。综上，考虑FHH可能性大。

进一步行基因测序，提示其存在 *CASR* 突变，位点为NM_000388.4：c.2008G＞A，p.Gly670Arg，该突变位点（CM952038）曾于1995年在一个FHH家系中被报道，考虑为致病性突变。*GNA11* 基因为野生型。综上，结合患者有明确家族史、*CASR* 基因检出致病性突变，考虑FHH1型诊断明确。但患者女儿与其父亲有所不同，血钙位于正常中值，PTH明显升高，尿钙低，25（OH）D水平低，具有和其父亲相同的 *CASR* 突变位点，故考虑患者女儿的维生素D缺乏可能掩盖其高钙血症，甚至引起PTH水平升高，建议其补充维生素D后复查血钙及PTH水平。

患者为轻度高钙血症，建议多饮水，定期监测，暂不加用药物。患者的女儿血钙正常中值，但伴有严重维生素D缺乏。文献报道1例诊断FHH合并维生素D缺乏的患者，予维生素D补充每日1800U连用10个月→每日3600U/连用3个月，观察到PTH下降，25（OH）D升高，而血钙水平稳定。因此，我们建议患者女儿增加日照，每日补充维生素D 800U，维持25（OH）D＞20ng/ml，定期监测血钙水平。

三、临床查房

1. 人体内的钙如何分布？

钙是人体最丰富的矿物质。健康成人体内钙的含量约为1000g，其中99%的钙储存于骨骼和牙齿的羟基磷灰石，小于1%的钙以可溶形式存在于细胞内液或细胞外液，对骨骼、心血管、神经、内分泌和肌肉系统起重要作用。

2. 血钙测定的影响因素？

细胞外液中的钙大约一半为离子钙，其余的钙与白蛋白或阴离子结合。但在疾病状态下，离子钙所占比例会发生改变。例如，代谢性酸中毒时钙与白蛋白的结合力下降，肝硬化等疾病时血白蛋白的浓度下降，可能影响测定的血总钙水平。因此测得的血钙需用血白蛋白进行校正，校正公式为：血钙校正值（mmol/L）＝实测血钙（mmol/L）＋0.02×［40-白蛋白浓度（g/L）］。

3. 参与血钙调节的器官和激素有哪些？

钙从肠道吸收，储存在骨和细胞，由肾脏排出体外。血钙的精细变化主要受甲状旁腺激素（PTH）、1,25-双羟维生素D和降钙素调节（图15-2及表15-2）。

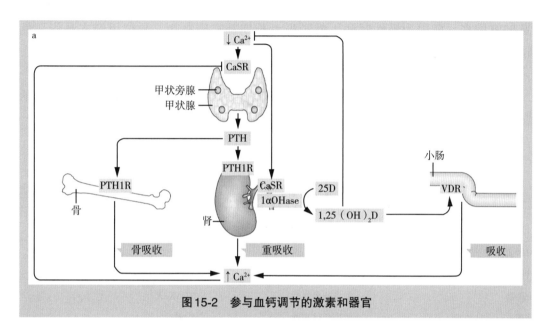

图15-2 参与血钙调节的激素和器官

表15-2 参与血钙调节的激素和器官

激素	对钙、磷的作用	骨骼	肠道	肾脏
甲状旁腺激素	升高血钙，降低血磷	促进破骨细胞活性	通过维生素D间接起作用	重吸收钙、排出磷
1,25-双羟维生素D	升高血钙、血磷	促进骨形成，促进骨吸收	促进钙磷的吸收	促进尿钙重吸收
降钙素	降低血钙、血磷	抑制破骨细胞	无直接作用	抑制钙磷的重吸收

4. 高钙血症如何定义？

血清总钙或游离钙高于正常值上限则称为高钙血症。轻度高钙血症是指血总钙高于正常值上限，而低于3mmol/L。中度高钙血症是指血总钙3.0～3.5mmol/L。重度高钙血症，即高钙危象，指血总钙＞3.5mmol/L，可导致一系列严重的临床征象。

5. 什么是PTH依赖性高钙血症？

高钙血症通常按照PTH依赖性和PTH非依赖性进行区分。PTH与离子钙呈"反S形"关系，随血钙升高，PTH会显著下降。一项研究曾予健康对照组静脉滴注葡萄糖酸钙4mg/（kg·h）×120min，发现健康对照组血钙（2.72±0.02）mmol/L时，PTH水平可降至（8.7±0.7）pg/ml。因此，当患者血钙位于正常高限时，即使PTH"不恰当"

正常，仍为PTH依赖性高钙血症。

PTH依赖性高钙血症的病因包括原发性甲旁亢、三发性甲旁亢和异位甲旁亢。原发性甲旁亢是指一个或多个甲状旁腺本身病变引起PTH自主分泌，病因为甲状旁腺增生、腺瘤、腺癌。三发性甲旁亢是指对甲状旁腺长期强烈刺激使甲状旁腺功能自主，分泌PTH增多，病因为慢性肾病、低磷患者长期补充磷制剂。异位甲旁亢是指恶性肿瘤异位分泌PTH，为罕见病因。

6. 遗传性原发性甲旁亢包括哪些？

在成人原发性甲旁亢患者中，5% ～ 10%有家族史或作为综合征的一部分，包括多发性内分泌腺瘤病（MEN）1、MEN2A、MEN4、甲旁亢-颌骨肿瘤综合征、FHH 1 ～ 3型、新生儿重症甲旁亢、家族性孤立性甲旁亢等。其致病基因见表15-3。

表15-3　遗传性原发性甲旁亢的致病基因

疾病	遗传模式	基因
MEN1	常染色体显性	*MEN1*
MEN2A	常染色体显性	*RET*
MEN4	常染色体显性	*CDNK1B*
甲旁亢-颌骨肿瘤综合征	常染色体显性	*CDC73*
FHH1型	常染色体显性	*CASR*
FHH2型	常染色体显性	*GNA11*
FHH3型	常染色体显性	*AP2S1*
新生儿重症甲旁亢	常染色体隐性或显性	*CASR*
家族性孤立性甲旁亢	常染色体显性	*MEN1, CDC73, CASR, GCMB*

7. 如何根据尿钙水平对高钙血症分类？

除根据PTH水平进行分类外，高钙血症还可以按尿钙不低和尿钙低进行分类。尿钙不低的高钙血症是源于胃肠道钙摄入增多（如乳碱综合征、内源性/外源性维生素D过多）和骨吸收过多（如长期制动、原发性/三发性甲旁亢、恶性肿瘤、甲亢）。而尿钙低的高钙血症源于肾脏排泄钙过少，包括遗传性和获得性病因。

8. 钙敏感受体（CaSR）如何调节血钙？

CaSR的下游信号通路（图15-3）：胞外Ca^{2+}与CaSR结合，激活Gq/α11，进一步激活磷脂酶C，催化磷酸肌醇水解形成三磷酸肌醇和甘油二酯。三磷酸肌醇的积聚引起钙离子从内质网释放，而甘油二酯激活MAPK通路。上述过程将下调PTH的分泌，并减少肾小管对钙的重吸收。

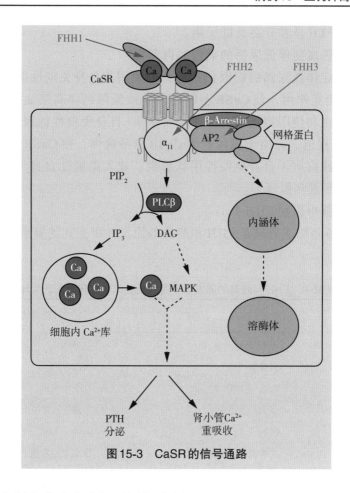

图15-3 CaSR的信号通路

9. 为什么本例患者在高血钙时尿钙降低？

这与CaSR的生理功能发生异常相关。CaSR是一种G蛋白偶联受体，大量表达于甲状旁腺细胞和肾小管细胞。当血钙升高时，甲状旁腺细胞上的CaSR激活，抑制PTH分泌，使血钙下降、尿钙排出增多；同时肾小管细胞的CaSR激活，使尿钙的重吸收减少。这个精密的调节系统让人体的血钙维持在正常范围内。如CaSR功能失活，对高血钙不敏感，则CaSR调定点右移，血钙高时，PTH仍"不恰当"高分泌，故血钙不下降，尿钙排出不增加。这是患者在高血钙同时出现低尿钙的原因。

10. 遗传性高钙血症伴低尿钙的病因有哪些？

遗传性高钙血症伴低尿钙的病因包括FHH1～3型和新生儿重症甲旁亢，其病因均与CaSR或CaSR下游信号通路基因发生突变相关。FHH1～3型呈常染色体显性遗传，大多表现为终生无症状的高钙血症、低尿钙、PTH"不恰当"正常分泌或高分泌，可伴有急性胰腺炎或高镁血症。FHH1型的致病基因为 *CASR*。FHH2型的致病基因为 *GNA11*，编码Gα11，是CaSR的下游分子。FHH3型的致病基因为 *AP2S1*，编码AP2复合体，其功能是调控CaSR在膜上的表达。新生儿重症甲旁亢突变基因亦为 *CASR*，但多为纯合突变或复合杂合突变，起病早、表型重，常表现为出生后6个月内威胁生命的重度高钙血症、PTH显著升高及低尿钙。

11. 获得性高钙血症伴低尿钙的病因如何考虑？

获得性高钙血症伴低尿钙的病因包括锂剂的使用和自身免疫性低尿钙性高钙血症。锂剂可能与CaSR相互作用，使CaSR不敏感，导致低尿钙伴高钙血症，治疗方法包括更换其他精神类药物和使用拟钙剂（如西那卡塞）。自身免疫性低尿钙性高钙血症极为罕见，迄今共13例报道，是由于机体产生CaSR自身抗体，使CaSR对高钙不敏感，可合并其他自身免疫性疾病（自身免疫性甲状腺炎、成人隐匿性自身免疫性糖尿病），治疗方法包括糖皮质激素和拟钙剂。

12. 如何在人群中识别FHH？

《柳叶刀》2009年综述总结了FHH和经典的原发性甲旁亢的鉴别点（表15-4）。

表15-4　FHH与经典的原发性甲旁亢的临床和生化表现的比较

	FHH	经典的原发性甲旁亢
年龄	＜40岁	＞50岁
性别	男女相当	女性为主
校正钙（mmol/L）	2.55～3.50	2.55～4.50
PTH	多为正常范围	多高于正常值上限
血镁（mmol/L）	0.78～1.18	0.34～1.03
$1,25(OH)_2D$	正常范围	常高于正常值上限
尿钙排泄分数	通常＜0.01（0.001～0.018）	通常＞0.015（0.001～0.060）

实际临床工作中，FHH与原发性甲旁亢之间可能没有完全截然的界限。原发性甲旁亢合并维生素D缺乏可能出现尿钙降低。有学者研究了无症状甲旁亢患者中维生素D缺乏对尿钙排泄分数的影响，发现当25（OH）D＜25nmol/L（10ng/ml）时，尿钙排泄分数可＜0.01，且PTH水平更高。因此建议对此类患者补充维生素D，以提高尿钙排泄分数对甲旁亢诊断的敏感性。此外，原发性甲旁亢合并肾衰竭也可能出现尿钙偏低。有研究纳入141例原发性甲旁亢患者，发现肾衰竭组（Ccr＜70ml/min）与肾功能正常组相比，前者的24hUCa为（5.07±2.36）mmol，后者的24hUCa为（6.83±2.10）mmol。因此，单纯从临床表现上识别FHH有时可能较为困难，推荐对疑似患者及时行基因检测以明确诊断。

13. FHH的并发症有哪些？

一般认为FHH患者的病程良性，多无症状，泌尿系结石和低骨量的发生率无增加，高镁血症、急性胰腺炎、软骨钙质沉着病和佝偻病样表现偶有报道。

14. FHH的治疗原则有哪些？

目前观点认为，FHH通常病程良性，不造成严重并发症。如血钙大于正常值上限

0.25mmol/L，可予拟钙剂，对 FHH1～3 型均有效，常见不良反应为低钙血症、恶心、呕吐。对 FHH 患者不推荐行甲状旁腺部分或次全切除术，因为术后仍可能出现持续性高钙血症。而甲状旁腺全切除术，术后会出现永久甲旁减，仅推荐用于新生儿重症甲旁亢的治疗。

四、推荐阅读

[1] Fraser W D. Hyperparathyroidism [J]. Lancet, 2009, 374 (9684): 145-158.

[2] Hannan F M, Kallay E, Chang W, et al. The calcium-sensing receptor in physiology and in calcitropic and noncalcitropic diseases [J]. Nat Rev Endocrinol, 2018, 15 (1): 33-51.

[3] Hannan F M, Babinsky V N, Thakker R V, et al. Disorders of the calcium-sensing receptor and partner proteins: insights into the molecular basis of calcium homeostasis [J]. J Mol Endocrinol, 2016, 57 (3): R127-R142.

[4] 孔晶，王鸥，邢小平. 遗传性原发性甲状旁腺功能亢进症 [J]. 中华骨质疏松和骨矿盐疾病杂志，2016（3）：314-322.

（崔丽嘉　王　鸥）

病例16 手足肿胀、面部皮肤增厚、乏力、低血钾

一、病历摘要

患者，男性，33岁。因"手足肿胀、面部皮肤增厚17年，乏力10年"入院。

（一）现病史

患者17年前（16岁）无明显诱因出现头面部皮肤增厚粗糙、皱褶，以额部、枕部为著，双手足肿胀、活动不灵，双手指、足趾末端膨大呈圆形，双前臂、小腿增粗，久站后双膝关节痛，上述症状逐渐加重，并出现面部痤疮、多油，双手足皮肤增厚、多汗，就诊于当地医院，考虑"风湿性疾病"，给予抗风湿治疗数月（具体不详），上述症状无好转。17岁时就诊于我院门诊，查血K 3.22mmol/L，Na 141mmol/L，Cl 103.6mmol/L，Ca 2.47mmol/L，P 1.42mmol/L，ALP 131U/L；肝肾功能未见异常；甲功：T3 2.08ng/ml，T4 10.09μg/dl，TSH 0.586μIU/ml；性腺轴：LH 2.3mIU/ml，FSH 37.2mIU/ml，E₂ 359.9pmol/L，T 37.2nmol/L；葡萄糖生长激素抑制试验结果（表16-1）。

表16-1 患者葡萄糖生长激素抑制试验结果		
时间（min）	血糖（mmol/L）	生长激素（ng/ml）
0	4.2	7.2
30	5.8	4.2
60	6.6	0.68
120	6.6	0.42
180	6.6	0.18

血K 3.35mmol/L时同步24hUK 39.63mmol。双小腿X线示双侧胫腓骨骨皮质增厚明显，骨干增粗，符合骨膜增厚症表现。诊断为厚皮厚骨病，患者骨痛不明显，未予药物治疗。15年前（18岁）出现曾于当地医院行面部去皱手术，效果不佳。10年前，患者无明显诱因出现发作性四肢乏力，尚可缓慢行走，无手足麻木、软瘫，血压正常，

有时偏低达90/60mmHg，就诊于当地医院，查血钾2.8mmol/L，予静脉补钾后好转，未复查血钾。此后，患者反复发作四肢乏力，发作频率1～2次/年，多在腹泻或劳累后出现，血钾最低1.8mmol/L，每次均静脉补钾，或自行口服补钾2～3天缓解，未坚持补钾。4年前，患者出现口干、多饮、多尿，每日饮水量3000～4000ml，夜尿由0次增加至3次。1年余来，患者自觉四肢乏力较前加重，严重时四肢软瘫，发作频率增加至每1～2个月2～3次。患者否认利尿剂或其他影响肾脏排钾的药物使用史。病程中，患者于饮食不当（如辛辣食物）后出现腹泻，频率约1次/月，表现为稀便或稀水样便。体重无明显变化。为进一步诊治收入我科。

（二）既往史

21岁饮酒后"胃出血"，输血900ml，之后戒酒。7年前车祸后头颅外伤，保守治疗后好转。

（三）家族史

父母非近亲结婚，否认类似表现。患者哥哥，就诊时35岁，身高169cm，体重71kg；20岁起出现末节指骨增粗和皮肤增厚。无四肢乏力软瘫，测血钾水平偏低（3.4mmol/L），尿钾升高（24hUK 31mmol）。哥哥已婚，育有一女，体健。家系图及基因检测结果见图16-1。

（四）体格检查

身高167cm，体重72kg，血压120/64mmHg，心率78次/分，BMI 25.8。头皮明显增厚，可见回状褶皱。面部皮肤粗糙增厚，油脂分泌较多，可见回状皱襞。双手足肿胀、多汗、皮肤增厚，双手足末端杵状指/趾（图16-2）。四肢肌力5级。

（五）辅助检查

[常规检查]血常规、便常规＋潜血、凝血功能：未见异常；肝肾功能：ALT 30U/L，TP 70g/L，Alb 43g/L，Cr 50μmol/L，Glu 6.5mmol/L，UA 305μmol/L，CK 36U/L；GA% 11.6%；血脂：TG 2.69mmol/L，TC 4.79mmol/L，LDL-C 2.37mmol/L。

[骨代谢相关检查]ESR 20mm/h，hs-CRP 8.26mg/L；Ca 2.32mmol/L，P 1.07mmol/L，ALP 66U/L，β-CTX 0.836ng/ml，PTH 48.6pg/ml；骨钙素1.61ng/ml，24hUCa 6.20mmol，24hUP 17.98mmol。骨密度：股骨颈1.204g/cm^2，Z值1.8；全髋1.185g/cm^2，Z值1.5；L_2～L_4 1.520g/cm^2，Z值3.2；骨骼X线影像见图16-3。

[低血钾相关检查]血钾持续降低，血K 1.8～2.0mmol/L，同步24hUK 46.5mmol，Na 139mmol/L，Cl 93mmol/L，24hUNa 143mmol；血F（8am）16.56μg/dl，ACTH（8am）17.4pg/ml。PRA 1.54ng/（ml·h），AT-Ⅱ 375.96pg/ml，ALD 13.04ng/dl。24hUPro 0.50g（3200ml）；尿常规＋沉渣：pH 6.0～7.5，PRO 0.3g/L，GLU（-）；血β$_2$-MG

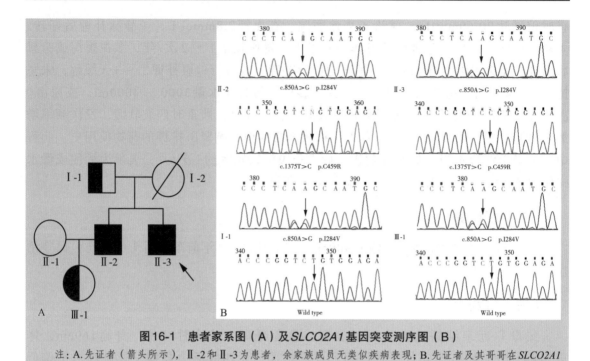

图16-1　患者家系图（A）及*SLCO2A1*基因突变测序图（B）

注：A. 先证者（箭头所示），Ⅱ-2和Ⅱ-3为患者，余家族成员无类似疾病表现；B. 先证者及其哥哥在*SLCO2A1*基因发生复合杂合突变c.850A＞G（p.I284V）和c.1375T＞C（p.C459R）。

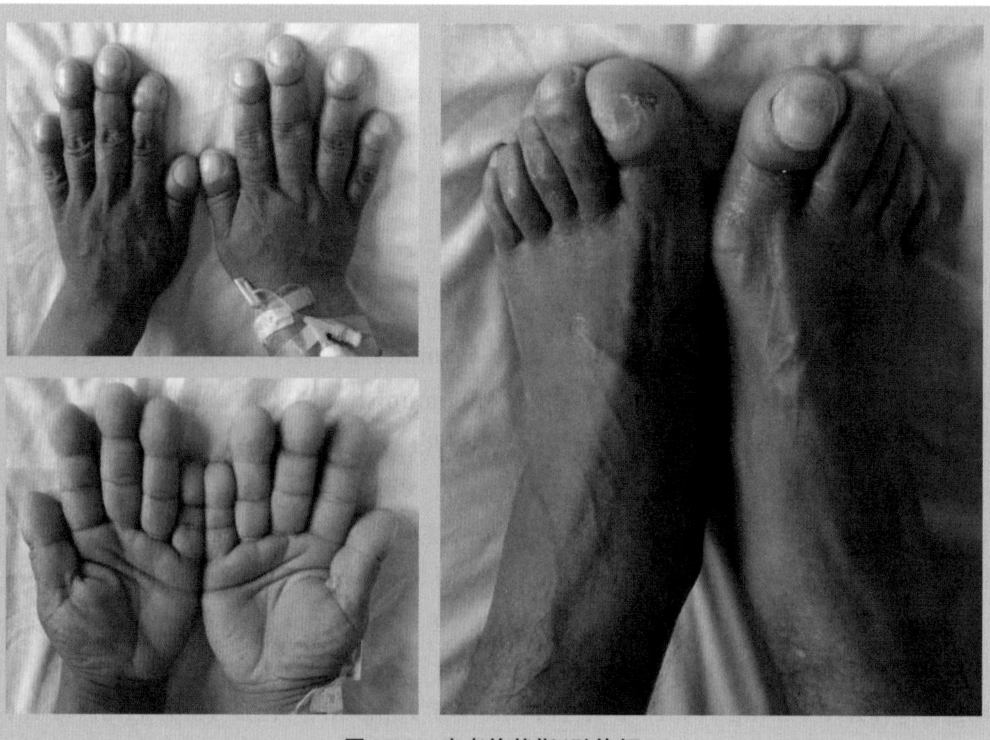

图16-2　患者杵状指/趾体征

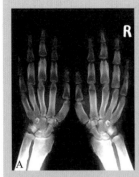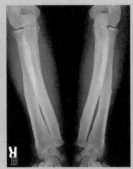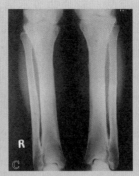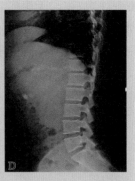

图16-3　患者骨骼X线影像

注：A.双手正位片示双手指骨、掌骨骨皮质增厚；B.双侧尺桡骨正位片示骨皮质增厚，骨干增粗；C.双侧胫腓骨
正位片示骨皮质增厚，骨干增粗；D.腰椎侧位片未见明显异常；颅骨、骨盆（未显示）未见明显异常。

2.370mg/L，尿β_2-MG 1.970mg/L，尿ACR 752mg/g；血清IgG亚类4项测定（－）；肿瘤标志物、抗核抗体谱18项、补体、血清蛋白电泳、血/尿免疫固定电泳（－）。血气分析：pH 7.470，PCO_2 38.0mmHg，PO_2 89.3mmHg，HCO_3^- 28.0mmol/L，ABE 3.8mmol/L；肾上腺CT平扫＋冠矢状重建：轻度脂肪肝；胆囊小结石；左肾上腺内侧支增粗；双肾乳头区多发高密度影，钙化可能。泌尿系超声：双肾偏大，双肾髓质回声异常。

［**其他内分泌功能检查**］IGF-1 111ng/ml，GH＜0.05ng/ml；甲功：TSH 1.216μIU/ml，FT4 1.387ng/dl，FT3 3.63pg/ml，TPOAb 6.67IU/ml，TgAb 11.11IU/ml；性激素：FSH 2.74IU/L，E_2 63.00pg/ml，T 6.10ng/ml，LH 3.28IU/L，PRL 9.15ng/ml。

［**其他影像学及辅助检查**］甲状腺及颈部淋巴结超声：甲状腺腺体回声欠均，甲状腺多发囊性结节。胸部正侧位：未见异常。肝胆胰脾超声：肝大，脂肪肝，胆囊多发结石，脾大。胃镜：慢性全胃炎，胃体多发小息肉，部分活检钳除。病理：胃底腺息肉。

［**基因检测**］患者及其哥哥基因检测均发现存在*SLCO2A1*复合杂合突变，患者父亲及侄女均为杂合突变（图16-1B）。

（六）诊断

原发性肥厚性骨关节病（PHO），面部除皱术后；低钾血症；甲状腺多发结节；脂肪肝，胆囊多发结石。

（七）治疗

经内分泌科大查房讨论，考虑患者低血钾可能为原发病PHO导致PGE_2堆积，进而引起肾排钾增多，建议加用环氧合酶-2（COX-2）抑制剂依托考昔治疗。予患者口服依托考昔60mg qd、氯化钾缓释片3.0g qid治疗，监测血钾逐渐升高至3.7mmol/L，将氯化钾缓释片减量。患者四肢乏力、口干、多饮、多尿较前明显改善，夜尿3次/夜→

0～1次/夜。无腹痛、反酸、胃灼热等不适。治疗后患者炎症指标ESR、hs-CRP降至正常，血钾明显上升至正常水平，基线时升高的肾素-血管紧张素-醛固酮系统（RAAS）活性可被抑制，病情平稳予以出院（表16-2）。

表16-2　治疗反应监测

时间	血钾 （mmol/L）	24小时尿钾 （mmol）	PRA ［ng/(ml·h)］	AT-Ⅱ （pg/ml）	ALD （ng/dl）	ESR （mm/h）	hs-CRP （mg/L）	Cr （μmol/L）
治疗前	2.0	46.5	1.54	375.96	13.04	20	8.26	50
依托考昔1周	3.5	65.5	0.20	44.65	9.90	16	2.57	70
依托考昔2周	3.8	31.5	—	—	—	12	1.90	66

二、病例分析

　　患者青年男性，青春期起病，慢性病程。临床主要有两大表现：①16岁开始出现进行性加重的皮肤增厚、多汗、多油，杵状指/趾，四肢增粗，关节疼痛；胫腓骨X线提示骨皮质增厚、骨干增粗。②同期发现血钾降低（3.16～3.22mmol/L，24hUK＞30mmol），近10年反复发作性四肢乏力，逐渐加重，血钾进行性下降（1.8～2.0mmol/L），尿量增多。父母非近亲结婚，同胞哥哥与其有类似体貌，发病较晚（20余岁），曾发现有轻度低血钾（3.4mmol/L），后复查血钾正常。

　　针对患者的体貌改变及骨关节病变，符合肥厚性骨关节病（HO）诊断标准。该病可分为原发性和继发性两种。继发性肥厚性骨关节病（SHO）较原发性更为常见，主要继发于肿瘤、感染性疾病、先天性心脏病、肝硬化等，多起病较晚。本例患者青少年起病，临床无明显消耗性症状，无发热及心功能不全表现，入院查肿瘤标志物、胸部X线片、腹部超声未见上述疾病的表现，不支持SHO。患者有典型杵状指/趾、皮肤增厚、骨膜增生的临床表现，结合明确疾病家族史（同胞哥哥有类似表现），进一步行基因检测提示患者及其哥哥均存在SLCO2A1复合杂合突变，PHO诊断明确。PHO还需要和肢端肥大症鉴别，肢端肥大症可有皮肤增厚、油腻改变，但本例患者手足末端可见典型杵状指/趾，无双颧及眉弓突出、鼻翼增宽、唇舌增厚，与肢大表现不符，葡萄糖生长激素抑制试验可被抑制，不支持肢端肥大症。

　　患者同时存在的问题是严重的持续性低血钾，PHO患者因消化道溃疡、腹泻可出现低血钾，但本例患者胃肠道症状较轻，但合并长期、重度低血钾，难以用消化道失钾解释。从血钾及尿钾情况看，血钾低时，24小时尿钾升高，考虑存在肾脏排钾增多导致的低钾血症。RAAS结果分析，符合继发性醛固酮增多症。因此，PHO与尿钾增多、低钾血症和继发性醛固酮增多症的关系如何？①一元论：PHO患者基因突变导致体内前列腺素在循环和局部微环境中蓄积是疾病发生的病理机制。*SLCO2A1*基因编码前列腺素转运蛋白（PGT）。PGT在肾小管主细胞具有高表达，其功能缺陷导致经肾脏排泄及肾小管局部的PGE_2水平升高，进而降低血管加压素调控的钠和水重吸收，使尿钠排泄增多；PGE_2促进尿钠排出，进而激活RAAS，促使肾素分泌增加，促进血管紧张素Ⅱ生成醛固酮释放和排钾增多。②二元论：患者为PHO合并其他遗传性失钾性肾病，如Bartter综合征等。③二元论：患者为PHO，同时长期应用利尿剂或其他影响肾脏排钾的药物。患者通过基因检测，未发现携带遗传性失钾性肾病的基因突变，否认特殊药物使用史，因此PHO导致尿钾增多、低钾血症和继发性醛固酮增多症的可能性大。COX-2抑制剂可减少PGE_2合成，使PHO患者体内PGE_2水平下降。患者应用依托考昔治疗后血钾逐渐回升至正常，RAAS激活状态改善，支持PHO导致的PGE_2升高是患者肾性失钾的原因。

三、临床查房

1. 什么是杵状指/趾？

杵状指/趾又称鼓槌指/趾，表现为手指或足趾末端增生肥厚呈杵状膨大。其特点为末端指/趾节明显增宽增厚，指/趾甲从根部到末端呈拱形隆起，使指/趾端背面的皮肤与指/趾甲所构成的基底角≥180°。

2. 引起杵状指/趾的临床疾病有哪些？

杵状指/趾可见于多种疾病，病因常见于：①发绀型先天性心脏病，如法洛四联症、完全性肺静脉畸形引流、肺动-静脉瘤、亚急性细菌性心内膜炎、风湿性心脏病等。②呼吸系统疾病，如支气管肺癌、胸膜间皮瘤、支气管扩张、慢性肺脓肿、脓胸、肺气肿、肠结核、胸腔肿瘤等。③消化系统疾病，如吸收不良综合征，克罗恩病、溃疡性结肠炎、肠结核、慢性细菌性痢疾、阿米巴痢疾、蛔虫感染、结肠多发性息肉、幽门癌等。④其他，可见于PHO、特发性骨关节病、脊髓空洞症、先天性梅毒，某些中毒如砷、磷、酒精等。

3. 什么是肥厚性骨关节病？

HO是以杵状指、皮肤增厚和骨膜增生为特征的综合征，按病因不同分为SHO和PHO两个类型。临床较为常见的是SHO，80%继发于肺内肿瘤，亦可继发于先天性心脏病、肺部病变、其他肿瘤等。PHO占HO的5%，是主要累及皮肤和骨骼的遗传病。近年已阐明PHO的遗传方式通常为常染色体隐性遗传，部分PHO家系中表现为外显不全的常染色显性遗传。

4. PHO需要与哪些疾病鉴别？

PHO需要与以下疾病进行鉴别。①生长激素瘤（肢端肥大症）：该病是由于腺垂体细胞分泌GH的腺瘤，在成人中表现为肢端肥大症，长期过度分泌的GH可导致全身软组织、骨和软骨过度增生，引起面容改变、皮肤粗厚等表现，该病患者的GH及IGF-1

水平升高，而PHO患者的上述激素水平正常。②其他系统性疾病：心肺疾病、血管性病变、炎症性肠病、Graves病、风湿性疾病等引起SHO的系统性疾病，临床可有杵状指/趾、关节炎症表现等与PHO类似的症状，需结合其他病史、实验室检查，必要时行致病基因检测以鉴别。③影像学存在骨膜增生的其他疾病：如进行性骨干发育不良、白血病或淋巴瘤、伏立康唑相关骨膜炎、静脉淤血引起的骨膜反应、高维生素A血症等，结合病史及其他临床表现予以鉴别。

5. PHO的致病基因是什么？

PHO的两种亚型PHOAR1和PHOAR2的致病基因分别为15-羟前列腺素脱氢酶基因（*HPGD*）和阴离子转运蛋白家族2A1（*SLCO2A1*）。遗传方式通常为常染色体隐性遗传，部分表现为外显不全的常染色显性遗传。*HPGD*基因位于染色体4q34.1，主要编码15-羟前列腺素脱氢酶（15-PGDH），该脱氢酶可降解包括前列腺素E_2（PGE_2）、前列腺素F2α（PGF2α）和前列腺素B1（PGB1）在内的多种前列腺素以及脂氧素和羟基脂肪酸。*SLCO2A1*基因位于3q22.1-q22.2，编码一个含有12个跨膜结构域、3个N-糖基化位点和1个KAZA样结构的PGT。

6. PHO的发病机制是什么？

*HPGD*和*SLCO2A1*基因的失活性突变导致前列腺素降解障碍从而引起前列腺素蓄积而致病。前列腺素的降解分为两步：首先由包括SLCO2A1、SLCO3A1、SLCO4A1在内的前列腺素转运蛋白将其转运至胞内，然后通过15-PGDH降解为15-oxo-PGE_2，再被前列腺素还原酶1/2降解为13,14-二氢-15-酮-PGE_2（PGEM）（图16-4）。因此，

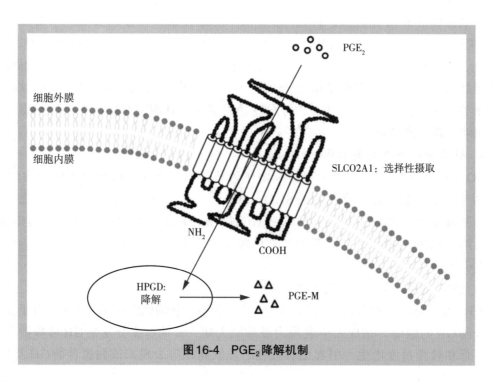

图16-4　PGE_2降解机制

*HPGD*和*SLCO2A1*的突变均可导致其降解障碍，从而使体内PGE$_2$水平升高。前列腺素中以PGE$_2$水平最高。PGE$_2$在不同组织或细胞通过不同受体发挥作用。PGE$_2$在骨骼中促进骨形成和骨修复，在皮肤中促进角质细胞增殖，油脂腺、汗腺肥大，在消化道参与黏膜屏障功能，在血管中可扩张血管、调节肾脏血流，PGE$_2$还可参与炎症反应。PHO患者前列腺素代谢障碍受损程度不同，前列腺素受体敏感性有差异，因此即使同一家系患者临床表型也可有很大差异。

7. PHO有哪些临床表现？

PHO的典型三联征包括杵状指/趾、皮肤增厚和骨膜增生。其他临床表现还可出现掌跖多汗、肢端骨溶解及关节水肿和关节疼痛。根据临床症状分为3种类型：①完全型，患者同时存在皮肤增厚、骨膜增生及杵状指/趾，其皮肤增厚较重，可表现出回状头皮、"狮面"等症状。②不完全型，患者存在皮肤增厚、骨膜增厚及杵状指/趾，但皮肤增厚轻于完全型。③顿挫型，患者存在皮肤增厚的表现，但骨膜增生轻微或缺如。

8. PHO的典型骨骼改变有哪些？

骨骼改变是PHO的特征性改变，主要表现为长骨及指骨骨膜增生，其他骨骼病变包括肢端骨溶解、骨赘形成、关节间隙狭窄、骨膜炎等。PHO患者肢端骨溶解过程中骨质增生和骨溶解同时存在。

9. PHO两种亚型的临床特点有什么差异？

随着国内外关于PHO病例报道逐渐增多，使该病的临床表型谱和基因突变谱进一步拓展。

（1）性别：*HPGD*突变在男女患者中均有发现，而*SLCO2A1*突变通常在男性患者中发现。

（2）发病年龄：两种突变的起病年龄差异显著，*HPGD*突变者起病早，多幼年起病；*SLCO2A1*突变者起病晚，多于青春期以后发病。

（3）临床症状：*HPGD*突变者关节痛、肢端骨溶解和手掌胼胝样变较*SLCO2A1*突变者严重，可能和*HPGD*突变患者起病年龄小，病程较长有关。

（4）合并症：①*SLCO2A1*突变者容易发生不同程度的贫血，系由骨髓纤维化、骨髓腔狭窄和胃肠道出血所致。②动脉导管关闭不全更易发生于*HPGD*突变者。动脉导管关闭主要依赖于出生后血液中PGE$_2$从高浓度向低浓度的迅速转变，*HPGD*突变者出生后PGE$_2$维持在高水平，导致动脉导管无法关闭。③*SLCO2A1*突变者容易出现胃肠道受累，出现腹泻、慢性胃炎、增生性胃病、胃溃疡、克罗恩病等表现。④本例首先报告了*SLCO2A1*突变者合并因肾性失钾导致的低钾血症。

（5）生化指标，两者的炎性指标升高、血清及尿PGE$_2$水平升高。*HPGD*突变患者血清及尿PGEM水平显著低于正常，而*SLCO2A1*突变患者则多高于正常。这是因为HPGD负责PGE$_2$在细胞内降解为PGEM。*HPGD*基因突变破坏PGE$_2$的降解，导致PGE$_2$堆积，而PGEM减少。*SLCO2A1*编码PGT负责将PGE$_2$转运进入细胞。*SLCO2A1*

的缺陷也导致 PGE_2 堆积，然而，其他 *SLCO3A1* 和 *SLCP4A1* 可将部分 PGE_2 转运到细胞内进行降解，因此 PGEM 是增加的。PGEM 水平的高低有助于区分两种不同的突变类型。

10. PHO 引起低钾血症的机制是什么？

SLCO2A1 突变者容易出现胃肠道受累，部分患者有长期腹泻、便血等表现，因此导致低钾血症。另外，本例首先报告 *SLCO2A1* 突变者合并因肾性失钾导致的低钾血症。*SLCO2A1* 基因编码 PGT。PGT 在肾小管主细胞具有高表达，其功能缺陷导致经肾脏排泄及肾小管局部的 PGE_2 水平升高，进而降低血管加压素调控的钠和水重吸收，使尿钠排泄增多；PGE_2 促进尿钠排出，进而激活 RAAS，促使肾素分泌增加，促进血管紧张素 II 生成醛固酮释放和排钾增多。PHO 通过上述两种机制引起低钾血症。

11. 可引起低钾血症的其他疾病还有哪些？

引起低钾血症的疾病有以下几种。

（1）钾摄入不足：长期禁食，肠外营养补钾量不足，消化系统疾病。

（2）钾丢失过多：①皮肤及胃肠道丢失，大量出汗、腹泻、呕吐。②肾丢失，按照肾性失钾的诊断标准，血钾＜3.5mmol/L 时 24 小时尿钾＞25mmol 或血钾＜3.0mmol/L 时 24 小时尿钾＞20mmol 提示为肾性失钾。肾性失钾若合并代谢性酸中毒需考虑有无肾小管性酸中毒，若无代谢性酸中毒可进一步根据是否伴有高血压分为两大类疾病：不伴高血压，可见于 Bartter 综合征、Gitelman 综合征、使用肾毒性药物或利尿剂等；伴高血压，常见于库欣综合征、原发性醛固酮增多症、继发性醛固酮增多症（如肾动脉狭窄、肾素瘤等）、Liddle 综合征、先天性肾上腺皮质增生（17α、11β）、去氧皮质酮瘤等。

（3）转移性低钾血症：代谢性碱中毒或酸中毒恢复期，周期性麻痹，使用大量葡萄糖加胰岛素治疗，食用棉籽油、氯化钡中毒等。

12. PHO 应该如何治疗？

由于疾病本身的罕见特点，PHO 尚缺乏有效研究的大样本数据支持，治疗原则：①对于轻型患者予以监测，无需应用药物治疗。②对于症状明显患者，消除或减轻临床症状及并发症，如缓解关节疼痛、改善皮肤增厚。③对并发症进行有效监控和干预。

（1）药物治疗：①非甾体抗炎药（NSAIDs）、COX-2 抑制剂依托考昔是一种新型 NSAIDs，对前列腺素合成有较好的抑制作用，降低患者炎症指标。②双膦酸盐，有个案报道使用帕米膦酸钠或唑来膦酸静脉注射可以缓解 HO 相关疼痛。

（2）外科治疗：包括改善面容的整形手术、注射肉毒毒素等，需在相应专科就诊。

13. 什么是 COX-2 抑制剂？通过什么机制治疗 PHO？

随着对 PHO 发病机制的认识，针对 PGE_2 的药物逐渐成为其治疗的首选。前列腺素合成的关键步骤是环氧合酶（COX）将花生四烯酸氧化为前列腺素环内过氧化物，因此抑制 COX 就可以有效降低体内 PGE_2 的水平。COX 包括两种形式：COX-1 在多种组织中表达，与基础水平的前列腺素合成有关；COX-2在诱导条件下表达，受到多种细胞因子、生长因子和肿瘤刺激因子的调节。HO的症状也主要与COX-2产生的前列腺素有关。传统NSAIDs可以同时抑制COX-1和COX-2，除达到缓解疼痛的疗效外，还因同时降低胃肠道基础前列腺素水平而增加胃溃疡的发生率。选择性COX-2抑制剂选择性抑制COX-2的活性，从而有效降低COX-2相关PGE_2的水平，相对传统NASIDs具有更低的胃肠道损伤，同时更有针对性地降低导致PHO症状的COX-2相关PGE_2的水平，因此在对于PHO的治疗中更具优势。

14. 选择性COX-2抑制剂治疗PHO的疗效如何？不良反应有哪些？

COX-2抑制剂可以明显改善PHO患者皮肤增厚、杵状指/趾、多汗、关节肿痛等症状。不同皮肤改变恢复所需时间有所不同，其中面部皮肤见效最快，多于1个月内有改善；多汗症状好转的个体差异性较大，部分患者对药物治疗无反应；杵状指/趾改善所需时间较长，从1周到1年时间不等。不同部位皮肤改善时间不同可能与其组织学差异相关。生化指标方面，所有患者均在1个月内血及尿PGE_2、血清炎性指标明显下降。PHOAR1患者血及尿PGEM水平偏低，COX-2抑制剂治疗后改变不大。PHOAR2患者血及尿PGEM水平偏高，COX-2抑制剂治疗后3个月可降至正常。治疗后1年内患者X线变化均不显著，提示其杵状指/趾缓解并非肢端骨骼病变好转，更多来自结缔组织降解及水肿缓解，其骨骼改变是否可逆仍需更长时间的随访。尽管疗效良好，COX-2抑制剂仍然无法从根本上治愈PHO，COX-2抑制剂主要从上游减少PGE_2产生，一旦停药，PGE_2再次在体内蓄积而产生症状。

COX-2抑制剂主要的不良反应是胃肠道反应，包括反酸、胃灼热、腹部不适、腹痛、腹泻和便潜血阳性，但多数症状较轻，对症治疗或经过一段时间后可好转。COX-2抑制剂安全性好，但长期不良反应尚需更长时间随访来明确。

15. 治疗中需要监测哪些指标？

应监测以下指标。①症状变化：如骨痛VAS分级。②体征变化：测量杵状指/趾、关节水肿、面部皮肤、皱纹变化等。③生化指标：炎性指标（ESR、hS-CRP），骨代谢指标（血钙、血磷、PTH、24小时尿钙、24小时尿磷、β-CTX、ALP等）。④前列腺素及其代谢产物：血PGE_2、尿PGE_2、PGE_2代谢物（PGEM）。⑤骨骼影像学：骨密度、双手及胫腓骨X线。⑥不良反应：消化道症状、血常规、尿常规、便潜血、肝肾功能，必要时行消化内镜检查。

16. 治疗前后如何定量评估PHO患者杵状指的变化？

测量中指末端第一指节体积，在50ml离心管内装入适量自来水，静置于平面记录液面高度V1，患者将中指浸入水面，以中指末端第一指节内侧横纹与水面平齐为标准，记录液面高度V2。患者中指末端第一指节体积V＝V2－V1，对双手中指进行2次测量，若2次测量差异＞0.5ml则进行第3次测量。取双侧平均值为该患者中指末端第一指节体积。

17. 治疗前后如何定量评估PHO患者关节水肿的变化？

测量膝关节周径，患者保持放松站立，膝关节充分伸直，以髌骨下缘为参照点测量膝关节周径。对双侧膝关节进行两次测量，若2次测量差异＞0.5cm则进行第3次测量。取双侧膝关节周径平均值为该患者膝关节周径值。

四、推荐阅读

［1］SEIFERT W，KÜHNISCH J，TÜYSÜZ B，et al. Mutations in the prostaglandin transporter encoding gene SLCO2A1 cause primary hypertrophic osteoarthropathy and isolated digital clubbing ［J］. Hum Mutat, 2012，33（4）：660-664.

［2］HOU Y，LIN Y，QI X，et al. Identification of mutations in the prostaglandin and in transporter gene SLCO2A1 and phenotypic comparison between two subtypes of primary hypertrophic osteoarthropathy（PHO）: a single-center study ［J］. Bone, 2018，106：96-102.

［3］PANG Q，XU Y，HUANG L，et al. Bone geometry，density，microstructure and biomechanical properties in the distal tibia in patients with primary hypertrophic osteoarthropathy assessed by second-generation HR-pQCT ［J］. J Bone Miner Res，2022，37（3）：484-493.

［4］SANDEEP U，DIGGLE C P，CARR I M，et al. Mutations in 15-hydroxyprostaglandin dehydrogenase cause primary hypertrophic osteoarthropathy ［J］. Nature Genetics，2008，40（6）：789-793.

［5］JIANG Y，DU J，SONG Y W，et al. Novel SLCO2A1 compound heterozygous mutation causing primary hypertrophic osteoarthropathy with Bartter-like hypokalemia in a Chinese family ［J］. J Endocrinol Invest，2019，42（10）：1245-1252.

［6］ZHANG Z，XIA W，HE J，et al. Exome sequencing identifies SLCO2A1 mutations as a cause of primary hypertrophic osteoarthropathy ［J］. Am J Hum Genet，2012，90（1）：125-132.

（池　玥　姜　艳）

病例 17 小于胎龄儿、身材矮小

一、病历摘要

患者，女性，7岁2个月。因"身材矮小7年余"入院。

（一）现病史

患者系其母亲孕37周时因羊水少剖宫产分娩，出生身长48cm，体重2275g，生产过程顺利，无窒息及缺氧。混合喂养，1岁内常吐奶、胀气，自出生开始身高偏矮，翻身、坐、爬、出牙、说话等较同龄儿无差异。监测身高（图17-1）：1岁68cm，2岁不详，3岁4个月90cm，4岁5个月97cm，5岁4个月101.1cm，5岁7个月102.4cm，计算生长速度5.2厘米/年，查IGF-1 201ng/ml（50～286ng/ml），骨龄约2岁，开始予rhGH 2.5U（0.15U/kg）睡前皮下注射，用药半年测身高107.6cm，计算生长速度13厘米/年，查IGF-1 295ng/ml，甲功大致正常，继续rhGH 2.5U睡前皮下注射，用药1年（6岁2个月）测身高112.1cm，用药1.5年（6岁8个月）测身高112.1cm，复查骨龄约5岁，用药2年（7岁2个月）测身高115cm，计算生长速度5.8厘米/年，监测IGF-1 326ng/ml。平素食欲、睡眠、活动可，智力发育良好。

（二）既往史

无特殊。

（三）个人史

无特殊。

（四）家族史

父亲身高175cm，母亲身高165cm，12岁月经初潮，计算遗传身高约163.5cm。

（五）体格检查

身高115cm（-2SD～-1SD），体重17.5kg（-2SD），体型匀称。连眉，腭弓稍高，甲状腺无肿大。心、肺、腹查体无特殊。脊柱、四肢无明显异常，无肘外翻畸形。双

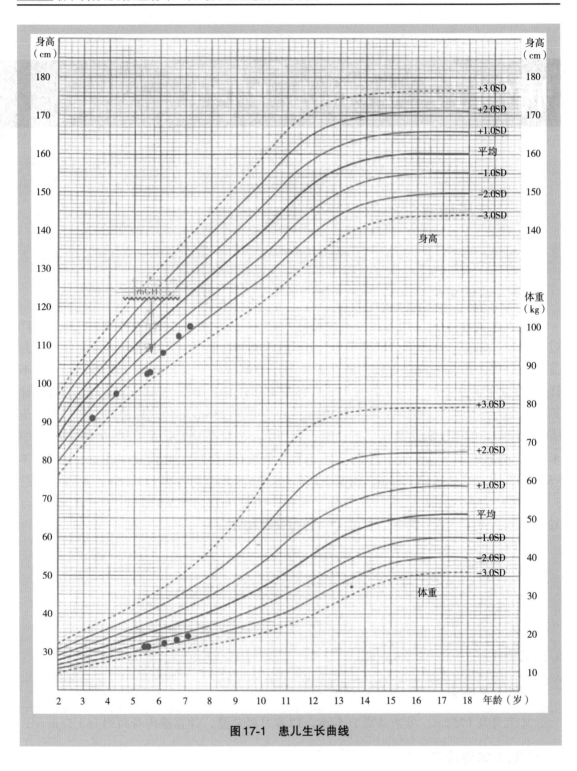

图 17-1　患儿生长曲线

乳Ⅰ期，阴毛Ⅰ期。

（六）辅助检查

［**生化检查**］肝肾功能：Alb 45g/L，ALT 17U/L，Cr 41μmol/L，Na 138mmol/L，K 4.5mmol/L，Ca 2.46mmol/L，P 1.67mmol/L；IGF-1 326ng/ml（57～316ng/ml）；甲功：FT3 4.36pg/ml，FT4 1.53ng/dl，TSH 4.20μIU/ml；性激素：LH 0.25IU/L，FSH 6.96IU/L，E_2＜15pg/ml，P 1.12ng/ml，T 0.15ng/ml，PRL 12.0ng/ml；糖代谢：空腹Glu 5.2mmol/L，INS 5.1μIU/ml，HbA1c 5.0%；脂代谢：TC 5.30mmol/L，TG 0.45mmol/L，LDL-C 3.38mmol/L，HDL-C 1.76mmol/L。

［**影像学检查**］骨龄（6岁8个月时检测，见图17-2）：约5岁。

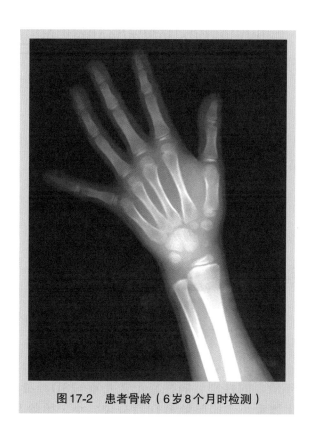

图17-2　患者骨龄（6岁8个月时检测）

［**基因检测**］全外显子测序：*MMACHC*杂合突变（来源于父亲）（图17-3），染色体数目异常及拷贝数变异，46，X，i（Xq）。

结合患者染色体检查结果，考虑为特纳综合征，进一步完善超声心动图、肝胆胰脾超声未见异常。

验证结果				
验证位点	样本编号	姓名	验证结果*	检测方法
MMACHC；NM_015506.2；c.658_660delAAG；p.Lys220del	21D01839262	210621ZZS	杂合	Sanger验证
	21D01839120	210723ZZSF	杂合	Sanger验证

验证结果*：分为纯合、杂合、半合子或N，其中N表示无此突变。其他异常结果以"–"表示并备注说明具体情况。

相关附图

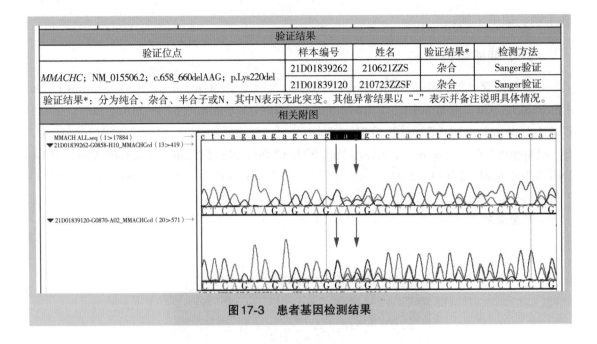

图 17-3　患者基因检测结果

（七）诊断

根据上述检查结果初步诊断为特纳综合征，小于胎龄儿。

（八）治疗

继续予rhGH 2.0U睡前皮下注射治疗，监测身高增长速度，门诊规律随诊。

二、病例分析

患者为学龄期女童，慢性病程，出生足月剖宫产，出生体重偏低，自幼较同龄儿偏矮，身高位于-3SD ～ -2SD，每年生长速度5 ～ 6cm，无矮小家族史，IGF-1正常，骨龄落后于实际年龄，使用生长激素初期生长速度可达每年13cm，后降至每年5.8cm。

患者身高小于同年龄、同性别、同种族正常儿童-2SD，身材矮小诊断明确。矮小病因方面，患者出生体重小于同胎龄第10百分位，小于胎龄儿（SGA）诊断明确，SGA患儿在后续的生长发育中落后于同年龄、同性别人群的风险较一般儿童增加，约90%的SGA婴儿在出生后会实现追赶生长，2岁时身高可达到-2SD以上，对于未实现追赶生长的SGA患儿，可加用生长激素治疗，同时进一步完善鉴别诊断。本例患儿在加用生长激素治疗后效果欠佳，更应鉴别是否合并其他导致矮小的病因。其他导致矮小的原因如下。

（1）内分泌疾病：①生长激素缺乏症，患者IGF-1水平正常，考虑该病可能性小。②甲状腺激素缺乏，患者门诊查甲功正常范围，患儿生长迟缓已7年，且智力发育正常，临床不符合甲状腺功能减退症。③高皮质醇血症，儿童皮质醇增多症表现为体重持续增加，本例患儿体型正常，考虑高皮质醇血症导致生长迟缓可能性不大。④性激素相关，性早熟患儿，病程早期会生长速度较快，后期因骨骼闭合早导致终身高矮，本例患儿尚无第二性征发育，不符合。

（2）遗传性疾病：①家族性矮小，其骨龄一般与其实际年龄相符，但本例患儿骨龄落后于实际年龄，且无相关疾病家族史，考虑家族性身材矮小可能性小。②基因突变，如21-三体综合征、Leri-Weill综合征、特纳综合征、生长激素不敏感综合征（Laron综合征）、黏多糖贮积症等，此类患儿一般伴有智力低下或特殊表观畸形，如圆脸、连眉、内眦赘皮、耳位低、腭弓高、短颈、颈蹼等表现。本例患儿有高腭弓、连眉表现，故考虑遗传综合征可能，完善基因筛查及染色体核型后发现*MMACHC*杂合突变及染色体核型异常为46，X，i（Xq），故考虑患儿身材矮小有遗传综合征因素参与。③体质性青春期发育延迟，男性多见，一般2岁前生长迟缓，2岁后生长速度正常，但总体处于生长曲线下限，骨龄偏小，青春发育一般会延迟，青春期后会有追赶生长。本例患儿生长特点比较符合，不能除外该病因。

（3）骨骼系统疾病：如成骨不全、佝偻病、假性甲状旁腺功能减退症、儿童甲状旁腺功能亢进症、脊柱畸形等。本例患儿查体未见脊柱四肢畸形，骨龄片未见佝偻病征象，不符合。

（4）全身性疾病：消化系统疾病、先天性心脏病、支气管哮喘、肾小球肾炎、1型糖尿病、免疫系统疾病等也可导致身材矮小。本例患儿无基础疾病、无相应临床表现，不考虑。

（5）营养不良：本例患儿饮食结构和营养状态正常，不考虑。

（6）社会心理性因素：本例患儿无社会心理方面问题，可除外。

（7）特发性矮小：属于排除性诊断，除外上述因素后考虑。

对患儿的基因突变及染色体核型异常进行分析：①*MMACHC*基因位于1p34.1，含有4个外显子，该基因的编码蛋白确切功能尚不清楚，但其C端区域与TonB相似，TonB是一种参与钴胺素（维生素B_{12}）摄取能量转导的细菌蛋白。因此，推测该蛋白可能在钴胺素的结合和细胞内运输中发挥作用。该基因突变可导致甲基丙二酸血症伴同型半胱氨酸血症cblC型（AR）。本例突变：NM_015506.2：c.658_660delAAG（p.Lys220del）为杂合突变，该位点已有文献报道致病，功能预测可能致病。*MMACHC*基因突变的临床表型为甲基丙二酸血症伴同型半胱氨酸血症cblC型，是一种常染色体隐性遗传病，该病的发病机制为维生素B_{12}先天代谢异常，临床表现为巨幼细胞贫血、嗜睡、生长迟缓、发育迟滞、智力低下、癫痫发作、急性神经功能恶化、小头畸形、椒盐状视网膜病变等。该病可有生长迟缓表现，但本例患儿为杂合突变，不致病。②46，X，i（Xq）：46，X，i（Xq）指X染色体的长臂等臂，该染色体异常是由于短臂（p）缺失且被长臂（q）的精确拷贝替换所致，是最常见的性染色体结构异常之一。该核型导致特纳综合征。特纳综合征患儿发生宫内发育迟缓的比例显著高于一般人群，约1/3的特纳综合征患儿为SGA，SGA是特纳综合征重要的临床表现之一。患儿胎儿期体重增长受限可能与位于X染色体的基因受损有关。除宫内发育迟滞、身材矮小外，特纳综合征还常有卵巢衰竭、心血管畸形、骨质疏松、泌尿系统畸形、眼部和听力异常、自身免疫性疾病（如甲状腺炎、乳糜泻、炎症性肠病等）、代谢综合征等疾病。

综上，患儿特纳综合征诊断明确，故应完善甲功、超声心动图、腹部超声等进一步评估有无合并其他器官系统异常。

治疗方面，特纳综合征患者应使用生长激素治疗，治疗开始时机为患儿身高低于同龄女童第5百分位，相较于生长激素缺乏症患者，特纳综合征患儿所需的生长激素剂量偏高，起始剂量约为0.15U/（kg·d），目标IGF-1浓度＋1SD～＋2SD。对于重度身材矮小的患儿，可以通过延迟雌二醇诱导骨骺闭合，延长生长期，促进身高生长。

三、临床查房

1. 什么是身材矮小？

儿童身高低于同种族、同年龄、同性别正常健康儿童平均身高的2个标准差（-2SD）以上或低于正常儿童生长曲线第3百分位。

2. 身材矮小的病因包括哪些？

（1）原发性身材矮小：骨软骨发育不良、染色体异常、小于胎龄儿。

（2）继发性身材矮小：营养不良、慢性系统性疾病、内分泌疾病、颅脑病变、精神心理性身材矮小。

（3）特发性矮小：家族性身材矮小、体质性青春期发育延迟。

3. 身材矮小的病史采集要点有哪些？

（1）遗传：种族，父母及一级、二级亲属的身高，青春发育情况。

（2）母亲情况：妊娠期营养、情绪、疾病状况、药物/放射/烟酒接触史，分娩情况（是否足月、分娩方式、产道畸形、产伤等）。

（3）营养：喂养方式、营养状况。

（4）其他系统生长发育情况：动作、语言、智力等。

（5）疾病情况及药物使用：先天性心脏病、哮喘、肾病、贫血、寄生虫病、内分泌代谢性疾病，糖皮质激素、性激素暴露等。

（6）生活生长环境、社会心理因素。

4. 身材矮小的体格检查要点有哪些？

（1）全身情况：智力、精神行为异常、全身营养状况。

（2）头面部及颈部：头颅畸形、眼距、眼裂、虹膜、巩膜、舌体、鼻根、视力、听力、发际、颈部长度、颈蹼等。

（3）躯干及四肢：指/趾数、肢体长短、指/趾距、肘外翻、脊柱畸形。

（4）皮肤：肤色异常、多毛、皮肤角化、皮纹改变。

（5）外生殖器：尿道、阴茎、阴蒂、阴唇、肛门、睾丸等。

5. 常见身材矮小疾病的主要体征有哪些？

见表17-1。

表17-1 常见身材矮小病因及主要体征

病因	主要体征
生长激素缺乏症	前额突出、声调高、肥胖
甲状腺功能减退症	皮肤干、头发粗糙、面容不成熟、心率慢
库欣综合征	向心性肥胖、紫纹、痤疮、高血压
特纳综合征	颈蹼、黑痣、盾形胸、肘外翻、青春期发育延迟、原发性闭经
假性甲状旁腺功能减退症	脸圆、肥胖、掌骨短、智力减退
骨软骨发育不全	大头畸形、四肢短
Russell-Silver综合征	矮小，尖颅、骨骼不对称

6. 身材矮小需要做哪些辅助检查？

（1）常规检查：血常规、尿常规、肝肾功能、血电解质、血糖、血脂。

（2）生长激素：血生长激素、IGF-1水平、生长激素激发试验。

（3）其他内分泌激素检查：甲功，血皮质醇、促肾上腺皮质激素，性激素。

（4）影像学检查：骨龄、垂体MRI。

（5）全外显子测序、核型分析。

7. 什么是小于胎龄儿？

小于胎龄儿（SGA）指体重低于同胎龄体重第10百分位数的新生儿。SGA出生时可能有消瘦、皮下脂肪薄、低血糖、宫内缺氧症状（羊水污染、黄疸、呼吸困难、脑病症状）、酸中毒、宫内感染、应激反应低下等症状。大多数SGA表现为正常的生长激素分泌，IGF-1水平可能偏低。

8. 什么是特纳综合征？

特纳综合征是一条X染色体部分或完全缺失导致的疾病。主要临床表现为身材矮小和原发性闭经，此外，特纳综合征还可合并心血管疾病、骨质疏松/骨骼畸形、肾/泌尿系统畸形、眼部异常、听力异常、自身免疫性疾病、代谢综合征、肝酶异常等，发生恶性肿瘤风险升高。特纳综合征的诊断方法为染色体核型分析。

9. 与身材矮小有关的遗传性疾病有哪些？

见表17-2。

表17-2　与身材矮小有关的常见遗传性疾病

致病基因	疾病
POUIF1（Pit-1）	多发性垂体激素缺乏
PROP-1	多发性垂体激素缺乏
GHRH	生长激素缺乏
GHRHR	家族性单纯性生长激素缺乏
GH-N	家族性单纯性生长激素缺乏
GHR	生长激素不敏感综合征（Laron综合征）
IGF-1	IGF-1缺乏（对GH不敏感）
IGF-1R	对IGF-1不敏感
SHOX（PHOG）	Leri-Weill综合征、特纳综合征、特发性矮小

10. 生长激素治疗指征有哪些？

生长激素缺乏症、特发性矮身材、SGA、特纳综合征、Prader-Willi综合征、Noonan综合征。

11. 生长激素治疗过程中需要监测哪些指标？

（1）生长发育指标：身高、体重、性发育情况。

（2）辅助检查指标：肝肾功能、IGF-1、甲功、空腹血糖、胰岛素、糖化血红蛋白、骨龄。

12. 生长激素治疗有什么副作用？

（1）肿瘤：对于非肿瘤患者，尚无证据表明生长激素治疗与肿瘤发生相关；对于肿瘤幸存者，生长激素治疗不增加原肿瘤复发风险，但可能与第二肿瘤发生风险增加相关，随治疗时间延长风险逐渐降低。

（2）颅内压增高：儿童生长激素治疗后可能出现颅内压增高症状，表现为头痛、视盘水肿等，停药后症状可好转，后续可小剂量起始治疗，逐渐加大剂量；如停药后症状仍不好转，则需请神经科评估。

（3）肌肉骨骼症状：由于生长速度增快，可能出现肌肉骨骼疼痛。

（4）脊柱侧凸：特纳综合征或Prader-Willi综合征患者在尚未起始生长激素治疗时即有可能出现脊柱侧凸。生长激素治疗后的快速增长可能导致脊柱侧凸加重，应在治疗开始前和治疗过程中对患者的脊柱侧凸情况进行随访。

（5）股骨头滑脱：儿童生长激素治疗过程中可能出现股骨头滑脱，其出现与生长加速和原发病有关。

（6）睡眠呼吸暂停：生长激素能够刺激腺样体增大，因此可能加重睡眠呼吸暂停。

（7）胰腺炎：在接受生长激素治疗的儿童中曾观察到胰腺炎的发生，尽管胰腺炎被列在生长激素的不良反应中，但实际非常少见且与生长激素治疗的关系并不确切。如果接受生长激素治疗的儿童出现严重腹痛，应注意除外胰腺炎。

13. SGA的生长激素治疗指征有哪些？

生长激素治疗指征：诊断为SGA且持续矮小，最早起始治疗年龄为2岁，如SGA患儿2岁时仍未实现追赶生长（身高仍小于-2SD）即可开始生长激素治疗。治疗早期生长速度与生长激素剂量成正比，推荐剂量为0.15～0.20U/（kg·d）。

14. 特纳综合征的生长激素治疗指征有哪些？

特纳综合征生长激素治疗的指征为持续6个月生长速度低于第50百分位，推荐剂量为0.15～0.20U/（kg·d）。部分患儿因含有Y染色体片段，发生性腺恶性肿瘤的危险性增加，在对此类患者进行生长激素治疗时需谨慎。

15. 特纳综合征患者如何进行系统评估？

特纳综合征患者可能合并以下器官系统异常，应进行评估。

（1）甲状腺：特纳综合征患者甲状腺自身抗体阳性率较高，甲状腺自身抗体阳性者甲状腺功能异常率较高，因此应每年评估甲状腺功能和甲状腺自身抗体。

（2）心血管：特纳综合征患者可出现高血压及主动脉、主动脉瓣、二尖瓣结构异常，建议监测血压，并完善心电图、超声心动图，必要时行心脏MRI等检查。

（3）泌尿系统：30%～40%特纳综合征患者出现泌尿系统畸形，表现为马蹄肾、肾不发育、肾盂和输尿管异常及肾血管畸形等，需行泌尿系超声评估。

（4）胃肠道：特纳综合征患者合并乳糜泻、炎症性肠病等风险较高，建议年龄＞4岁的特纳综合征患者筛查人抗组织转谷氨酰胺酶抗体，如抗体阳性可进一步完善消化内镜检查。

四、推荐阅读

［1］GRAVHOLT C H，ANDERSEN N H，CONWAY G S，et al. Clinical practice guidelines for the care of girls and women with Turner syndrome：proceedings from the 2016 Cincinnati International Turner Syndrome Meeting［J］. Eur J Endocrino，2017，177（3）：G1-G70.

［2］中华医学会儿科学分会内分泌遗传代谢学组，《中华儿科杂志》编辑委员会. 基因重组人生长激素儿科临床规范应用的建议［J］. 中华儿科杂志，2013，51（6）：426-432.

［3］中华医学会儿科学分会内分泌遗传代谢学组. 矮身材儿童诊治指南［J］. 中华儿科杂志，2008，46（6）：428-430.

［4］COLLETT-SOLBERG P F，AMBLER G，BACKELJAUW P F，et al. Diagnosis，genetics，and therapy of short stature in children：a growth hormone research society international perspective［J］. Horm Res Paediatr，2019，92（1）：1-14.

［5］WISNIEWSKI A，MILDE K，STUPNICKI R，et al. Weight deficit at birth and Turner's syndrome［J］.

J Pediatr Endocrinol Metab，2007，20（5）：607-613．

［6］ALLEN D B，BACKELJAUW P，BIDLINGMAIER M，et al． GH safety workshop position paper：a critical appraisal of recombinant human GH therapy in children and adults［J］．Eur J Endocrinol，2016，174（2）：1-9．

［7］中华医学会内分泌学分会性腺学组．特纳综合征诊治专家共识［J］．中华内分泌代谢杂志，2018，34（3）：181-186．

（王诗蕊　陈　适）

病例 *18* 月经紊乱、催乳素升高

一、病历摘要

患者，女性，初诊年龄27岁。因"月经紊乱11年，发现催乳素水平升高5年"入院。

（一）现病史

患者12岁月经初潮，初始月经规律。自16岁起出现月经周期紊乱及经中期出血，当地医院查盆腔超声提示卵巢畸胎瘤可能，未进一步诊治。22岁时曾查血PRL 59.2ng/ml，垂体MRI提示异常信号（具体不详），未处理。27岁因月经紊乱就诊于我院，主要表现为月经周期延长，最长可至3个月来潮1次。病程中患者无头痛、视力下降、视野缺损，无多尿、口干、多饮；平素不易感冒，精神、食欲、体力好，无晨起恶心、呕吐；无怕冷、手足胀。大便每天1次，成形软便。无骨痛、骨折、尿中排石；无反酸、胃灼热、晨起意识丧失等不适。

（二）既往史

否认其他特殊疾病史。无消化道、精神类等药物服用史。

（三）家族史

否认类似家族史，否认垂体瘤及多发内分泌腺瘤病家族史。

（四）体格检查

血压90/60mmHg，心率84次/分。中等体型，双乳V期，触发泌乳（＋）。

（五）辅助检查

性激素：LH 0.38mIU/ml，FSH 3.9mIU/ml，E_2 24.9pg/ml，P 0.73ng/ml，T 24.7ng/dl，PRL 100.94ng/ml；GH 9.6ng/ml，IGF-1 160ng/ml（117～329ng/ml）；甲功：FT3 2.67pg/ml，FT4 1.030ng/dl，TSH 5.232μIU/ml；ACTH（8am）10.4pg/ml，血皮质醇13.39μg/dl；垂体增强MRI：垂体中部偏右片状不均匀强化区（最大径约7.5mm）。

（六）诊断

结合患者临床表现及辅助检查，考虑垂体催乳素微腺瘤可能性大。

（七）治疗及随访

初诊后启动溴隐亭治疗，1.25mg qd起始，根据耐受情况逐渐加量至1.25mg tid，连用2个月，患者月经周期恢复正常，泌乳消失，复查PRL降至11.2ng/ml。用药满半年后复查PRL 10.53ng/ml。垂体MRI：垂体中部偏右片状不均匀强化区，与老片相比，较前缩小（最大径约6.5mm）。结合患者药物治疗后PRL水平下降、垂体占位体积缩小，考虑垂体催乳素瘤诊断明确。

此后患者规律用药，每3个月我科门诊随诊，根据PRL及垂体MRI调整溴隐亭剂量：1.25mg tid → 1.25mg bid → 1.25mg tid → 2.5mg bid。其间患者月经规律，监测基础体温呈双相；PRL波动于10 ～ 20ng/ml，垂体MRI提示垂体微腺瘤伴囊变，最大径大致同前。

4年后患者有妊娠计划，考虑无妊娠禁忌，充分知情妊娠风险。备孕4个月后自然妊娠。发现妊娠后停用溴隐亭，定期门诊随诊监测病情变化。患者孕期平顺，无头痛、视力下降及视野缺损等不适表现。足月头位顺产1女婴，出生体重3.3kg，身长50cm。产后哺乳至13个月。患者于产后4个月恢复月经。产后16个月复查PRL 12ng/ml，垂体平扫MRI：垂体中部偏右类圆形长T1、稍长T2信号影（最大径约6.2mm），考虑催乳素瘤生化缓解。

二、病例分析

患者初诊时为青年女性，慢性病程，病史11年。临床上以月经紊乱为主要表现，查体可见双侧触发泌乳阳性；实验室检查提示PRL水平明显升高；鞍区MRI提示垂体占位性病变。根据患者临床表现及辅助检查，诊断首先考虑高催乳素血症明确。高催乳素血症需除外巨催乳素血症可能，催乳素分子以催乳素单体、多聚体及巨大催乳素的形式存在，巨催乳素分子量大，具有免疫活性，但无生物活性，通常不会引起临床症状，可经PEG沉淀后监测催乳素水平除外巨催乳素血症。高催乳素血症需考虑以下原因。

（1）生理性：①催乳素为一种应激激素，在运动、情绪紧张后可轻度升高，通常在100ng/ml以下。②妊娠及哺乳：妊娠期间催乳素水平升高，最高可达600ng/ml；产后哺乳期催乳素水平也可间断升高，通常为轻度或中度升高。③外界刺激：反复吸吮乳房、胸壁炎症性改变也会导致催乳素升高。

（2）药物：多种影响多巴胺通路的药物都可导致催乳素水平升高，如多巴胺受体阻滞剂（如甲氧氯普胺、多潘立酮等）、抗精神病药物（如帕利哌酮、利培酮、氯丙嗪、氟哌啶醇、氯氮平、奥氮平等）、多巴胺耗竭剂（如甲基多巴、利血平等）、H_2受体拮抗剂（如西咪替丁等）、口服避孕药等，口服上述药物后血催乳素水平通常为轻度升高，多数不超过100ng/ml，使用利培酮后可升高至500ng/ml，该患者无上述药物使用史，不考虑。

（3）病理性：①垂体柄损伤，垂体瘤或其他原因导致垂体柄增粗时，由于垂体柄阻断效应，下丘脑分泌的催乳素抑制因子无法作用于垂体，催乳素水平通常轻中度升高，很少超过100ng/ml。②原发性甲减，原发性甲减时催乳素促进因子分泌升高，导致血清催乳素水平升高，本例患者甲功提示TSH仅轻度升高，不能解释明确升高的PRL水平。③垂体催乳素腺瘤，催乳素瘤的大小与血清催乳素水平相关，肿瘤体积越大催乳素水平越高，血清催乳素＞100ng/ml时催乳素瘤可能性很大，＞200ng/ml时提示催乳素大腺瘤。本例患者垂体MRI提示垂体占位，根据肿瘤的最大径分类，肿瘤直径＜1cm时为垂体微腺瘤，直径1～4cm时为大腺瘤，直径＞4cm时为巨大腺瘤，考虑催乳素微腺瘤可能性大。

治疗方面，催乳素瘤首选药物治疗，即多巴胺受体激动剂（DAs），目前我国主要应用药物为溴隐亭。本例患者应用溴隐亭后临床症状改善、血PRL水平恢复正常、垂体MRI提示垂体占位缩小，进一步证实垂体催乳素瘤诊断，且对溴隐亭治疗反应良好。

催乳素瘤患者过高的PRL水平能够抑制下丘脑Kisspeptin分泌，从而抑制下丘脑GnRH分泌，导致垂体水平的LH、FSH下降，临床上可表现为不同程度的低促性腺激素性性腺功能减退，女性主要表现为月经紊乱甚至闭经，男性则表现为性欲减退、不育。对于大腺瘤的患者，还可出现肿瘤压迫导致的其他腺垂体功能减退、头痛、视力下降、视野缺损等临床表现。

对于女性育龄期催乳素瘤患者，经治疗后随催乳素水平下降，生育能力可恢复，因此对于有备孕需求的患者，在治疗的过程中需考虑生育时机的选择。对于垂体催乳素微腺瘤患者，当经DAs治疗后血清催乳素水平降至正常范围内，恢复正常的月经周期，即可考虑备孕。而对于大腺瘤患者，特别是侵袭性大腺瘤或存在鞍上肿瘤，应经药物或手术治疗，使腺瘤缩小至鞍内后再尝试妊娠。本例患者在随访过程中有妊娠要求。经评估无妊娠禁忌，自然妊娠后停用溴隐亭，孕期无头痛、视力下降、视野缺损等肿瘤症状性生长的情况出现。产后患者有哺乳，且产后恢复月经，停止哺乳后复查PRL在正常范围内，考虑病情生化缓解。

三、临床查房

1. 高催乳素血症的主要原因包括什么？

（1）生理性：如性生活、运动、哺乳、妊娠、睡眠、应激等。

（2）药物性：如麻醉药物、抗惊厥药物、抗抑郁药物、抗组胺药物、胆碱能受体激动剂、多巴胺受体阻滞剂、多巴胺合成抑制剂、雌激素、抗精神病药物等。

（3）系统性疾病：如胸壁疾病、慢性肾衰竭、肝硬化、原发性甲状腺功能减退、颅脑放疗、癫痫发作、多囊卵巢综合征等。

（4）下丘脑-垂体疾病：①垂体柄损伤，如肿瘤压迫垂体柄、肉芽肿、创伤等。②垂体疾病，如垂体催乳素瘤、多激素分泌腺瘤等。

（5）特发性。

2. 垂体催乳素瘤的主要临床表现有哪些？

（1）高催乳素血症相关临床表现：①性腺功能减退，女性主要表现为月经紊乱、不孕；男性主要表现为性欲减退、勃起功能障碍、精子数量减少、不育；儿童或青少年可表现为发育延迟。②泌乳。③体重增加、骨质疏松、糖脂代谢异常。

（2）肿瘤局部压迫症状：可有头痛、视力下降、视野缺损、海绵窦综合征、其他腺垂体功能减退等。

（3）垂体卒中。

3. 垂体催乳素瘤的治疗目标有哪些？

（1）降低催乳素水平，恢复性腺轴功能。

（2）缩小肿瘤体积，缓解肿瘤对周围组织的压迫。

（3）缓解临床症状，防止肿瘤复发。

（4）保留正常垂体功能，改善生活质量。

4. 垂体催乳素瘤的治疗主要包括哪些？

主要包括药物、手术及放疗。药物上首选DAs治疗，国内主要应用溴隐亭，国外主要应用卡麦角林。

5. 女性催乳素瘤患者不孕的原因有哪些？

育龄期女性催乳素瘤患者的不孕主要由以下两方面原因导致：①高催乳素血症可直接抑制下丘脑-垂体-卵巢轴功能，导致无排卵性不孕；当高催乳素血症状态解除后，90%以上的患者可恢复排卵，从而实现自然受孕。②大腺瘤患者由于肿瘤占位效应还可直接压迫垂体促性腺激素细胞，抑制促性腺激素分泌，此种情况若经药物、手术等治疗后性腺功能未恢复，则无法自然妊娠，后续需借助辅助生殖手段。

6. 妊娠是否存在造成垂体腺瘤进一步生长的风险？

正常女性在妊娠期间，由于胎盘分泌雌激素的刺激，垂体可逐渐增大，妊娠3个月时体积较妊娠前增加45%，孕末期则可增加120%～136%。对于催乳素瘤患者，由于妊娠期高雌激素血症状态，同样有导致肿瘤进一步增大风险。Molitch等总结发现在微腺瘤（肿瘤最大径<10mm）、未治疗的大腺瘤（肿瘤最大径≥10mm）及经手术和/或放疗的大腺瘤患者中，妊娠期间出现因肿瘤增长引起显著症状并需要治疗干预的比例分别为2.4%、21.1%及4.7%，提示妊娠期肿瘤出现症状性增大的风险与基线肿瘤大小及妊娠前的干预措施密切相关。

7. 暴露于DAs是否可能对胎儿造成潜在影响？

以DAs为主的药物治疗是垂体催乳素瘤的一线治疗方法。我国常用药物为溴隐亭，国外常用药物为卡麦角林。Huang等总结以往文献中妊娠期有溴隐亭暴露者6272人次及卡麦角林暴露者1061人次,结果发现,与正常妊娠女性相比,孕期溴隐亭或卡麦角林暴露者的流产率、早产率、胎儿畸形率及儿童远期并发症的风险均无明显增加。

由于溴隐亭半衰期短,清除率快,且孕期应用证据更多,因此在2011年美国内分泌学会指南中推荐对于有妊娠计划的育龄期女性,溴隐亭是备孕催乳素瘤女性患者的首选药物。而由于卡麦角林耐受性更好,且在降低催乳素水平及缩小肿瘤体积上的表现优于溴隐亭,因此在2021年发表的欧洲内分泌学会指南中则更推荐应用卡麦角林。

8. 女性催乳素瘤患者备孕时机该如何选择?

建议微腺瘤患者,当经DAs后血清催乳素水平降至正常范围内,即可考虑备孕。而对于大腺瘤患者,特别是侵袭性大腺瘤或存在鞍上肿瘤,应经药物或手术治疗,使腺瘤缩小至鞍内后再尝试妊娠。需要强调的是,部分患者的催乳素水平下降可先于肿瘤缩小,甚至有患者在月经尚未恢复时即已恢复排卵,因此在用药初期应注意避孕,以免出现意外妊娠风险。

9. 发现妊娠时是否需要停用DAs?

已有证据表明DAs可通过胎盘,因此原则上妊娠期胎儿暴露药物的时间应尽量缩短。目前多数国内外指南建议,对于微腺瘤患者,一旦发现妊娠,应尽快停用DAs,而对于大腺瘤患者,需根据病情决定是否继续停用DAs,特别是未经系统治疗的大腺瘤伴有视交叉压迫症状的患者有需要整个妊娠期使用DAs的可能。但也有学者认为,高催乳素血症对黄体功能维持有不良影响,因此即使对于微腺瘤的患者也应在妊娠12周后停药。

10. 妊娠期是否需要进行催乳素水平的监测?

正常女性自妊娠11周起开始出现催乳素水平的逐渐增加,至妊娠末期升高可达妊娠前的10倍或更高。多数学者认为,妊娠期间的催乳素变化无法准确反映肿瘤增大的情况,因此不推荐妊娠期常规监测催乳素水平的变化。但北京协和医院内分泌科仍建议孕期定期监测血清催乳素变化,当催乳素水平显著升高超过基线水平,特别是大腺瘤存在视交叉压迫风险的患者中,需进一步完善视野检查,以便早期发现压迫情况。

11. 妊娠期需注意的症状变化有哪些?

妊娠期存在肿瘤进一步增大风险,因此需注意有无肿瘤压迫症状的出现,重点需关注有无头痛、视力下降、视野缺损及海绵窦综合征等表现,若有则提示可能存在腺瘤生长,需进一步行垂体平扫MRI、视力视野的检查。美国内分泌学会指南建议微腺瘤患者应每3个月随访1次,而大腺瘤患者也应至少每3个月随访1次,腺瘤越大者的随访应越频繁。而欧洲内分泌学会指南则建议鞍内微腺瘤、妊娠前垂体功能正常者,妊娠期不需要规律内分泌随诊,而对于大腺瘤或肿瘤接近视交叉者妊娠期需规律细致监测肿瘤的生长风险。

12. 发生症状性催乳素瘤增大时如何处理?

推荐妊娠期出现症状性肿瘤生长者重新启动DAs治疗,建议采用既往使用过且能耐受的DAs。若药物治疗无效（如1周内压迫症状无好转或出现严重垂体卒中），在孕中期可行经蝶窦手术；若在孕晚期，则应根据病情尽可能将垂体手术推迟到分娩之后或提前结束妊娠。若出现垂体危象表现，应及时给予大剂量糖皮质激素治疗。

13. 分娩方式该如何选择？

垂体催乳素瘤非阴道分娩禁忌证，建议产科医师根据患者病情选择分娩方式。

14. 产后能否进行哺乳？

没有证据支持哺乳会刺激肿瘤生长，因此对于有哺乳意愿的患者，可尝试哺乳。若妊娠期一直应用DAs治疗的患者，可在产前2～4周谨慎停用DAs。

15. 产后是否需要重新启用DAs治疗？

在以往文献中，产后高催乳素血症的缓解率为10%～68%。对于不哺乳的女性应在分娩后3个月时测定血清催乳素水平来重新评估是否需要重新开始DAs。而对于哺乳者，则建议在停止哺乳后3个月时评估病情决定进一步处理。

四、推荐阅读

［1］MOLITCH M E. Endocrinology in pregnancy：management of the pregnant patient with a prolactinoma［J］. Eur J Endocrinol，2015，172（5）：R205-R213.

［2］HUANG W，MOLITCH M E. Pituitary tumors in pregnancy［J］. Endocrinol Metab Clin North Am，2019，48（3）：569-581.

［3］MELMED S，CASANUEVA F F，HOFFMAN A R，et al. Diagnosis and treatment of hyperprolactinemia：an Endocrine Society clinical practice guideline［J］. J Clin Endocrinol Metab，2011，96（2）：273-288.

［4］LUGER A，BROERSEN L，BIERMASZ N R，et al. ESE Clinical Practice Guideline on functioning and nonfunctioning pituitary adenomas in pregnancy［J］. Eur J Endocrinol，2021，185（3）：G1-G33.

［5］GLEZER A，BRONSTEIN M D. Prolactinomas in pregnancy：considerations before conception and during pregnancy［J］. Pituitary，2020，23（1）：65-69.

［6］中华医学会妇产科学分会内分泌学组. 女性高催乳素血症诊治共识［J］. 中华妇产科杂志，2016，51（3）：161-168.

［7］中国垂体腺瘤协作组. 中国垂体催乳素腺瘤诊治共识（2014版）［J］. 中华医学杂志，2014，（31）：2406-2411.

［8］O'SULLIVAN S M，FARRANT M T，OGILVIE C M，et al. An observational study of pregnancy and post-partum outcomes in women with prolactinoma treated with dopamine agonists［J］. Aust N Z J Obstet Gynaecol，2020，60（3）：405-411.

［9］HUDA M S，ATHAUDA N B，TEH M M，et al. Factors determining the remission of microprolactinomas after dopamine agonist withdrawal［J］. Clin Endocrinol（Oxf），2010，72（4）：507-511.

（王林杰）

病例 *19* 多饮、多尿，视力和听力下降

一、病历摘要

患者，男性，10岁2个月。因"多饮、多尿7年，视力下降5年"入院。

（一）现病史

患儿2009年（3岁半）无诱因出现多饮、多尿伴体重下降，每日饮水量3～4L，夜尿2～3次，否认昏迷、恶心、呕吐。测随机血糖30.0mmol/L，尿酮体阴性，诊断"1型糖尿病"。给予胰岛素强化治疗：诺和灵R早5U、午8U、晚8U餐前皮下注射，诺和灵N 8U睡前皮下注射。监测空腹血糖10.0mmol/L左右，多饮、多尿改善，夜尿1～2次。2011年（5岁半）患儿出现双眼视力下降，外院诊断为"弱视"，配镜矫正。2015年5月（9岁）出现多饮、多尿加重，每日饮水量5～6L，夜尿3～4次，外院诊断为"遗尿症"，未予治疗。同时监测血糖波动较大，更换胰岛素为诺和锐早8U、午10U、晚8U餐前皮下注射，甘精胰岛素8U睡前皮下注射。监测空腹血糖13.0～15.0mmol/L，餐后2小时血糖＜10.0mmol/L。2016年1月（9岁8个月）因视力下降进一步加重，伴间断头痛，就诊外院诊断双眼视神经萎缩，给予营养神经药物治疗。同时发现听力下降，行纯音测听＋声抗阻力提示双耳高频听力下降。监测血压升高，最高达170/100mmHg，查血肌酐87.8μmol/L，泌尿系超声提示双肾盂积水。予硝苯地平（17.5mg/d）控制血压，监测血压（130～140）/100mmHg。监测血糖控制不佳，遂调整为皮下胰岛素泵（门冬胰岛素基础量12.6U，三餐前大剂量2U）。行基因检测提示WFS1基因复合杂合突变（两处突变位点分别来自父亲及母亲）。起病以来，患儿精神、食欲、睡眠可，否认四肢乏力、肌肉疼痛、手足麻木、尿中泡沫增多。为进一步诊治收入我科。

（二）既往史

无特殊。否认药物及食物过敏史。

（三）个人史

患者系第3胎第1产，足月剖宫产，其母孕期平顺，否认产伤、窒息。出生时体重

3.7kg，身长不详。母乳喂养，身高增长较同龄儿偏矮，智力发育正常，学习成绩可。近1年身高增加3～4cm，近半年体重增加2.5kg，无第二性征发育。

（四）家族史

父母非近亲结婚，父亲左眼先天弱视，母亲家系成员中有听力下降，家系图见图19-1。

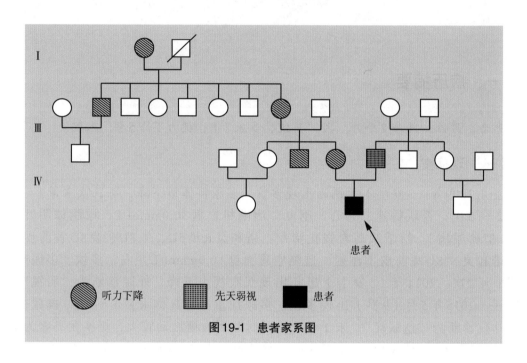

图19-1　患者家系图

（五）体格检查

身高134.5cm（10th～25th），体重45kg（90th～97th），BMI 24.9，血压138/98mmHg，心率98次/分，体型均匀偏胖。皮肤、舌干燥，双肺呼吸音清，未闻及干湿啰音。心脏听诊未闻及明显杂音。腹软，无明显压痛，膀胱区叩诊浊音（＋）。阴毛Ⅰ期，双侧睾丸2ml。

（六）辅助检查

[**实验室检查**] 血常规：WBC 5.61×10^9/L，RBC 4.64×10^{12}/L，Hb 132g/L，PLT 447×10^9/L；便常规＋潜血、凝血功能未见异常；血生化：Cr 124μmol/L，BUN 6.62mmol/L，Alb 51g/L，ALT 11U/L，Ca 2.54mmol/L，P 1.59mmol/L，TC 4.39mmol/L，TG 0.92mmol/L，LDL-C 2.55mmol/L。

[**糖尿病评估**] 空腹血糖11.5mmol/L、C肽0.13ng/ml，餐后2小时血糖6.2mmol/L、C肽0.13ng/ml。HbA1c 8.6%，糖化白蛋白24.9%，尿微量白蛋白8mg/g Cr，ICA、GAD、抗IA_2均阴性。

［多尿、尿失禁原因筛查］血钠145mmol/L，血钾3.7mmol/L，同步尿比重≤1.005，尿糖、酮体、蛋白均（－）。血渗透压303mOsm/（kg·H_2O），尿渗透压80mOsm/（kg·H_2O）。简易弥凝试验示服用弥凝后尿量减少约50%，支持中枢性尿崩症。

［腺垂体功能评估］血F（8am）13.58μg/dl，ACTH（8am）19.3pg/ml；TSH 1.602μIU/ml，FT3 3.23pg/ml，FT4 1.260ng/dl；GH 4.7ng/ml，IGF-1 133ng/ml（88 ～ 452ng/ml）；LH 0.35IU/L，FSH 2.48IU/L，T＜0.1ng/ml，PRL 12.26ng/ml。

［影像学检查］垂体MRI：示神经垂体高信号消失。骨龄片提示骨龄与实际年龄相符。腹部CT：提示双肾增大，双肾积水伴输尿管上段扩张，排尿后膀胱残余尿量约305ml。

［高血压病因筛查］24小时尿儿茶酚胺正常范围。立位血肾素活性5.66ng/（ml·h），血管紧张素Ⅱ 179.26pg/ml，醛固酮27.78ng/dl。肾上腺超声未见异常。肾动脉超声未见血管狭窄。

［其他系统功能评估］眼科检查：提示双眼视神经萎缩，眼压高，色觉障碍，部分视野缺损。听力检查：提示双耳高频听力下降。超声心动图：未见明显异常。肌电图：未见周围神经损害。

（七）诊断

Wolfram综合征（WFS），糖尿病，中枢性尿崩症，双视神经萎缩，色觉障碍，部分视野缺损，高眼压，双侧高频听力下降，双肾盂积水，神经源性膀胱，肾衰竭，高血压。

（八）治疗

糖尿病方面：给予皮下胰岛素泵持续泵入（门冬胰岛素基础量18.9U，三餐前大剂量分别为2U/3U/3U），因患者饮食控制不严格，监测空腹血糖6.5 ～ 9.2mmol/L，餐后2小时血糖7.2 ～ 17.6mmol/L，根据血糖临时追加胰岛素，无低血糖发生。高血压方面：给予拜新同30mg qd，洛汀新10mg qd，监测血压（104 ～ 130）/（75 ～ 97）mmHg。尿崩症方面：给予醋酸去氨加压素0.05mg bid口服，每日尿量由4 ～ 5L减少至2L，夜尿0 ～ 1次，监测血电解质正常范围。因患儿尿潴留，予间断留置导尿管引流，监测血肌酐降至53 ～ 62μmol/L。

二、病例分析

患者少年男性，幼年起病，慢性病程。临床表现为以下几方面：①以多饮、多尿、体重下降起病，监测血糖明显升高、波动大，但无反复酮症酸中毒；实验室检查提示C肽水平低，1型糖尿病相关自身抗体谱均为阴性。②视力下降、眼压高、双视神经萎缩；色盲、部分视野缺损。③双耳高频感音神经性听力下降。④多饮、多尿、烦渴、夜尿增多、尿失禁。血渗透压升高，血钠正常高限，尿渗透压及尿比重低，垂体MRI提示神经垂体高信号消失，醋酸去氨加压素治疗有效。⑤泌尿系统异常：双肾积水伴输尿管扩张、残余尿量增多，伴有血肌酐升高、血压升高。家族史方面：患者母亲家系中有多个成员听力下降，但无糖尿病遗传史；父亲有弱视。

对患者病情进行进一步分析及鉴别诊断如下。

（1）血糖升高方面：患儿糖尿病诊断明确，分型方面，起病年龄小，无糖尿病家族史，C肽水平低，治疗依赖胰岛素，不符合2型糖尿病。病程中无反复发作酮症酸中毒，1型糖尿病抗体均为阴性，C肽水平虽低于正常范围，但程度仍轻于典型1型糖尿病。患儿有听力受损，还需考虑线粒体糖尿病，线粒体糖尿病为母系遗传，患儿母系家族成员虽无糖尿病，但有多个成员听力下降，需进一步排除，但尿崩症、神经源性膀胱等表现一般不见于线粒体糖尿病。本例患儿无胰腺外分泌功能障碍，无其他升糖激素异常升高，无药物、感染、免疫等诱因，结合起病年龄小、合并视力、听力异常及尿崩症，考虑为合并有糖尿病的遗传综合征。

（2）尿崩症方面：患儿有多饮、多尿，血渗透压增高、尿渗透压低，血钠偏高，尿崩症定性诊断明确。行简易弥凝试验提示服用醋酸去氨加压素后尿量减少达50%。垂体MRI可见神经垂体高信号消失，符合中枢性尿崩症。引起中枢性尿崩症的病因包括：家族性或先天性发育缺陷、遗传缺陷（如透明隔－视神经发育不良、WFS等），以及肿瘤性疾病、浸润性疾病、炎症性疾病、血管性病变、头颅外伤等，结合本例年少起病，垂体MRI未见鞍区占位性病变，既往无相关病史，考虑遗传相关可能性大。综上，从糖尿病及中枢性尿崩症特点均考虑遗传综合征相关可能性大，且同时存在视神经萎缩、双耳高频听力下降、泌尿系统功能障碍，其临床表现符合WFS，行基因检测发现*WFS1*基因有复合杂合突变进一步支持该诊断。

WFS是一种以常染色体隐性遗传为主的神经系统退行性疾病，青少年起病，简称DIDMOAD，其包括了WFS最常见的几种临床表现：尿崩症（diabetes insipidus，DI）、糖尿病（diabetes mellitus，DM）、视神经萎缩（optic atrophy，OA）、聋（deafness，D）、泌尿系统功能障碍（urological dysfunction，UD）。此外，WFS患者还可有其他神经系统受累表现，如共济失调、构音障碍、脑干萎缩等。对于WFS的诊断可参考以下诊断标准：符合2条主要标准或者1条主要标准加2条次要标准，主要标准包括：①＜16岁诊断糖尿病。②＜16岁诊断视神经萎缩。次要标准包括：①尿崩症。②＞16岁诊断糖尿病。③＞16岁诊断视神经萎缩。④感音神经性聋。⑤神经系统症状（共济失调、癫痫、神经病变、认知功能障碍）。⑥泌尿系统异常。⑦*WFS1/CISD2*基因失活突变和／或WFS家族史。结合本例患者临床特点、家族史和基因检测结果，故WFS诊断明确。

WFS临床病程进展迅速，平均死亡年龄30岁（25～49岁），死亡的主要原因是脑干萎缩引起的呼吸衰竭。目前尚无原发病有效治疗措施，主要以对症支持治疗为主。对于诊断糖尿病的患者，需依赖胰岛素治疗，但WFS患者胰岛素依赖剂量较典型1型糖尿病少，应用时需定期监测血糖，警惕低血糖发生。对于诊断中枢性尿崩症的患者，给予醋酸去氨加压素（弥凝）替代治疗，有助于改善多尿症状，维持血电解质稳定。有膀胱功能障碍的患者可以考虑抗胆碱能药物、电刺激、理疗等方法，如已出现严重尿潴留，需留置导尿管或行膀胱造瘘术、可控式尿路改道术，否则会引起肾后性肾衰竭。本例患儿就诊时出现血肌酐水平明显升高，在给予导尿治疗后，肌酐水平恢复至正常范围。对于其他神经系统异常如癫痫等，也可根据病情给予相应对症治疗。针对WFS原发病的治疗，近年来也有较大进展，WFS作为典型的内质网应激疾病，其治疗的机制主要通过抑制内质网应激和调节钙稳态实现病情控制。目前美国FDA批准应用于内质网应激疾病的药物主要为分子伴侣包括4-苯基丁酸和牛磺熊去氧胆酸。

识别WFS早期症状，及时诊断，有助于尽早干预从而降低病死率。

三、临床查房

1. **什么是WFS？**

WFS（MIM 222300）是一种以常染色体隐性遗传为主的神经系统退行性疾病，在1938年由Wolfram和Wagener首次在同一家系中发现4例青少年糖尿病患者同时合并有视神经萎缩，因此而命名。

2. **WFS是一种罕见病吗？**

WFS属于罕见病，总体患病率为1:（160 000～770 000），其中，在黎巴嫩患病率最高，可达1/68 000。男女患病率相当，儿童患病率为1:500 000，在青少年起病的胰岛素依赖性糖尿病患者中，WFS约占1/150。

3. **WFS临床表现包括哪些？诊断时年龄大约是多少？**

见表19-1。

表19-1 WFS的临床表现

主要临床表现	诊断时年龄
尿崩症	14岁（3月龄至40岁）
糖尿病	6岁（3周至16岁）
视神经萎缩	11岁（6周至19岁）
感音神经性听力下降	12.5岁（5～39岁）
神经和自主神经疾病（中枢性呼吸暂停、共济失调、吞咽困难、无反射、癫痫、味觉和嗅觉能力下降、头痛、直立性低血压、高热、低体温、便秘、胃轻瘫）	16岁（5～44岁）
尿路并发症（神经源性膀胱、尿失禁、尿路感染）	20岁（13～33岁）
其他常见临床表现	
精神症状（焦虑、恐惧、抑郁、情绪波动、睡眠异常、精神疾病）	20.5岁（17～23岁）
内分泌疾病（性腺功能减退、生长激素分泌不足、促肾上腺皮质激素缺乏、女性月经初潮延迟）	8岁（7～9岁）

4. WFS患者糖尿病的临床特点有哪些？

糖尿病通常为WFS的首发临床表现，为胰岛素依赖型糖尿病，但其与1型糖尿病的不同之处在于：几乎不发生酮症酸中毒，缓解期较长，每日胰岛素使用量较低，自身抗体阳性罕见，糖化血红蛋白平均水平低于1型糖尿病，容易频繁出现低血糖。此外，糖尿病相关的微血管并发症如糖尿病眼底病变及糖尿病肾病发生率较1型糖尿病患者低。

5. WFS患者视神经萎缩的临床特点有哪些？还有哪些其他眼科异常？

在WFS患者中，视神经萎缩通常发生在15岁之前，表现为视力逐渐下降，并伴有色觉丧失，数年后可出现失明。少数病例可有其他眼科异常，如白内障、瞳孔对光反射改变、眼震、黄斑病变和青光眼等。色素性视网膜病变非常罕见。

6. WFS患者尿崩症有哪些特点？

中枢性尿崩症在WFS患者很常见，平均诊断年龄为14岁，多为部分性尿崩症，由于症状常被糖尿病掩盖，诊断往往延迟。建议临床怀疑WFS的患者定期评估尿比重、血和尿渗透压及血钠，协助早期筛查。

7. WFS患者感音神经性聋的临床特点有哪些？

感音神经性聋在WFS患者的平均发病年龄为12.5岁（5～39岁）。临床严重程度有较大差异，进展相对缓慢，首先影响高频听力，随着年龄增加，听力受损越来越严重，可能与中枢神经系统进行性退化相关。

8. WFS患者神经系统受累有哪些特点？

WFS患者神经系统症状以躯干小脑性共济失调最常见（45%），其他异常包括周围神经病变（39%）、认知障碍（32%）、癫痫（26%）、构音障碍、吞咽困难、眼震、呕吐反射丧失、味觉和嗅觉能力下降、直立性低血压、无汗或多汗、低体温或高热等。在54%的WFS患者中，MRI可发现大脑、小脑和脑干萎缩等异常表现。呼吸衰竭或吞咽困难是常见的死亡原因。截至目前，由于无有效的治疗方法，神经系统异常的进展无法延缓。

WFS患者还可出现精神症状，如严重抑郁症、睡眠异常、言语冲动和攻击性行为等，这会使WFS患者的临床表现复杂化，评估时存在一定难度。认知能力在这类患者一般正常，但仍有少部分认知障碍病例的报道。

9. WFS患者泌尿系统受累有哪些特点？

WFS患者泌尿系统异常主要表现为神经源性膀胱导致输尿管积水、尿失禁和反复泌尿系感染，部分患者可发展为肾衰竭。高达90%患者存在泌尿系统异常，平均发病年龄为20岁，其中13岁、21岁、33岁是3个发病高峰年龄。

10. WFS患者内分泌系统受累可表现在哪些方面？

WFS患者内分泌系统受累除引起糖尿病、中枢性尿崩症外，也可以出现高促或低促性腺激素性性腺功能减退，其中男性患者更常见。此外，WFS患者还可出现生长激素、促肾上腺皮质激素缺乏等表现。

11. WFS患者还有哪些其他临床表现？

WFS患者还可表现有胃肠道受累，包括胃轻瘫（29%）、肠道运动障碍（24%）和便失禁。罕见病例有合并先天性心脏病，如法洛四联症和肺动脉瓣狭窄等。

12. WFS的诊断要点有哪些？需要与哪些疾病鉴别？

早期准确诊断WFS，有助于尽早评估患者各系统受累情况，以便采取适当的干预措施。例如，患者起病年龄小，且同时存在几种典型的WFS临床表现，包括中枢性尿崩症、感音神经性聋、神经和泌尿系统受累、非自身免疫的胰岛素依赖型糖尿病、视神经萎缩等特点的患者，需要考虑WFS可能。基因检测是确认或排除WFS诊断的有价值手段。建议对全部8个外显子及其侧翼内含子区域的整个WFS1基因进行测序。

鉴别诊断方面，需与线粒体疾病、Bardet-Biedl综合征、Alström综合征和Friedreich共济失调等疾病进行鉴别。

13. WFS的发病机制如何？

WFS最常见的致病基因为WFS1，位于4p16.1，包括8个外显子，已报道超过200种突变，编码wolframin蛋白（含890个氨基酸残基，9个跨膜区），是位于内质网上的跨膜糖蛋白，在脑组织、胰岛B细胞、心脏和肺高表达。WFS1基因突变导致内质网中错误折叠的蛋白质堆积，引起内质网应激，当内质网应激长期持续时，可诱发细胞发生凋亡。在WFS患者中发现有高水平内质网应激导致胰腺细胞凋亡和神经元改变的现象。此外，近期还有研究描述了内质网应激、胞质Ca^{2+}水平升高、线粒体动力学损伤和WFS1缺失的神经元发育被抑制之间的关联。在正常细胞中，WFS1与神经元钙传感器1（NCS1）和肌醇1,4,5-三磷酸受体（IP3R）相连，以诱导内质网和线粒体之间的钙转移。在WFS1缺陷细胞中，发现NCS1水平严重降低，导致内质网-线粒体相互作用和Ca^{2+}转移减少。因此，内质网应激、胞质Ca^{2+}水平和线粒体动力学改变与WFS1缺失神经元的发育延迟之间存在着强烈的因果关系。WFS1基因突变的严重程度也与疾病严重程度存在一定关联，但WFS1发生突变引起wolframin蛋白缺失相比仅引起wolframin蛋白部分降解者发生糖尿病和视神经萎缩的年龄更早。还有少数患者发生WFS2（CISD2）基因突变，该基因位于4q22～24，编码内质网膜间小蛋白（ERIS），在胰腺和大脑等组织中高度表达，参与调节线粒体内环境稳定、内质网和线粒体的交换以及自噬和凋亡的激活。WFS2突变的患者临床表现除糖尿病和听力下降外，还会出现上消化道出血、血小板聚集障碍等。

14. 未来可能应用于WFS的新治疗策略有哪些？

尽管尚无成熟有效的治疗可以延迟、阻断或逆转疾病的进展，但通过对WFS发病机制的探讨，以及诸多的基础及临床研究，出现很多新的治疗策略，包括分子伴侣、维持钙稳态、内质网应激的抑制药物以及基因治疗和再生治疗等，尽管其中部分治疗方法尚未进入临床试验，但为今后WFS的有效治疗提出了新希望（表19-2）。

表 19-2　WFS 新的治疗策略

治疗策略	主要机制
分子伴侣（4-苯基丁酸和牛磺熊去氧胆酸，已获美国FDA批准）	通过作用于内质网应激细胞改善B细胞功能。在突变WFS1蛋白质折叠过程中稳定其天然构象，延缓神经退行性变
钙稳定剂（钙蛋白酶抑制剂XI、异丁司特、丹曲林、激活SERCA-ATP酶的药物、吡格列酮、雷帕霉素、卡巴胆碱）	通过多种途径，调节内质网钙稳态
作用于内质网应激的药物（丙戊酸、GLP-1受体激动剂、DPP-4酶抑制剂）	预防和抑制内质网应激介导的细胞凋亡，调节内质网应激反应
线粒体调节剂	修复线粒体功能
基因治疗（诱导多能干细胞、基因编辑）	通过腺病毒转染或基因编辑等方法，将野生型*WFS1*基因替换突变*WFS1*，使多能干细胞分化出相应器官进行移植

15. 应该如何对 WFS 患者进行随访评估？

WFS 患者常有多系统受累，需定期完善各系统功能评估，以便尽早干预治疗，改善患者生活质量及远期预后（表 19-3）。

表 19-3　WFS 的随访评估

受累系统	筛查项目	频率	处理
泌尿系统	肾功能，泌尿系超声，残余尿，尿动力学，尿培养（发热等可疑泌尿系感染时）	每年	膀胱功能障碍：导尿、抗胆碱药；电刺激、理疗；肾积水：手术
眼部	视力，视野，色觉测试，眼底检查，OCT	每年	视觉诱发电位监测疗效，视网膜变薄提示疾病进展，艾地苯醌等可能延缓视神经病变
听力	听力测试	每1～2年	听觉脑干电位：诊断并监测疗效；治疗：助听器，人工耳蜗
神经系统（共济失调、吞咽困难、脑干萎缩）	神经专科查体，多导睡眠图，夜间血氧测定，呼吸科评估为中枢性睡眠呼吸暂停	每1～2年	言语治疗、吞咽锻炼：防止吸入性肺炎；食管扩张术、食管肌层切开术；改变饮食结构
精神心理	心理医生晤谈 抑郁或焦虑：按规范治疗		认知功能
内分泌	空腹血糖，糖化血红蛋白，血渗透压，血钠，尿比重，身高，第二性征发育，性激素，GH，IGF-1，甲功，ACTH，血皮质醇等	根据病情	胰岛素控制血糖；去氨加压素改善中枢性尿崩症症状，维持血电解质稳定；根据病情，补充相应缺乏的激素

四、推荐阅读

［1］RIGOLI L，CARUSO V，SALZANO G，et al. Wolfram syndrome 1：from genetics to therapy［J］. Int J Environ Res Public Health，2022，19（6）：3225.

［2］RIGOLI L，BRAMANTI P，Di BELLA C，et al. Genetic and clinical aspects of Wolfram syndrome 1，a severe neurodegenerative disease［J］. Pediatr Res，2018，83（5）：921-929.

［3］PALLOTTA M T，TASCINI G，CRISPOLDI R，et al. Wolfram syndrome，a rare neurodegenerative disease：from pathogenesis to future treatment perspectives［J］. J Transl Med，2019，17（1）：238.

［4］URANO F. Wolfram syndrome：diagnosis，management，and treatment［J］. Curr Diab Rep，2016，16（1）：6.

（赵宇星）

病例20 乏力、下丘脑占位、多发淋巴结肿大

一、病历摘要

患者，男性，38岁。因"乏力、皮肤干燥2年"入院。

（一）现病史

患者2012年无明显诱因出现乏力、皮肤干燥，晨勃、遗精消失，自觉无汗，胡须生长缓慢，剃须时间由3～5天1次延长至7～10天1次，偶有头晕、头胀，无恶心、呕吐，无视野缺损及视物模糊，稍感口干，无明显多饮、多尿（具体量不详），夜尿0～2次，体重逐渐下降约10kg，未诊治。2013年12月患者自觉乏力加重，伴头晕、走路不稳，在当地医院住院治疗，查空腹血糖34mmol/L，IAA、GAD、ICA均阴性，Na 163mmol/L，K 3.15mmol/L，Cl 116.2mmol/L，CO_2CP 32.4mmol/L，甲功：FT3 2.44pmol/L（3.1～6.8pmol/L），FT4 7.36pmol/L（12～22pmol/L），TSH 2.48μIU/ml（0.27～4.2μIU/ml），A-TG 31.83IU/ml（0～115IU/ml），A-TPO 40.55IU/ml（0～34IU/ml），T＜0.087nmol/L（9.72～27.76nmol/L），LH 1.34mIU/ml（1.7～8.6mIU/ml），FSH 1.78mIU/ml（1.5～12.4mIU/ml）；头颅CT示鞍上池占位性病变。治疗1周后（具体不详）复查血钾、钠、氯正常，走路平稳后出院。于外院查鞍区MRI："颅内多发病变，生殖细胞瘤？结核？"。为进一步诊治于2014年1月7日入我院急诊，肾功能＋电解质：Na 171mmol/L，Cl 135mmol/L，K 3.5mmol/L，Ca 2.42mmol/L，Glu 5.1mmol/L，Cr 105μmol/L；予氢化可的松50mg静脉滴注，次日晨查血渗透压339mOsm/（kg·H_2O），尿渗透压362mOsm/（kg·H_2O），尿比重1.010；血F（8am）2.22μg/dl，ACTH（8am）24pg/ml；IGF-1 51ng/ml（109～284ng/ml）；甲功：FT3 2.00pg/ml，FT4 0.423ng/dl，T3 0.837ng/ml，T4 3.45μg/dl，TSH 2.769μIU/ml；LH 0.59mIU/ml，FSH 1.9mIU/ml，PRL 6.1ng/ml，T 0.0ng/dl；AFP 2.9ng/ml，CEA 2.43ng/ml；腰椎穿刺：脑脊液压力210mmH_2O，脑脊液常规未见异常，脑脊液生化：GLU 5.3mmol/L，Cl 128mmol/L，Pro 1.28g/L；β-HCG 3mIU/ml，AFP、CEA正常。予口服氢化可的松40mg（8am），20mg（4pm），弥凝（醋酸去氨加压素）0.05mg q8h，复查Na 143mmol/L，K 3.8mmol/L，Cl 105mmol/L，为进一步诊治收入我科病房。

（二）既往史

糖尿病病史7年，入院前予门冬胰岛素8U-6U-8U三餐前皮下注射，甘精胰岛素8U 10pm皮下注射，空腹血糖控制在4～6mmol/L，餐后血糖6～9mmol/L，平时饮食控制可。

（三）个人史、婚育史

无特殊。

（四）家族史

无特殊。

（五）体格检查

体温36.8℃，血压95/45mmHg，心率76次/分，体重73kg，BMI 27.78。全身皮肤干燥，腋毛稀疏。颈软，甲状腺不大，无压痛。阴毛Ⅵ期，双侧睾丸约20ml，质地稍软。双侧腹股沟可触及肿大淋巴结，其余全身浅表淋巴结未触及。心、肺、腹查体无特殊，双下肢无水肿。

（六）辅助检查

［**水盐代谢**］口服醋酸去氨加压素0.05mg q8h，每日入量3500～4600ml，尿量2000～3500ml。复查肾功能＋电解质：Na 139mmol/L，Cl 102mmol/L，K 3.4mmol/L，Ca 2.09mmol/L，P 0.84mmol/L，Cr 73μmol/L；血渗透压290mOsm/（kg·H_2O），尿渗透压647mOsm/（kg·H_2O）。

［**腺垂体功能**］IGF-1 94ng/ml；甲功：FT3 1.57pg/ml，FT4 0.950ng/dl，TSH 1.013μIU/ml；F（8am）1.39μg/dl，ACTH（8am）21.9pg/ml；性激素：LH 0.84mIU/ml，FSH 2.3mIU/ml，T 1.1ng/dl。

［**下丘脑占位病因**］ACE 25U/L（12～68U/L），1,25（OH）$_2D_3$ 55.74pg/ml（19.6～54.3pg/ml）。ESR 2mm/h，PPD试验（-），T-SPOT.TB 0＋76 SFC/10S6MC（＜24）。ANCA、ANA、抗ENA阴性，免疫球蛋白、血清IgG亚类测定未见异常。头颅增强MRI（图20-1）：下丘脑区、右侧侧脑室后角多发异常信号伴强化，侧脑室前角区大脑镰向左侧移位。因病变累及下丘脑及脑室，生殖细胞瘤不除外，进一步行脊椎MRI检查未见明显异常。眼科会诊：无视盘水肿，视野检查未见明显异常。神经外科会诊示颅内病变较深活检风险大。^{18}F-FDG-PET/CT：全身多处代谢轻度或异常增高淋巴结（累及双侧颈部、纵隔及双肺门、右腋下、右滑车上、双侧腹股沟等）考虑炎性病变可能性大，不除外肉芽肿性炎。头颅MRI：示右侧侧脑室后角旁及下丘脑区异常信号影代谢活性未见异常增高。全身浅表淋巴结超声：颈部、锁骨上及肘部

淋巴结超声未发现肿大淋巴结（半月后复查，双侧颈部可见数个淋巴结，右侧较大者约1.0cm×0.4cm，左侧较大者约1.2cm×0.3cm，皮髓质分界清），腹股沟区可见双侧肿大淋巴结（左侧1.5cm×0.6cm，右侧1.9cm×0.6cm），皮髓质分界不清。[68]Ga-DOTATATE-PET/CT未发现多发代谢增高区。为明确病变性质于2014年1月28日行左腹股沟区淋巴结活检术，病理回报：（腹股沟）淋巴结肉芽肿炎，可见多核巨细胞，未见明确坏死，建议结合临床除外结节病或结核等特殊感染；免疫组化结果显示：CD20（＋），PAX-5（＋），CD21（＋），CD68（＋），CD138（灶＋），CD4（＋），BCl-2（＋），CD15（－），CD30（ki-D）（－），Ki-67（index，约3%）；特殊染色：抗酸染色未见抗酸杆菌，PAS染色（－），六铵银染色（－）。为进一步除外结核感染、寻找肺部结节病证据，行支气管肺泡灌洗，送检抗酸染色、结核/非结核分支杆菌复合群DNA、细菌、真菌、奴卡菌、墨汁染色等病原学检查均回报阴性，行气管前淋巴结经支气管针吸活检术及支气管黏膜活检，无肿瘤证据。

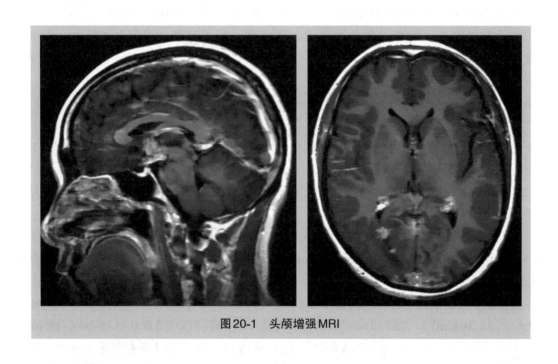

图20-1　头颅增强MRI

（七）诊断

结节病可能性大（下丘脑、右侧脑室后角、淋巴结受累），全腺垂体功能减退，中枢性尿崩症，渴感中枢受损；2型糖尿病。

（八）治疗

考虑下丘脑及侧脑室占位为结节病可能性大，与患者充分沟通后，自2014年2月

24日开始予泼尼松40mg qd治疗，同时继续予醋酸去氨加压素0.05mg q8h、左甲状腺素钠25μg qd替代治疗。治疗后45天复查头颅MRI（图20-2）：下丘脑及右侧脑室后角异常信号吸收，泼尼松减量为37.5mg qd，此后每周减5mg，至15mg qd每2周减2.5mg。至2014年12月31日泼尼松减量至3.75mg qd长期维持，同时加用睾酮替代治疗。患者规律随访至2019年，颅内病灶无复发，外周肿大淋巴结逐渐缩小。

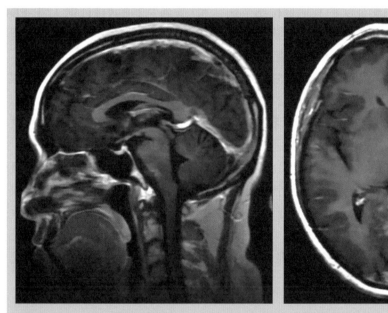

图20-2 泼尼松治疗45天后复查头颅增强MRI

二、病例分析

中年男性，慢性病程，无明显口干、多饮、多尿，血钠最高至171mmol/L，同步尿比重1.01；口服醋酸去氨加压素治疗后，血钠正常，血渗透压恢复至290mOsm/（kg·H_2O），尿渗透压647mOsm/（kg·H_2O）。因此，中枢性尿崩症诊断成立。显著高钠血症时无口干、多饮，考虑存在渴觉减退。腺垂体功能方面：睾酮、FSH、LH均低下，血皮质醇低下，IGF-1低于同龄正常参考范围下限，FT4低、TSH不高，故全腺垂体功能减退诊断明确。结合MRI所示下丘脑占位，可解释垂体功能减退和下丘脑综合征表现。除下丘脑受累外，侧脑室与垂体有类似信号影，[18]F-FDG-PET/CT提示全身多发淋巴结肿大伴摄取增高。腹股沟区淋巴结活检提示非干酪样、非坏死性肉芽肿性炎症。可引起肉芽肿性炎症的疾病主要包括结核、风湿热、血吸虫病、组织胞浆菌病、隐球菌病、猫爪病、风湿性关节炎、克罗恩病、结节病。本例患者无疫区或动物接触史，无发热、皮疹、消化道和关节受累表现，因此，风湿热、血吸虫病、组织胞浆菌病、隐球菌病、猫爪病、风湿性关节炎、克罗恩病基本除外。下一步鉴别诊断的重点为结节病与结核感染。完善结核感染相关指标：PPD、T-SPOT.TB均阴性，胸部CT未见纵隔或肺门淋巴结肿大，肾上腺未见伴钙化的占位，支气管镜活检无感染证据。因此，暂无证据支持结核感染，综上，更倾向考虑非感染性的肉芽肿性炎症可能性大，即结节病。颅内病变是否与外周淋巴结肿大为同一病理类型，根据神经结节病的诊断标准，对于满足以下条件的患者诊断为结节病可能性大：①MRI或脑脊液检查提示神经系统炎症改变。②组织学证实的其他部位结节病，和/或至少2项间接证据（^{18}F-FDG-PET/CT、镓扫描或胸部影像学提示可疑病灶，ACE升高）。同时，完善脑脊液检查也未发现感染或肿瘤证据。因此，本例患者临床诊断神经结节病可能性大（下丘脑、右侧脑室后角受累）。此外，根据后续治疗随访结果，支持颅内病变是结节病全身受累的一部分。

　　结节病是多系统受累疾病，按照系统受累频率，依次为肺部（65%）、皮肤（30%）、眼（25%～80%）、肝脾（10%）、中枢神经系统（10%，包含下丘脑、垂体）、心脏（5%）。大多数结节病患者呈无症状或自限性病程，也有1/3患者呈慢性化甚至持续进展。因此，结节病是否治疗主要取决于以下因素：①发生器官衰竭或死亡的风险。②影响生活质量的程度。对于本例患者，下丘脑结节病已导致严重的垂体功能障碍以及下丘脑综合征的部分表现，严重影响生活质量，增加死亡风险，在充分排除感染的基础上，予中等剂量糖皮质激素治疗，患者的下丘脑及侧脑室占位均完全消失。

三、临床查房

1. 高钠血症的鉴别诊断思路为何？

高钠血症的发生有以下3种机制。①丢失的水未得到补充：水分经胃肠道、皮肤、尿液丢失，但未能及时有效补充。前二者通过已有的胃肠道疾病、皮肤疾病或存在发汗增加的因素（发热、运动及暴露于高温）比较容易识别，经尿液丢失的原因包括中枢性或肾性尿崩症、渗透性利尿，其中如伴有渴感减退的下丘脑疾病，或不能对渴感做出反应的患者（如精神状态受损的老年或危重症患者）以及可产生渴感但需他人提供液体摄入的婴儿，极易发生严重高钠血症。②水转移入细胞内：通常为一过性高钠血症，血清钠浓度可在数分钟内升高多达10～15mmol/L，可由剧烈运动或电击诱导的惊厥导致，运动或惊厥活动停止后5～15分钟，血清钠浓度可恢复正常。③钠超负荷：包括盐中毒和医源性钠负荷。

2. 下丘脑占位有哪些临床表现？

下丘脑占位可引起内分泌功能异常和非内分泌的相关临床表现。①下丘脑综合征：包括体温调节紊乱（急性高热或慢性低体温）、睡眠-觉醒周期异常（日间嗜睡、夜间过度活动）、呼吸节律异常、食欲异常（摄食过度和肥胖，或食欲减退、营养不良）、渴感障碍、攻击行为等。②腺垂体功能减退：通常出现多种腺垂体激素缺乏表现，如乏力、畏寒、皮肤干燥、便秘、食欲减退、恶心、呕吐、低血压、低血糖、身材矮小、青春期延迟或第二性征不发育、性功能减退等。③中枢性尿崩症：多尿、烦渴、多饮、夜尿次数增多。④内分泌功能亢进症状：下丘脑错构瘤、神经节细胞瘤和生殖细胞肿瘤都可能产生下丘脑分泌肽类激素，导致内分泌功能亢进临床表现，如伴有促性腺激素释放激素表达的错构瘤可导致中枢性性早熟，下丘脑神经节细胞瘤可产生生长激素释放激素（GHRH）或促肾上腺皮质激素释放激素（CRH），导致巨人症/肢端肥大症或库欣综合征，部分生殖细胞肿瘤可分泌β-人绒毛膜促性腺激素（β-HCG）和甲胎蛋白（AFP），前者可导致周围性性早熟。此外，部分下丘脑肿瘤还可刺激视上核、室旁核的神经元分泌精氨酸升压素（AVP），导致抗利尿激素不适当分泌综合征。⑤局部压迫症状：表现为头痛、恶心、呕吐，伴或不伴视力、视野障碍，严重者出现梗阻性脑积水。⑥合并神经系统异常：如下丘脑错构瘤还可出现痴笑性癫痫发作、行为异常（易激惹、攻击行为、注意力涣散）和认知功能障碍。

3. 中枢性尿崩症症状不明显，需考虑哪些情况？

需考虑以下情况。①伴渴感中枢受损：由于渗透压感受器受损所致，该感受器位于下丘脑视前区的前外侧和前中央部。当患者有渴感障碍时，尽管有高钠血症，口干症状可以不明显，导致摄水不足，高钠血症持续存在。②肾上腺皮质功能不全：糖皮质激素缺乏导致全身容量相对不足，刺激压力感受器从而导致AVP表达和分泌增加；同时，上调肾脏集合管水通道蛋白2的表达，导致自由水清除减少，故尿崩症症状减轻。

4. 渴感缺乏症有哪些类型？

有以下类型。①A型渴感缺乏症：又称特发性高钠血症，AVP及渴感的渗透压阈值均升高，临床表现为长期的轻度高钠血症。在水负荷的情况下，可抑制渴感和AVP分泌，发生低张性利尿，临床上易与中枢性尿崩症混淆。治疗：每日固定摄入2L水，并根据季节、气候调整。②B型渴感缺乏症：该型的特点为AVP分泌及渴感对渗透压刺激的反应敏感性降低。治疗：每日固定摄入2L水，并根据季节、气候调整。③C型渴感缺乏症：渗透压感受器完全破坏，尽管血浆渗透压升高，患者仍完全无AVP分泌，尽管多尿，患者没有渴感。必须使用AVP制剂治疗，每日摄入2L水，根据体重、尿量适当调整饮水量。④D型渴感缺乏症：极少见，表现为渴感缺乏，AVP分泌的渗透压调节正常。

5. 下丘脑占位的常见病因是什么？

下丘脑占位的病因包括肿瘤、感染、浸润性疾病等，其鉴别诊断需结合临床表现、血清学指标和影像学检查。其中，MRI和CT对下丘脑占位性病变的鉴别诊断具有重要意义。根据影像学特点，可将下丘脑占位分为：①囊实性病变，主要见于颅咽管瘤。②实质性病变，如生殖细胞肿瘤（畸胎瘤除外）、错构瘤、胶质瘤、神经节细胞瘤、结节病、室管膜瘤、转移瘤、朗格汉斯细胞组织细胞增生症等。③囊性病变，如表皮样囊肿、皮样囊肿、蛛网膜囊肿等。④含有脂质的病变，如畸胎瘤、脂肪瘤、骨脂瘤等。

6. 结节病的好发人群及患病率情况怎样？

各年龄段均可发病，其中中青年人群高发，女性稍多，男性发病高峰在30～50岁，女性在50～60岁。由于缺乏一致的疾病定义以及不同医疗机构诊断技术的差异，尚缺乏确切的患病率数据。

7. 结节病的病因是什么？

结节病是由于机体无法清除环境中某种抗原、对此产生的持续性肉芽肿性炎症反应，本质为免疫反应失调。

8. 结节病的常见受累器官有哪些？

结节病是多系统受累疾病，按照系统受累频率，依次为肺部（65%）、皮肤（30%）、眼（25%～80%）、肝脾（10%）、中枢神经系统（10%）、心脏（5%）。

9. 神经结节病的常见受累部位和临床表现包括哪些？

包括以下几方面。①脑神经单神经病：以周围性面神经麻痹最常见，也可出现视觉、听觉或前庭功能障碍等。②下丘脑和/或垂体受累：下丘脑综合征、中枢性尿崩症、腺垂体功能减退。③脑和脊髓受累：肉芽肿炎症累及大脑，可引起癫痫、认知/行为异常、脑血管病等；肉芽肿炎症累及脊髓，可出现脊髓病或神经根病；累及脑膜，可出现无菌性脑膜炎或脑膜占位性病变。此外，可出现交通性或非交通性脑积水。④周围神经病：包括单神经病、多数性单神经炎，以及广泛的感觉性、感觉运动性和运动性多神经病。⑤肌病：包括无症状显微镜下结节、可触及的孤立性结节、急性或慢性近端肌病、肌肉萎缩。

10. 结节病的内分泌表现包括哪些？

包括下丘脑综合征、中枢性尿崩症、腺垂体功能减退、高钙血症、高尿钙、肾结石、溶骨性/成骨性骨骼病变。

11. 如何诊断结节病？

结节病的诊断标准：①相关脏器受累的临床表现。②1个或多个组织活检病理证实为非坏死性肉芽肿。③除外其他肉芽肿性疾病。神经结节病的诊断比较困难，需通过头颅MRI、脑脊液检查、评估神经系统以外是否有结节病受累证据，同时需充分除外其他疾病，包括感染性疾病、自身免疫性炎症、肿瘤（如淋巴瘤、胶质瘤等）。神经结节病的诊断分为确诊、可能性大、疑诊。

确诊的诊断依据：受累的神经系统组织病理证实为非干酪样肉芽肿。

可能性大的诊断依据：①MRI或脑脊液检查提示神经系统炎症改变。②组织学证实的其他部位结节病，和/或至少2项间接证据（[18]F-FDG-PET/CT、镓扫描或胸部影像学提示可疑病灶，ACE升高）。

疑诊的诊断依据：临床怀疑且除外其他诊断，但尚不满足确诊、可能性大的诊断标准。

12. 诊断结节病常用的生物标志物和影像学方法有哪些？

血管紧张素转换酶（ACE）升高见于50%～60%结节病患者，见于35%神经结节病患者，但对于诊断缺乏特异性，主要用于监测治疗反应。其他生物标志物：可溶性IL-2受体、CRP、血清淀粉样蛋白A、壳三糖酶，常用于评估疾病活动度。^{18}F-FDG-PET/CT是发现活动性病灶的最佳手段，以指导选择最佳活检部位。

13. 结节病为何可以合并高钙血症？

结节病患者体内活化的巨噬细胞可通过肾外途径产生骨化三醇 $[1,25(OH)_2D_3]$，引起肠道钙吸收增加。此外，骨质吸收增加可能也起一定作用。结节病患者钙代谢相关异常包括肠道钙吸收增加、高尿钙症（见于50%的病例）、高钙血症（见于10%～20%的病例）、肾钙沉着症和肾结石。

14. 根据一元论临床诊断神经结节病时还需注意什么？

由于颅内病变深在，较少通过颅内占位的病理活检确诊神经结节病，在诊断初期多拟诊为"神经结节病可能性大"，需在治疗过程中密切关注治疗反应，警惕其他疾病包括恶性肿瘤、IgG4相关性疾病、POMES综合征等。文献中有同时行肺门淋巴结活检和垂体活检的患者，前者提示结节病，后者提示淋巴细胞性垂体炎（IgG4阴性、无肿瘤、无肉芽肿证据）。

15. 神经结节病的治疗原则有哪些？

大多数患者无症状或呈自限性病程，也有1/3患者疾病慢性化甚至持续进展。因此，结节病是否治疗主要取决于以下因素：发生器官衰竭或死亡的风险；影响生活质量的程度。神经系统受累是启动治疗的绝对适应证。常用的药物治疗包括以下几种。

（1）糖皮质激素：推荐起始剂量20～40mg/d泼尼松（或相当剂量的其他类型糖皮质激素），通常不超过0.5mg/（kg·d）泼尼松，逐渐减量至最小剂量维持或序贯为免疫抑制剂维持治疗。

（2）免疫抑制剂：为减少长期应用糖皮质激素的不良反应，推荐尽早序贯或联合应用免疫抑制剂，如甲氨蝶呤、硫唑嘌呤、来氟米特、吗替麦考酚酯、羟氯喹。

（3）生物制剂：抗TNF-α单抗（英夫利昔单抗、阿达木单抗）、利妥昔单抗、托珠单抗、JAK2抑制剂等。

四、推荐阅读

［1］陈家伦. 临床内分泌学［M］. 上海：上海科学技术出版社，2011：149-154.

［2］FRITZ D，DIEDERIK V，BROUWER M C. Clinical features，treatment and outcome in neurosarcoidosis：systematic review and meta-analysis［J］. BMC Neurology，2016，16（1）：220.

［3］HOITSMA E，FABER C G，DRENT M，et al. Neurosarcoidosis：a clinical dilemma［J］. Lancet Neurology，2004，3（7）：397-407.

［4］NON L，BRITO D，ANASTASOPOULOU C. Neurosarcoidosis-associated central diabetes insipidus masked by adrenal insufficiency［J］. BMJ Case Rep，2015，2015：bcr2014206390.

［5］TAKAHASHI Y，KAMEDA H，MIYA A，et al. Lymphocytic panhypophysitis and anti-rabphilin-3A antibody with pulmonary sarcoidosis［J］. Pituitary，2022，25（2）：321-327.

［6］DRENT M，CROUSER E D，GRUNEWALD J. Challenges of sarcoidosis and its management［J］. N Engl J Med，2021，385（11）：1018-1032.

（周　翔　陈　适）

病例 21 身材矮小、双上肢不等长、四肢肿物

一、病历摘要

患者，女性，13岁2月。因"身材矮小8年"入院。

（一）现病史

患者系第1胎第1产，母亲孕期无感染史、特殊药物服用史，否认毒物及放射线接触史。孕38周因"羊水浑浊"行剖宫产，患儿出生体重3.2kg，身长不详，否认出生后窒息史，Apgar评分不详，母乳喂养，食量偏小，需反复多次喂养。否认高热惊厥史、癫痫史。7个月出牙，8个月会爬，1岁走路，2岁时说话流利，智力发育与同龄儿相仿。5岁前未定期监测身高和体重。2011年（5岁）起家属发现患儿体型较同龄人瘦小，体力活动能力及智力水平均与同龄人相当，2011年因身材矮小就诊于当地医院，未明确病因。此后监测患儿身高、体重（表21-1）。

表21-1 患儿身高和体重增长情况

日期	年龄	身高（cm）	身高位于同龄同性别儿	体重（kg）	体重位于同龄同性别儿
2010年12月	5岁	96.6	<-3SD	14.1	-3SD ~ -2SD
2011年6月	5.5岁	100.5	<-3SD	14.1	-3SD ~ -2SD
2012年1月	6岁	103.7	-3SD	16.5	-2SD ~ -1SD
2012年8月	6.5岁	107.4	-3SD ~ -2SD	15.5	-3SD ~ -2SD
2017年7月	11.5岁	131.7	-3SD ~ -2SD	24.5	-3SD ~ -2SD
2019年5月	13岁4月	140.2	-3SD	30.1	-3SD ~ -2SD
2019年8月	13岁7月	141.0	-3SD ~ -2SD	29.0	<-3SD

2013年发现前臂肿物及双上肢不等长，就诊外院诊断"多发性尺骨骨软骨瘤"，予病变切除及尺骨延长术。约1年后复查X线示双尺桡骨新发肿物，双股骨远段、胫骨近段肿物，未予处理，定期复查上述肿物无明显增大。2017年8月（11岁7月）外院查肝肾功能、电解质均正常；尿常规：PRO TRACE，BLD TRACE，WBC（＋），Glu（－），

KET（−）；PTH 38.5pg/ml，25（OH）D$_3$ 22.48ng/ml；眼底未见异常。2018年2月（12岁1月）外院查血ALP 181U/L，PTH 43pg/ml；LH 0.01mIU/ml，FSH 0.54mIU/ml，E$_2$ 93.70pmol/L，PRL 177.26μIU/ml；染色体核型46，XX；骨龄（自阅）约11岁。2019年5日（13岁4月）外院查血ALP 153U/L，PTH 62.7pg/ml，25（OH）D$_3$ 18.54ng/ml；盆腔超声、泌尿系超声和乳腺超声均未见异常；骨龄（自阅）约12岁。为进一步诊治收住院。患儿12岁开始有乳房发育，尚无月经来潮。精神佳，食欲一般，进食量少，不喜肉食。性格乐观开朗，不爱运动，近2年每天跳绳1000次左右。6岁上学，目前读初二，学习成绩中等偏上，身高为全班最矮，体育成绩及格，人际交往正常。每日睡眠时间8～10小时。大便每日1次，黄色成形软便，略干结，小便正常。近期体重无明显变化。

（二）既往史

无特殊。

（三）个人史

否认高热惊厥史、癫痫及其他疾病史。余见现病史。

（四）家族史

父母非近亲婚配。父亲身高168cm，母亲身高155cm，母亲可见多处骨骼畸形（多个足趾上翻畸形；双上肢不等长、左前臂不能伸直；左手第3、4掌骨短小，握拳姿势异常）。1弟弟身材矮小，目前2岁9个月，身高87cm（位于同龄同性别儿−2SD～−1SD），体重10.5kg（位于同龄同性别儿−3SD～−2SD）；右侧肋骨硬质肿物，2018年4月（1岁5月时）查下肢X线片可见胫骨远段骨赘，上肢X线片提示左侧尺骨下段、右侧肱骨近段骨性突起（图21-1）。胸部X线片可见左侧第10肋骨性突起。

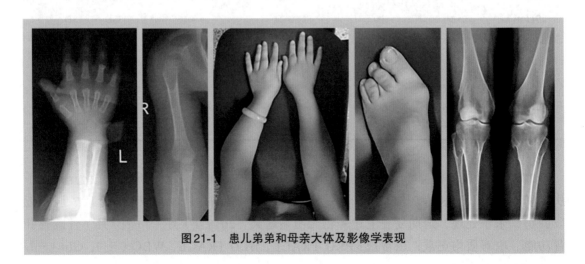

图21-1　患儿弟弟和母亲大体及影像学表现

（五）体格检查

神志清楚，查体配合，对答切题。身高141.0cm（-3SD～-2SD），体重29kg，上部量60.0cm，下部量81.0cm，指尖距123cm。血压91/56mmHg，心率106次/分。面容无明显异常，双上肢短且不等长，双下肢不等长，膝关节膨大，右前臂不能伸直，内旋受限，双侧尺骨下段、双股骨远端、胫骨近段可触及肿物，质硬，无压痛。双手第1、2指节膨大，远端指节细小，双手第3、4掌骨短小，握拳姿势异常，第4跖骨短，多个足趾上翻畸形。心、肺、腹查体未见明显异常。双侧乳房Ⅲ期，阴毛Ⅰ期。

（六）辅助检查

[**常规检查**] 血常规、尿常规＋尿沉渣、便常规＋潜血（-）。血生化：ALT 5U/L，Alb 43g/L，Cr 32μmol/L，BUN 2.31mmol/L，K 4.2mmol/L，Na 141mmol/L，Cl 110mmol/L，Glu 4.8mmol/L，UA 233μmol/L，TC 3.14mmol/L，TG 0.64mmol/L，LDL-C 1.46mmol/L；AFP 1.6ng/ml，CEA 0.5ng/ml；感染4项（-）。

[**腺垂体功能**]（8am）血F 4.5μg/dl，ACTH 11.9pg/ml；GH 1.4ng/ml，IGF-1 232ng/ml（183～850ng/ml）；甲功TSH 0.876μIU/ml，FT4 1.03ng/dl，FT3 3.53pg/ml；FSH 6.07IU/L，LH 3.23IU/L，E_2 70pg/ml，P 0.33ng/ml，T 0.32ng/ml，PRL 7.5ng/ml，β-HCG 0.62IU/L。达必佳（曲普瑞林）试验：LH（0分钟）5.67IU/L，LH（60分钟）63.61IU/L。左旋多巴GH兴奋试验提示GH部分缺乏（GH_{max} 60分钟峰值6.68ng/ml），胰岛素低血糖GH兴奋试验提示GH正常（GH_{max} 60分钟峰值11.8ng/ml）。

[**骨代谢指标**]　血Ca 2.35mmol/L，P 1.66mmol/L，ALP 221U/L，24hUCa 3.04mmol，24hUP 18.92mmol；25（OH）D_3 14.3ng/ml，1,25（OH）$_2D_3$ 46.63ng/ml，BGP 1.57ng/ml，β-CTX 2.73ng/ml，TP1NP 1021.0ng/ml。

[**影像学检查**] 垂体常规MRI未见异常。全身骨显像：双侧股骨下段、左侧胫腓骨之间异常所见，不除外骨软骨瘤受累；余全身骨骼未见明显异常。双足正位X线片：双足骨质疏松；左侧第2～4及右侧第2～5跖趾关节骨质形态欠规则。膝关节正位（双侧）X线片：双侧膝关节骨质形态欠规整；双侧股骨下段、双胫腓骨近端多发背离关节生长骨性突起，骨软骨瘤可能；双侧膝关节骨质疏松。双手正位X线片：第1、2指骨形态欠规则呈梭形膨大，第4掌骨短，掌指关节、近端指间关节面不平整，尺桡骨远段多发骨性突起。肘关节正位X线片：双侧肘关节骨质疏松，桡骨中段形态异常（图21-2）。超声心动图：心脏结构及功能未见明显异常，左心室射血分数（LVEF）71%。

[**基因检测**] 患者及母亲均检测到 *EXT1* c.813C＞A，p.Tyr271*截短突变。

[**会诊**] 眼科查视力、眼底未见异常。耳鼻喉科查纯音测听、声导抗未见异常。

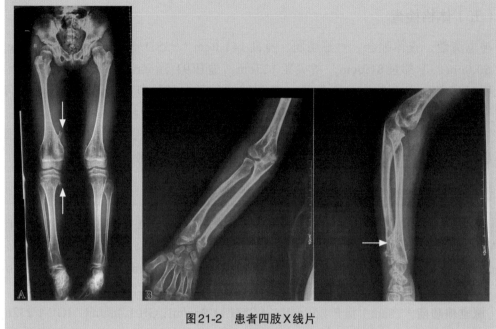

图21-2 患者四肢X线片

注：2018年5月（12岁11月）摄片。A.双下肢平片可见双股骨远段、胫骨近段骨赘；B.复查双前臂平片可见双前臂肿物无明显增大，未处理。

（七）诊断

身材矮小，遗传性多发性骨软骨瘤。

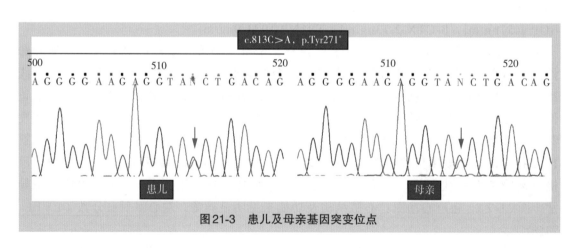

图21-3 患儿及母亲基因突变位点

（八）治疗

入院后评估患者存在潜在肿瘤增殖风险，未予rhGH治疗，同时患者无明确骨质疏松表现，予加用碳酸钙600mg qd及骨化三醇0.25μg qd治疗，继续监测生长发育情况及软骨瘤变化情况。

二、病例分析

患者青少年女性，慢性病程。主因身材矮小入院，身高位于同年龄同性别儿 $-2SD$ 以下，且身高较同龄同性别儿逐年落后。依目前生长速度不能达到遗传靶身高，身材矮小诊断明确。此外，患儿有多发骨骼畸形表现，有家族史，母亲及弟弟有相似病史，患儿及其母亲有多个足趾上翻畸形。辅助检查方面，ALP 221U/L，β-CTX 2.73ng/ml，P1NP 1021.0ng/ml，BGP 1.57ng/ml，24hUCa 3.04mmol，24hUP 18.92mmol，腺垂体功能大致正常；骨骼X线见多处软骨瘤。全身骨显像示双侧股骨下段、左侧胫腓骨之间异常所见，不除外骨软骨瘤受累。结合病史、临床表现及家族史，可疑常染色体显性遗传模式，考虑遗传性多发性外生性骨疣（HME）可能，完善基因检测结果提示 *EXT1* c.813C＞A，p.Tyr271*截短突变，该位点尚无文献报道，但基因预测软件提示为致病突变，且既往相同位置氨基酸突变致病已有报道，考虑HME诊断明确。

软骨瘤是最常见的良性骨肿瘤，HME约占其中的15%，患病率约为1/50 000，为常染色体显性遗传，外显率接近100%。典型临床表现为管状骨生长板或扁骨表面长出的有软骨帽的骨隆突，常见部位为股骨（90%）、胫骨（84%）、腓骨（76%）、肱骨（72%）。

HME是由于 *EXT1* 或 *EXT2* 基因失活突变引起，EXT家族均编码糖基转移酶，参与硫酸乙酰肝素（HS）链在HS蛋白聚糖（HSPG）的黏附或聚合；HSPG与多种信号蛋白相互作用，包括印度刺猬因子（IHH）、骨形态发生蛋白（BMP）、成纤维细胞生长因子（FGF），调节这些蛋白质的分布、弥散和作用，其在软骨细胞的增殖和分化中发挥重要作用。目前报道HME相关的并发症/合并症主要包括：①骨质疏松、骨量减少（可能与FOPG在成骨细胞表面的结合能力下降相关）。②神经血管压迫症状。③自发性气胸。④脊柱侧凸、压迫脊髓等多种情况。此外，HME可引起矮小，30% ～ 40%患者身高低于同龄人第5百分位，OMIM数据库统计约50% HME患者表现身材矮小。文献报道HME合并生长激素缺乏症（growth hormone deficiency，GHD）的病例极为少见，予生长激素治疗后未有肿瘤恶变的个案报道。因此对于该患者而言，仍然需要长期随访观察患儿骨骼生长和发育情况，目前暂不考虑rhGH治疗，密切监测生长发育情况及软骨瘤变化，长期随访患者骨骼发育情况，警惕恶变。

三、临床查房

1. 矮小症的常见病因有哪些？

病因较多，需要根据患者及家族中身高等情况综合判断。①家族性身材矮小：是一种正常变异，多因父母的遗传身高不足导致，这一类患者骨龄与实际年龄一致。

②全身性疾病：营养摄入不足或各种急慢性疾病的慢性消耗可以造成生长发育迟缓，如胃肠道疾病、肝肾功能异常、风湿免疫性疾病、恶性肿瘤等。③GHD：生长激素对儿童的生长发育起重要作用，当各种原因导致生长激素分泌不足时，可表现为身材矮小。④其他内分泌疾病：如甲状腺功能减退症和库欣综合征等内分泌疾病均可导致患儿身材矮小。⑤遗传性疾病：多种遗传性疾病可导致身材矮小。导致矮小症的病因多种多样，仍需根据患者情况具体分析。

2. 矮小症的定义是什么？

虽然导致身材矮小的病因复杂多样，但矮小的定义较为严格。在临床工作中经常用身高的百分位数、身高的标准差及身高生长速度来评价生长状态。一般情况下低于同种族、同年龄以及同性别身高的第3百分位或 −2SD 以下即可定义为矮小，实际临床中除了身材矮小的患者，对于生长速度缓慢的患者，也需进一步明确病因。

3. 哪些情况下矮小患者需要进一步检查？

在临床工作中，对于身高明显低于正常儿童平均身高 −2SD 以上者，建议进一步评估病因。当身高增长速率在第25百分位以下时（即4岁至青春期开始，每年生长速率 ＜5cm；青春期每年生长速率 ＜6cm）也需要进一步评估。另外，当患者同时合并有慢性疾病，尤其是肝肾疾病，或患者有明显畸形综合征时，也需要进一步评估矮小的病因。

4. 引起矮小症的常见遗传性疾病有哪些？

导致身材矮小的常见遗传性疾病有以下几种。①生长激素不敏感综合征：又称 Laron 综合征，是由于生长激素受体（GHR）及受体后信号通路上相关基因突变所致，这类患者典型的血清学表现为体内并不缺乏生长激素，但 IGF-1、IGFBP-3 水平极低，根据基因突变的部位不同，生长激素结合蛋白（GHBP）的水平可以有不同表现，GHBP 是 GHR 胞外区经过蛋白酶的剪切作用形成的游离产物，当 GHR 胞外区基因突变时，GHBP 水平降低，GHR 跨膜区和胞内区基因突变时，GHBP 水平升高。但确诊需基因检测。②Russell-Silver 综合征：患者特征为严重的宫内生长发育受限及出生后生长迟缓，伴前额突出、三角脸、口角下斜和身体不对称，大多数患儿婴儿期都有喂养困难。该综合征与表观遗传学改变有关，包括染色体 11p15.5 上调 IGF-2 基因表达的印迹调控区和其他印迹调控区的低甲基化。

5. GHD 的常见病因有哪些？

引起生长激素缺乏的原因多数是由于下丘脑及垂体病变所致，常见病因包括下丘脑、垂体或其他颅内肿瘤，感染，浸润性疾病，放射性损伤，头颅创伤等。此外，先天垂体发育异常，如垂体发育不良、空泡蝶鞍等可引起生长激素合成和分泌障碍，同时可伴有多种腺垂体激素缺乏。

6. 如何评估患者是否存在 GHD？

临床上首先检测血清 IGF-1 及 GH 水平，必要时可行生长激素激发试验以明确是否有 GH 缺乏。常用的功能试验包括左旋多巴生长激素激发试验及胰岛素低血糖生长激素兴奋试验，其原理为左旋多巴或低血糖刺激GH分泌，于用药前（0分钟）及用药后30分钟、60分钟、90分钟、120分钟抽血测GH，结果如儿童GH峰值＞10ng/ml为正常，GH峰值5～10ng/ml提示为部分性GHD，GH峰值＜5ng/ml提示为完全性GHD。通常确诊GHD需要2个生长激素激发试验均为异常方可诊断。

7. HME的主要临床表现有哪些？

HME又称遗传性多发性骨软骨瘤，OMZM133700、OMZM133701和OMZM600209，软骨瘤好发于长骨，尤其是膝关节和肱骨近端。骨软骨瘤的典型临床表现为骨受累部位出现的无痛性肿块，或局部创伤后发现的痛性肿块。部分长骨末端的骨软骨瘤可触及。由于对于长骨结构的破坏，骨软骨瘤可引起疼痛、功能障碍（活动度减小）、畸形和病理性骨折。肋骨的骨软骨瘤除引起肋骨骨折、骨痛等症状外，部分患者可出现气胸、血胸等并发症。而深部骨软骨瘤通常无明显症状，多数在影像学检查时偶然发现。骨软骨瘤也可发生于颅底，临床上表现为头痛和脑神经麻痹等症状。由于病变受累部位的多样化，临床表现、症状及体征差异较大，主要取决于解剖部位、病变程度和受累范围。

8. HME的流行病学特征及遗传方式？

HME是以骨骼系统多发性外生型骨疣为主要特征的常染色体显性遗传病。其发病率约为1/10万。常在儿童及青少年期起病，男性发病率略高于女性，文献报道经父系遗传占73%，经母系遗传占27%，大约90%的HME患者可检测出*EXT1*或*EXT2*基因突变。

9. HME的典型影像学表现有哪些？

HME影像学上可见起源于骨皮质的骨性突起，该突起与下方骨皮质连续。骨软骨瘤与骨皮质之间可以有蒂或无蒂连接起来，并且肿瘤组织通常可累及干骺端。由于骨软骨瘤影响正常的骨形态，如受累骨为长骨，可导致长骨失去正常的中空化结构。

10. HME如何与其他骨肿瘤鉴别？

HME在临床中需要与恶性程度较低的骨旁骨肉瘤鉴别，一般HME的髓腔和所在正常骨髓腔相连通，但骨旁骨肉瘤通常肿瘤组织髓腔与受累骨之间不连通。然而，最终诊断仍依赖于病理活检结果。

11. HME的发病机制是什么？

目前已知HME为*EXT1*或*EXT2*基因失活突变导致，具体发病机制尚不明确，既往研究已知*EXT1*和*EXT2*基因的编码蛋白均为定位于高尔基复合体的Ⅱ型跨膜糖蛋白，参与HS链在HSPG的黏附或聚合，而HSPG与多种信号蛋白相互作用，包括IHH、BMP、FGF，调节这些蛋白质的分布、弥散和作用。由于软骨细胞的增殖和分化均受上述蛋白调控，基因缺陷会引起乙酰肝素缺乏，破坏维持软骨膜基质的信号传导途径，导致BMP过度表达，最终导致多发性外生骨疣（多发性骨软骨瘤）及骨骼畸形。

12. 本例患者的基因突变是否致病？

本例患者的*EXT1* c.813C＞A，p.Tyr271*截短突变，该位点尚无文献报道，但基因预测软件提示为致病突变且既往相同位置氨基酸突变致病已有报道，考虑患者HME诊断基本明确。44%～66%的HME患者可检测出*EXT1*致病突变。已明确的致病*EXT1*突变目前文献报道已有200多个，突变位点主要随机分布于整个基因的前2/3编码区，无突变热点，其中约80%是无义突变、移码突变或剪切错误，导致蛋白质发生截断、功能缺失而致病。但中国患者中由于错义突变而致病者相比国外并不罕见。此外，针对*EXT2*基因突变，国内外已有多个研究报道，与*EXT1*相比，*EXT2*基因突变的临床表现相对较轻。

13. HME 的肿瘤生长风险是否会增高？

HME的预后评估主要集中在肿瘤恶变风险。目前文献报道骨软骨瘤恶变风险为0.88%～25.2%，在排除明显具有异质性的文章数据后，评估软骨肉瘤发生率为3.9%。大部分为低级别肉瘤，整体预后较好，软骨瘤通常在骨骺闭合后即停止生长，但恶变多在成年后出现，文献报道75%的恶变发生在20～40岁。肿瘤恶变的高危因素尚不明确，潜在可能包括：①男性＞女性（6.3%＞4.6%）。②*EXT1*突变（比其余HME恶变风险高1.5～2倍）。③骨盆病变易于恶变（47.9%）。临床上监测肿瘤恶变主要依靠影像学评估，MRI评估效果优于CT或X线。影像学可见软骨帽增厚，在CT和MRI下软骨帽＞2cm对于继发恶变的敏感性和特异性＞95%。对于本例患者，目前不能除外出现肿瘤生长风险，后续仍需长期规律随访。

14. HME 的治疗手段有哪些？

目前针对HME的治疗以对症为主，HME并不一定需要手术治疗，只有在局部发生疼痛或产生压迫症状时，才考虑切除有症状或引起症状的骨疣。对于比较严重的骨畸形可待患儿成年后，行截骨矫形术或骨端切除。由于骨疣的生长与身体生长相平行，当生长发育结束时骨软骨瘤也停止生长。但如果骨疣在成人期仍然明显生长，提示存在肉瘤变的可能。

15. HME 应用生长激素治疗是否存在风险？

该病应用生长激素治疗的安全性尚无大宗文献报道，既往文献报道的4例rhGH治疗HME患者均合并GHD，患者在用药治疗后身高均较前增长显著（每年6～8cm），但所有患者均因用药随访过程中出现新发骨疣停药。HME病变往往会随着年龄的增长而加重，因此无法确认生长激素治疗是否会改变疾病的自然病程，目前尚没有证据表明生长激素治疗导致骨软骨瘤的生长或发展，也没有证据表明该治疗对HME患者都有不良反应。但如果应用rhGH治疗，需要与患者及家属充分告知风险，并在用药期间予密切随访观察。

四、推荐阅读

[1] SCHMALE G A, CONRAD EU III, RASKIND W H. 1994. The natural history of hereditary multiple exostoses [J]. J Bone Joint Surg Am, 1994, 76 (7): 986-992.

［2］FAIYAZ-UL-HAQUE M，AHMAD W，ZAIDI S H，et al. Novel mutations in the EXT1 gene in two con-
sanguineous families affected with multiple hereditary exostoses（familial osteochondromatosis）［J］. Clin
Genet，2004，66（2）：144-151.

［3］LONG X，LI Z，HUANG Y，et al. Identification of pathogenic mutations in 6 Chinese families with mul-
tiple exostoses by whole-exome sequencing and multiplex ligation-dependent probe amplification：case series
［J］. Medicine（Baltimore），2019，98（20）：e15692.

［4］BOZZOLA M，GERTOSIO C，GNOLI M，et al. Hereditary multiple exostoses and solitary osteochondro-
ma associated with growth hormone deficiency：to treat or not to treat［J］. Ital J Pediatr，2015，41：53.

［5］CAREL J C，ECOSSE E，LANDIER F，et al. Long-term mortality after recombinant growth hormone
treatment for isolated growth hormone deficiency or childhood short stature：preliminary report of the French
SAGhE study［J］. J Clin Endocrinol Metab，2012，97（2）：416-422.

［6］FEI L，NGOH C，PORTER D E. Chondrosarcoma transformation in hereditary multiple exostoses：a sys-
tematic review and clinical and cost-effectiveness of a proposed screening model［J］. J Bone Oncol，2018，
13：114-122.

（杜函泽）

病例22 颈部增粗、乏力、血清IgG4升高

一、病历摘要

患者，女性，55岁。因"进行性颈部增粗伴乏力5年"入院。

（一）现病史

患者2014年起发现颈部增粗，伴颈部皮肤紧绷感，伴全身乏力，无颈部疼痛，无怕冷、食欲减退、便秘、情绪低落、下肢水肿、阴毛及腋毛脱落，无发热、心悸、出汗、手抖，无头痛、视物模糊、视野缺损，外院检查示"桥本甲状腺炎、甲状腺功能减退"（未见报告），予左甲状腺素钠治疗，根据甲功逐渐增加剂量至100μg qd，监测甲功基本正常（具体不详）。颈部交替出现增粗及消退，颈部增粗可持续1月余，呈进行性加重，伴局部皮肤逐渐变硬，平卧位间断出现憋气感，偶有进食哽噎感，后颈部增粗可逐渐消退，但未至正常，持续半月余后再次增粗。2019年4月起于我科门诊筛查甲功：TSH 1.690μIU/ml，FT4 1.07ng/dl，FT3 2.33pg/ml，T4 7.8μg/dl，T3 0.9ng/ml，TPOAb 242IU/ml，TgAb＞4000IU/ml，Tg＜0.04ng/ml。甲状腺超声：甲状腺弥漫性病变，左叶8.0cm×3.7cm×3.5cm，右叶7.8cm×3.4cm×3.4cm，峡部0.3cm，腺体回声不均、减低，未见明确囊实性结节。血清IgG亚类测定：IgG4 10 300mg/L。甲状腺穿刺病理（2019年6月13日）：甲状腺组织见大量纤维组织增生及淋巴细胞、浆细胞浸润，IgG4阳性浆细胞/IgG阳性浆细胞＞60%，IgG4阳性浆细胞＞50/HPF，不除外IgG4相关甲状腺炎；免疫组化：CD38（浆细胞＋），CD138（浆细胞＋），CD20（B细胞＋），CD3（T细胞＋），IgG（＋），IgG4（＋），Thy（＋），TTF-1（＋）。考虑"IgG4相关甲状腺炎"，为进一步诊治收入我科。

患者2018年4月无诱因反复出现前胸腹部"荨麻疹"，外院予西替利嗪20mg qd，服药后皮疹可消退，停药再发，遂长期服药，2019年3月起停药，后未再发。2019年4月无诱因出现双下肢弥漫皮肤"紫癜"，外院予中药治疗后好转。病程中否认口眼干、光过敏、雷诺现象、口腔及外阴溃疡，否认发热、盗汗，否认慢性腹泻、腹痛、黑便及便血，否认皮肤及巩膜黄染，否认腰背痛及血尿。起病以来，精神、睡眠、食欲可，二便正常，体重近半年下降5kg。

（二）既往史

2014年6月因"子宫内膜癌"行"子宫双附件切除术"，术后未行放化疗。2015年行"双下肢静脉曲张术"。2019年诊断高血压。

（三）个人史

无特殊。

（四）家族史

无特殊。

（五）体格检查

体温36.2℃，心率62次/分，血压124/78mmHg，血氧饱和度98%@RA。双手细颤（-），右眼略突出。甲状腺Ⅲ度肿大，表面不平，质硬，未及震颤，未闻及血管杂音。心、肺、腹查体无特殊，下肢无水肿。

（六）辅助检查

［**甲功**］TSH 1.884μIU/ml，FT4 1.16ng/dl，FT3 2.63pg/ml，T4 6.50μg/dl，T3 1.00ng/ml，TPOAb 210IU/ml，TgAb＞4000IU/ml，Tg＜0.04ng/ml。气管相（正侧位）：气管略右偏，伴局部狭窄。

［**免疫球蛋白及炎症因子**］血IgG4 12 900mg/L，IgG 29.62g/L，T-IgE 124.0KU/L；ESR 90mm/h，hs-CRP 2.85mg/L；TNF-α 11.8pg/ml，IL-10 5.0pg/ml，IL-8 13pg/ml，IL-6 2.0pg/ml。血EOS% 0.8%。

［**潜在受累器官筛查**］①涎腺超声：双侧腮腺可显示部分内见多个低回声，内似可见髓质样结构，左侧较大者0.3cm×0.2cm，右侧较大者0.9cm×0.4cm，边界尚清，未见明显异常血流信号。右侧下颌下腺回声欠均，内见多个低回声，较大者0.3cm×0.2cm，形态欠规则，边界欠清，内见条状血流信号。左侧下颌下腺回声尚均，未见明显异常血流信号。②全身浅表淋巴结超声：右颈部数个淋巴结可见，较大者位于Ⅱ区，1.6cm×0.7cm，皮髓质分界清，未见明确血流信号。③胸部高分辨率CT：双肺间质性改变。④胰腺：HbA1c 6.5%，胰功正常，腹部超声及腹部常规动态增强MRI均仅示脂肪肝，未见胰腺形态及结构明显异常及腹膜后纤维化。⑤垂体：腺垂体功能及垂体常规MRI未见明显异常。

（七）诊断

根据患者病史及检验检查，考虑IgG4相关性疾病诊断明确，存在IgG4相关甲状腺炎和肺间质病变，不除外双侧腮腺及左侧下颌下腺受累可能。

（八）治疗

予左甲状腺素钠100μg/d补充甲状腺素，风湿免疫科会诊建议糖皮质激素、非甾体抗炎药治疗，遂予泼尼松30mg/d、艾拉莫德50mg/d治疗，患者颈部增粗症状较前明显好转。

二、病例分析

患者中年女性，慢性病程，进行性颈部增粗5年，无明显憋气及吞咽困难，既往有荨麻疹病史。查体提示甲状腺Ⅲ度肿大，表面不平，质硬。实验室检查：原发性甲减、TPOAb 242IU/ml，TgAb＞4000IU/ml、血IgG4 10 300mg/L，ESR 90mm/h。甲状腺穿刺病理提示大量纤维组织增生及淋巴细胞、浆细胞浸润，IgG4阳性浆细胞/IgG阳性浆细胞＞60%，IgG4阳性浆细胞＞50/HPF。故考虑患者IgG4相关甲状腺炎诊断明确。潜在受累脏器筛查提示存在肺间质病变，腮腺和下颌下腺受累不除外，其他脏器如胰腺、胆管、泪腺、腹膜后等未见明确病变，故考虑IgG4相关性疾病诊断明确。

IgG4相关甲状腺疾病是一种较为罕见的甲状腺炎，主要表现为硬性甲状腺肿，可引起邻近组织受压相关症状，如呼吸困难、吞咽困难、声音嘶哑。其特征是受累组织中以IgG4阳性浆细胞为主的淋巴细胞、浆细胞浸润，常伴有一定程度的纤维化、闭塞性静脉炎和嗜酸性粒细胞增多。实验室检查可出现甲状腺功能减退、甲状腺回声弥漫性减低等，也可出现IgG4相关性疾病表现，包括血清IgG4亚类显著升高（＞1350mg/L）、炎症指标、免疫球蛋白水平升高等，影像学筛查发现其他器官组织受累。结合该患者病史、辅助检查及甲状腺穿刺病理结果，诊断为IgG4相关甲状腺疾病。

鉴别诊断方面：①桥本甲状腺炎，同样可因淋巴细胞、浆细胞浸润导致不同程度的纤维化，从而破坏甲状腺滤泡细胞，但辅助检查及病理检查多无IgG4相关性疾病典型特征。②Graves病（GD），多呈甲状腺毒症而非甲减，且通常标志性抗体促甲状腺素受体抗体（TRAb）阳性。GD患者中有6.4%血清IgG4水平＞1350mg/L，该部分患者发病年龄较大，甲状腺低回声区域显著增加，对抗甲状腺药物（ATD）治疗效果较好，并经ATD治疗后有甲减趋势。GD患者合并Graves眼病（GO）时其血清IgG4水平明显比非GO患者高，且IgG4水平与GO临床活动性评分明显相关。上述临床数据均缺乏组织病理学依据，并不能明确是GD/GO本身与IgG4相关性疾病有关，还是其病程中合并桥本甲状腺炎或Riedle甲状腺炎使得血清IgG4水平异常。③甲状腺肿瘤，IgG4相关性疾病与恶性肿瘤可先后或同时发生于同一患者，甲状腺组织病理可协助鉴别。2011年Ito等曾发现1例甲状腺乳头状癌患者伴甲状腺及颈部淋巴结IgG4阳性浆细胞浸润及纤维化改变；2013年Kentaro等报道1例IgG4相关甲状腺疾病，最终诊断为甲状腺黏膜相关淋巴组织（MALT）淋巴瘤。

IgG4相关性疾病的治疗尚无指南或统一标准。由于该病对糖皮质激素反应敏感，故中等剂量糖皮质激素作为一线治疗，病情改善后逐渐减量。多数研究主张免疫抑制剂与糖皮质激素联合使用，近年来还有报道使用抗CD20单抗去除B细胞治疗顽固性IgG4相关性疾病取得良好效果。对于孤立性IgG4相关甲状腺炎，通常无需治疗。由于本例患者同时存在肺间质病变，以及泪腺、唾液腺、下颌下腺等外分泌腺受累可能，考虑IgG4相关性疾病，且血清IgG4水平显著升高，ESR、TNF-α等炎症因子升高，甲状腺肿大压迫气管，考虑存在积极治疗指征。予糖皮质激素治疗后，监测甲状腺肿、炎症指标水平，待甲状腺肿基本消退、炎症指标水平正常逐渐减量泼尼松。

三、临床查房

1. 什么是IgG4相关性疾病？

2004年由Kamisawa等首次提出IgG4相关性疾病的概念，是一类原因不明的慢性进行性自身免疫性疾病，受累组织和器官由于大量淋巴细胞和IgG4阳性浆细胞浸润，同时伴有组织纤维化而发生肿大或结节性/增生性病变。该病可导致多种脏器同时或相继受累，也可只累及一种脏器。

2. IgG4相关性疾病的受累脏器有哪些？

IgG4相关性疾病常见受累脏器包括淋巴结（广泛肿大，64%）、涎腺（50%）、泪腺（38%）、胰腺（自身免疫性胰腺炎，27%）、甲状腺（1.7%）、胆管（硬化性胆管炎）、纵隔（硬化性纵隔炎）、垂体（自身免疫性垂体炎）、肺（间质性肺炎）、腹膜后组织（腹膜后纤维化）、大动脉（淋巴浆细胞性主动脉炎）、皮肤和乳腺（炎性假瘤）等。

3. IgG4相关性疾病的发生机制有哪些？

IgG4相关性疾病的发生机制尚未完全明确。目前认为其致病过程可通过对变应原的免疫反应诱发，导致$CD4^+$ T细胞的激活，从而介导受浸润组织的炎症及纤维化。活化的T细胞产生炎症细胞因子，一方面促进B细胞产生IgE和IgG4，另一方面募集嗜酸性粒细胞和激活成纤维细胞，导致纤维化和闭塞性静脉炎，从而损伤组织。IgG4和IgE具有交叉抗原反应，识别自我抗原的B细胞可能会将这些自抗原提呈给T细胞，从而导致T细胞和B细胞之间的恶性循环。对于IgG4在其中的作用尚不明确。

4. IgG4相关性疾病的流行病学特点有哪些？

IgG4相关性疾病年发病率约为6/10万，中老年男性多见，部分患者既往有变态反应性疾病。IgG4相关甲状腺疾病确切的发病率尚不明确。

5. IgG4相关性疾病实验室检查特点有哪些？

血清IgG4亚类＞1350mg/L，炎症指标包括ESR、CRP等水平升高，IgG、总IgE水平升高，血嗜酸性粒细胞增多。其中最特征性表现为血清IgG4亚类显著升高。

6. IgG4相关甲状腺疾病的临床表现有哪些？

可有甲状腺功能减退表现，临床主要表现为甲状腺单侧或双侧肿大，质地坚韧，颈部肿胀呈进展性，可有吞咽困难、颈部压迫感、气管受压，CT示甲状腺非均匀增大，B超示弥漫性低回声。病理学特点包括密集淋巴浆细胞浸润、席纹状纤维化、闭塞性静脉炎等。

7. IgG4相关性疾病的临床表现（除甲状腺相关外）有哪些？

IgG4相关性疾病可累及一个或多个器官，几乎每个器官系统都发现过该病表现。常表现为受累脏器内包块生成或脏器弥漫性肿大。60%～90%患者有多个脏器受累，且受累组织存在相同的病理特征。

淋巴结肿大常见，40%患者可合并哮喘或变态反应症状。多脏器受累的患者通常在得到正确诊断前出现体重显著减轻，提示存在IgG4相关胰腺炎所致的胰腺外分泌功能障碍。

该病通常为影像学检查或组织病理学检查偶然发现。影像学特征性表现为包括弥漫性或局灶性脏器肿块/肿大，组织病理学特征包括IgG4阳性浆细胞浸润及可能存在纤维化。

怀疑IgG4相关性疾病后应注意与干燥综合征、系统性红斑狼疮、肉芽肿性多血管炎等自身免疫性疾病鉴别，包括相关临床症状的询问及抗体谱筛查等。

8. IgG4相关性疾病的诊断标准是什么？

（1）1个或多个器官特征性的弥漫性或局限性肿大或肿块形成。

（2）血清IgG4升高（＞1350mg/L）。

（3）组织学：①大量淋巴细胞和浆细胞浸润，伴纤维化。②组织中浸润的IgG4阳性浆细胞与浆细胞的比值＞40%，且IgG4阳性浆细胞＞10/HPF。

满足（1）＋（2）＋（3）为确诊，满足（1）＋（3）为可能，满足（1）＋（2）为可疑。

如果患者以单一脏器表现为主，不能满足综合诊断标准时也可根据脏器特异性诊断标准进行诊断。

9. IgG4相关甲状腺疾病需要与哪些疾病进行鉴别？

（1）桥本甲状腺炎：甲状腺滤泡细胞被破坏从而可能出现甲状腺功能减退，组织病理学特征可能与IgG4相关甲状腺疾病相似，部分桥本脑病患者可能出现血清IgG4水平升高，但无其他脏器及外分泌腺受累表现。

（2）Graves病：部分Graves病患者中可出现血清IgG4＞1350mg/L，但甲功通常表现为甲状腺毒症而非甲状腺功能减退，且一般TRAb阳性。

（3）甲状腺肿瘤：包括非霍奇金淋巴瘤累及甲状腺、甲状腺癌等，病理诊断可协助鉴别。

10. IgG4相关甲状腺疾病与Riedle甲状腺炎等同吗？

Riedle甲状腺炎同样因炎症纤维化导致甲状腺滤泡结构破坏，约1/3患者在长达

10年的病程中可相继出现其他多器官多部位纤维化，如硬化性胰腺炎、硬化性胆管炎、腹膜后纤维化、纵隔纤维化、肺纤维化、腮腺或泪腺纤维化，类似于IgG4相关疾病表现。但研究显示，Riedle甲状腺炎中只有极少数符合IgG4相关性疾病诊断标准，故二者不完全等同。

11. 诊断IgG4相关性疾病后还需注意什么？

IgG4及IgG4阳性浆细胞在各种肿瘤微环境中发挥免疫抑制作用，参与肿瘤的发生及发展，尤其与胰腺癌、非霍奇金淋巴瘤、涎腺导管癌等恶性肿瘤的发生关系密切。故诊断IgG4相关性疾病后需注意监测肿瘤相关指标，定期影像学筛查等，警惕潜在肿瘤风险。

12. IgG4相关性疾病治疗包括哪几个阶段？目的分别是什么？

治疗前评估：判断疾病范围及严重程度。

初始治疗：旨在缓解病情，缓解定义为活动性疾病症状消退，并且大部分生化及影像学异常恢复正常或显著改善。

维持缓解：进一步治疗维持缓解，或对活动性疾病复发者再次诱导缓解。

13. IgG4相关性疾病治疗前评估包括哪些？

（1）血液检查：血常规（包括嗜酸性粒细胞计数）、血生化检测（包括肝肾功能、淀粉酶和脂肪酶）、IgG亚类水平、IgE水平、血清C3和C4水平、糖化血红蛋白。

（2）粪便检测：粪便弹性蛋白酶。

（3）尿常规与尿沉渣分析。

（4）影像学检查：胸、腹、盆腔增强CT，根据患者情况选择其他特定部位检查如甲状腺超声、外分泌腺超声、垂体MRI、眼眶MRI等，若有条件还应进行PET/CT评估疾病范围。

14. IgG4相关性疾病的具体治疗方案？

该病多对糖皮质激素反应敏感，故采用起始量30～40mg/d［或0.5～0.6mg/（kg·d）］糖皮质激素初始治疗，给药数周或更早即可出现临床症状变化，待病情改善后可逐渐减量。有研究主张免疫抑制剂与糖皮质激素联合使用，如硫唑嘌呤、环磷酰胺、甲氨蝶呤、吗替麦考酚酯等。近年来还有报道使用抗CD20单抗去除B细胞方法治疗顽固性IgG4相关性疾病患者取得良好效果。糖皮质激素的减量和维持期也无统一规定，但已达到的共识是，若维持治疗时间不足容易复发，因此建议小剂量糖皮质激素维持至少2～3年。

15. IgG4相关甲状腺疾病何时需要治疗？

孤立性IgG4相关甲状腺炎多不需糖皮质激素治疗，但如出现甲状腺肿大影响周围器官组织，炎症指标水平升高等提示疾病活动。若存在其他脏器受累，则需考虑积极治疗。

16. IgG4相关甲状腺疾病该如何治疗？

与IgG4相关性疾病相同，糖皮质激素仍为一线治疗，多数患者还同时需要甲状腺素替代治疗。抗甲亢治疗适用于IgG4相关Graves病。他莫昔芬可通过影响TGF-β的产生从而抑制成纤维细胞功能，是糖皮质激素治疗后复发的二线药物，若前述治疗均无效可考虑利妥昔单抗治疗。

17. IgG4相关甲状腺疾病应如何随访监测？

嘱患者主诉新发症状。应每6个月完善一次全面评估，包括血常规、血生化检查、IgG亚类测定、炎症指标、补体C3和C4、甲功，如基线IgE升高还应完善IgE水平测定，甲状腺超声及其他受累组织影像学检查。必要时可行PET/CT评估疾病活动程度及进展情况。

18. IgG4相关性疾病总体预后如何？

尚不完全清楚IgG4相关性疾病的自然病程。治疗后患者可持续获益，但治疗过程中可能出现更多器官和组织逐渐受累，停止治疗后常复发。基线时血清IgG4、IgE、嗜酸性粒细胞水平升高可预测复发。还需进一步研究该病长期预后。

四、推荐阅读

［1］KAMISAWA T，FUNATA N，HAYASHI Y，et al. A new clinicopathological entity of IgG4-related auto-immune disease［J］. J Gastroenterol，2003，38（10）：982-984.

［2］KOTTAHACHCHI D，TOPLISS D J. Immunoglobulin G4-related thyroid diseases［J］. Eur Thyroid J，2016，5（4）：231-239.

［3］LIN W，LU S，CHEN H，et al. Clinical characteristics of immunoglobulin G4-related disease：a prospective study of 118 Chinese patients［J］. Rheumatology（Oxford），2015，54（11）：1982-1990.

［4］Fatourechi M M，Hay I D，McIver B，et al. Invasive fibrous thyroiditis（Riedel thyroiditis）：the Mayo Clinic experience，1976-2008［J］. Thyroid，2011，21（7）：765-772.

［5］LI Y，ZHOU G，OZAKI T，et al. Distinct histopathological features of Hashimoto's thyroiditis with respect to IgG4-related disease［J］. Mod Pathol，2012，25（8）：1086-1097.

［6］Stone J H，Zen Y，Deshpande V. IgG4-related disease［J］. N Engl J Med，2012，366（6）：539-551.

［7］KHOSROSHAHI A，WALLACE Z S，CROWE J L，et al. Second international symposium on IgG4-related disease. International Consensus Guidance Statement on the Management and Treatment of IgG4-Related Disease［J］. Arthritis Rheumatol，2015，67（7）：1688-1699.

［8］LANZILLOTTA M，MANCUSO G，DELLA-TORRE E. Advances in the diagnosis and management of IgG4 related disease［J］. BMJ，2020，369：m1067.

［9］MATTOO H，MAHAJAN V S，MAEHARA T，et al. Clonal expansion of CD4$^+$ cytotoxic T lymphocytes in patients with IgG4-related disease［J］. J Allergy Clin Immunol，2016，138（3）：825-838.

［10］刘乔飞，李小毅，王文泽，等. IgG4相关性疾病合并甲状腺乳头状癌一例［J］. 中华消化外科杂志，2016，15（9）：925-927.

（武凌鸽　贾觉睿智　李　伟）

病例23 体重明显减轻、低钾血症

一、病历摘要

患者，女性，17岁。因"体重反复增减4年半，乏力伴手足搐搦2年"入院。

（一）现病史

患者4年前（13岁，当时体重65kg，BMI 23.9）为减肥开始主动节食，并开始服用比沙可啶肠溶片50片/日（海外代购，成分不明确），此后大便1～3次/日，多不成形，体重逐渐下降至45kg。后患者先后多次经历暴食、节食，体重波动于50～65kg。其间逐渐感注意力难以集中，学习成绩下降明显，情绪不稳，常莫名哭泣，出现轻生观念，多次企图跳楼。2年前再次开始节食，并开始服用呋塞米50片/日（1000mg/d），每日入量约1500ml，尿量与入量相当。此后逐渐出现恶心、手足麻木、搐搦，严重时出现胸闷、心悸、无法行走。查血钾最低2.5mmol/L，开始口服氯化钾缓释片1g bid，同时仍自行服用比沙可啶肠溶片50片/日、呋塞米50片/日，并继续节食，体重持续下降至40kg。近1个月出现进食后腹胀，餐后及饥饿时剑突下隐痛，伴恶心，每晚呕吐约100ml胃液。

病程中常怕热，否认易饥、心悸、手抖、易怒，否认口干、多饮、多尿，否认病理性骨折、尿中排石、肉眼血尿，否认脸变圆红、皮肤紫纹。目前早餐喝豆浆200ml，吃两口菜，午餐吃两口水煮菜，喝无糖饮料，晚餐嚼肉和饭后吐掉，仍服用比沙可啶肠溶片50片/日、呋塞米50片/日，大便1～3次/日，不成形，饮水1500ml/d，尿量与饮水量相当。

（二）既往史

无特殊。

（三）个人史

患者为足月剖宫产，出生体重4.1kg，自幼体型较同龄儿偏胖，生长发育、运动及智力等情况与同龄儿无异，起病前学习成绩好。

（四）婚育史、月经史

未婚未育。初潮13岁，行经天数2～3天，月经量少，月经周期28天。

（五）家族史

父母体健，有1弟弟，体健。

（六）体格检查

血压99/66mmHg，心率114次/分，体重37kg，身高170cm，BMI 12.80，腰围60cm。营养差，精神可，体形消瘦，全身皮肤干燥，Trousseau征（＋），面神经叩击征（－）。甲状腺Ⅰ度肿大，质软无触痛。舟状腹，腹软，剑突下压痛，无反跳痛、肌紧张，肠鸣音3次/分。肌张力正常，肌力5级，双下肢无可凹性水肿，手细颤（－）。

（七）辅助检查

[**常规检查**]血常规、尿常规、便常规、凝血功能大致正常。血生化：K 2.7mmol/L，Na 137mmol/L，Cl 87mmol/L，Mg 0.99mmol/L，UA 484μmol/L，Glu 5.5mmol/L，Cr 94μmol/L，TG 1.51mmol/L，LDL-C 4.15mmol/L。心电图：窦性心律，心率79次/分，心电轴不偏，无ST-T改变，QTc间期0.426秒。超声心动图：未见明显异常。腹部CT平扫：胆囊壁水肿增厚。

[**低血钾相关检查**]24hUK 60.9mmol，24hUNa 13mmol，24hUCl 20mmol；动脉血气：pH 7.51，PCO_2 35mmHg，PO_2 102mmHg，HCO_3^- 27.8mmol/L，BE 4.7mmol/L；立位RAAS：PRA 3.24ng/（ml·h），AT-Ⅱ＞800pg/ml，ALD 34.90ng/dl，ARR 10.7。

[**腺垂体功能相关检查**]ACTH（8am）5.3pg/ml，F（8am）14.8μg/dl，F（0am）6.14μg/dl；24hUFC 17.8μg；GH 0.8ng/ml，IGF-1 223ng/ml；性激素6项（距末次月经25天）：FSH 6.57IU/L，LH 1.85IU/L，E_2 27pg/ml，P 0.53ng/ml，T 0.34ng/ml，PRL 2.9ng/ml。

[**甲状腺相关检查**]甲功：TSH 0.045μIU/ml，FT4 2.11ng/dl，FT3 3.90pg/ml，TPOAb 37IU/ml，TgAb 320IU/ml；TBG、TSH受体抗体（－）；血碘103μg/L；甲状腺超声：右叶4.4cm×1.5cm×1.2cm，左叶4.2cm×1.4cm×1.0cm，甲状腺右叶实性结节，良性倾向；甲状腺摄碘率检查：甲状腺几乎不吸收吸^{131}I。

[**骨代谢相关检查**]Ca 2.63mmol/L，校正Ca 2.33mmol/L，P 1.44mmol/L，游离Ca 1.17mmol/L，PTH 69.9pg/ml，β-CTX 1.72ng/ml，TP1NP 60.2ng/ml，T-25（OH）D_3 11.6ng/ml，1,25（OH）$_2D_3$ 61.50pg/ml，24hUCa 0.40mmol，24hUP 5.43mmol。甲状旁腺超声：未见异常。甲状旁腺显像：甲状腺左叶上极后方、右叶下极后方、胸骨上窝左颈总动脉内外侧代谢稍高灶，不除外功能亢进的甲状旁腺组织可能。泌尿系超声：（－）。骨密度：股骨颈BMD 0.823g/cm^2，Z值-0.173；L_2～L_4 BMD 0.928g/cm^2，Z值-0.282。

［**其他检查**］人体成分分析：体重37.5kg，骨骼肌15.4kg，体脂肪7.8kg，BMI 13.1，体脂百分比20.9%。

（八）诊断

根据上述检查结果进行了内分泌全科大查房，诊断考虑神经性厌食合并呋塞米药物滥用，并发症有低钾血症、继发性醛固酮增多症、继发性甲状旁腺功能亢进症、原发性甲状腺功能亢进症。

（九）治疗

嘱患者家属24小时陪护，防止藏药和暗服药物；予半流食及安素营养支持，逐渐增加能量摄入，补充复合维生素B1片 tid、多维元素片1片 qd、维生素D_3胶丸800U qd；加用盐酸氟西汀10mg qd、奥氮平2.5mg qn；予枸橼酸钾30ml tid、氯化钾缓释片1g tid补钾；并予聚乙二醇散通便及肠道益生菌调节肠道菌群。患者入院后每日喝一碗粥、鸡蛋羹一份及无糖饮料，仍偷服比沙可啶，未服用呋塞米，进食后仍感腹胀，体重较入院增加3kg，对体重增长和未服用利尿剂感到不适。入院1周后复查血生化：K 3.0mmol/L，UA 301μmol/L，Cr 61μmol/L，TG 1.90mmol/L，LDL-C 2.79mmol/L，Ca 2.16mmol/L，Alb 34g/L，校正Ca 2.28mmol/L；甲功：FT3 3.34pg/ml，FT4 1.46ng/dl，TSH 0.008μIU/ml。

二、病例分析

青少年女性，慢性病程。患者明显消瘦，仍有持续性节食、服用泻药、利尿剂等阻止体重增加的行为，对体型有扭曲的认知，因此神经性厌食诊断明确。

首先，分析患者内分泌激素异常的原因。典型神经性厌食的内分泌激素改变包括低促性腺激素性性腺功能减退症、正常甲状腺功能病态综合征、高皮质醇血症、生长激素抵抗。本例患者自述月经基本规律，经量少，查性激素可符合早卵泡期，如月经史准确，推测可能即将月经来潮，未来需继续随访。但患者甲功表现与典型的神经性厌食明显不符，具体分析如下。

首先，FT4升高，TSH降低，TPOAb、TgAb升高，TR-Ab（-），并有心率偏快，怕热，考虑存在原发性甲亢。但患者的甲功异常以T4升高为主，与典型的Graves病甲亢以T3升高为主的特点不同，而与服用甲状腺素替代治疗的人群的TT3/TT4比值接近，且入院后甲功有明显好转。结合患者服用的"比沙可啶肠溶片"来源不可靠，现有检查支持外源摄入甲状腺素，不除外与此"泻药"有关。神经性厌食患者也有合并甲亢的报道，然而甲功特点与普通甲亢相同，即以T3升高为主，与本例患者不符。甲状腺摄碘率试验提示甲状腺几乎不摄取，入院1周后复查甲功FT4已降至正常，更支持在院外长期服用甲状腺素引起甲亢。

其次，分析低钾血症的病因。患者无高白细胞血症等引起假性低钾血症的病因。真性低钾血症可分为摄入不足、丢失过多、细胞内转移。对于本例患者，三方面病因可能都参与低钾血症的发生：①长期节食，存在钾摄入不足。②长期服用泻药，考虑有胃肠道失钾。当血钾＜3.0mmol/L时24hUK＞20mmol，考虑也存在肾性失钾。患者血压正常，血气分析提示碱中毒。在正常血压、碱中毒的肾性失钾中，主要考虑利尿剂使用、Bartter综合征和Gitelman综合征。而患者长期过量服用呋塞米，考虑为肾性失钾的主要原因。③细胞内转移方面，患者甲功提示甲亢，可能有钾离子向胞内转运的因素。本例患者的特别之处在于，虽然长期摄入大量呋塞米，但尿量没有明显增多，低血钾程度也较轻，考虑存在利尿剂抵抗。利尿剂抵抗发生的机制为大量服用利尿剂后，近端肾小管重吸收明显上升，利尿剂导致细胞外液减少，肾小球滤过率和灌注压下降，激活肾素-血管紧张素-醛固酮系统（RAAS），引起水钠潴留。

最后，分析甲旁亢的病因。患者PTH升高，纠正碱中毒后复查血钙偏低，25（OH）维生素D明显降低，24小时尿钙明显降低，甲状旁腺显像发现功能亢进的甲状旁腺组织，考虑存在继发性甲旁亢。考虑患者长期服用大量呋塞米，血液呈碱中毒，故血游离钙水平低，从而继发甲旁亢。此外，患者长期营养不良，25（OH）维生素D水平明显减低，考虑维生素D缺乏也参与继发性甲旁亢的发生。患者入室查肌酐107μmol/L，但补足容量后肌酐迅速降至正常水平，考虑肌酐检测值升高与入室时血液浓缩相关，加之患者1,25（OH）$_2$维生素D水平明显升高，不考虑慢性肾衰竭继发甲旁亢。

三、临床查房

1. 什么是神经性厌食？

神经性厌食的诊断标准（DSM-Ⅴ）：①结合患者的年龄、性别、发育轨迹和身体健康状况，限制能量摄入造成了低体重。②虽然已经出现体重低下，但仍对体重增加或变胖有强烈的恐惧，或持续有阻止体重增加的行为。③对体重和体型有扭曲的认知，无法认识到自身低体重造成的严重后果。神经性厌食多发生于青少年女性中，常伴有抑郁症或其他精神疾病。

2. 神经性厌食症如何分类？

神经性厌食症以过去3个月的症状为依据，分为两个亚型。①限制亚型：此类患者以节食、禁食或过度运动为特征，不存在反复的暴食行为及清除行为（包括自我催吐、滥用泻药、利尿剂、灌肠等）。②暴食/清除亚型：表现为反复发作的暴食行为和清除行为。兼有两种类型特点或相互转化的病例亦不少见。

3. 神经性厌食患者会有哪些系统并发症？

神经性厌食患者可发生全身各系统并发症，包括电解质紊乱（如低钾血症、低镁血症、低磷血症）、低体温、低血压、心律失常（如QT间期延长）、慢性心力衰竭、心动过缓等。上述并发症中严重者可引起猝死。研究表明，神经性厌食年轻患者的死亡风险较同年龄段普通人群升高约12倍。此外，长期的维生素和矿物质摄入不足还可引起皮肤角化症、头发干枯、脆甲。

4. 神经性厌食会出现哪些下丘脑－垂体激素异常？

神经性厌食的患者可存在多种内分泌激素异常（图23-1）。①下丘脑－垂体－性腺轴方面：能量摄入过少、体内脂肪含量过少，可引起下丘脑分泌GnRH减少，发生低促性腺激素性性腺功能减退症，女性患者可表现为下丘脑性闭经。②生长激素轴方面：表现为生长激素升高，IGF-1降低，即存在获得性生长激素抵抗。生长激素抵抗与生长激素受体和生长激素结合蛋白水平下降有关。IGF-1降低可以减少对生长激素的负反馈，维持高生长激素水平，以维持正常血糖。③下丘脑－垂体－肾上腺轴方面：因患者处于慢性应激状态，常有CRH、ACTH和皮质醇升高，其作用可能在于维持血糖。④下丘脑－垂体－甲状腺轴方面：可表现为正常甲状腺功能病态综合征，即T3水平降低为主，T4水平正常。⑤垂体后叶激素方面：可能出现抗利尿激素不恰当分泌，引起低钠血症。

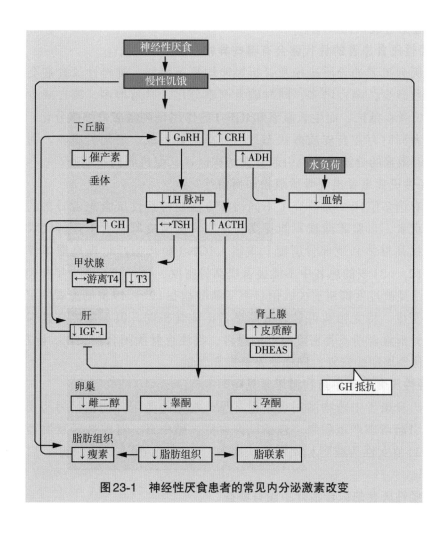

图23-1 神经性厌食患者的常见内分泌激素改变

5. 神经性厌食患者出现闭经如何治疗？

大多数闭经的神经性厌食患者在体重逐渐增加后，月经可自行恢复，但约15%的患者虽体重恢复正常，仍存在下丘脑性闭经。有学者研究了体重恢复但仍闭经的神经性厌食患者应用脉冲式GnRH泵的治疗效果，与继发性下丘脑性闭经或原发性下丘脑性闭经的患者相比，这些神经性厌食闭经患者在应用脉冲式GnRH泵治疗后，E_2、LH的水平更高，排卵率更高，提示治疗效果良好。但在体重恢复之前，不建议补充雌孕激素，可能不利于体重恢复。

6. 神经性厌食会出现哪些胃肠道内分泌激素异常？

在神经性厌食患者中，由于脂肪含量减少，具有抑制食欲作用的脂肪因子瘦素的分泌减少，而具有促进食欲功能的肠道肽类激素胃促生长素的分泌增多。胃促生长素除了促进食欲，也会刺激CRH和生长激素的分泌。然而，具有抑制食欲功能的肠道肽类激素酪酪肽会反常性分泌增多，原因不详。虽然大多数胃肠道内分泌激素的紊乱都是对长期低能量摄入的适应性改变，且会在治疗后改善，但仍可能对患者的骨骼健康和精神心理健康造成负面影响。

7. 神经性厌食患者的骨代谢会有哪些异常？

神经性厌食患者的骨质疏松及骨折风险均显著增加。神经性厌食症会引起成骨细胞分化，增殖减少，凋亡增多；同时破骨细胞分化，增殖增多，凋亡减少。此类患者同时存在生长激素抵抗，而生长激素和IGF-1的作用是刺激成骨细胞分化、抑制破骨细胞分化。患者同时存在高皮质醇状态，也可抑制骨形成、增加骨吸收。同时瘦素、酪酪肽等胃肠道激素的分泌异常也引起骨微结构破坏，但机制尚不明确。

8. 神经性厌食患者出现骨质疏松如何治疗？

目前已有诸多临床试验研究了不同治疗方法对神经性厌食患者骨量的影响。对于青少年女性患者，口服雌激素不能提高骨密度，但经皮雌激素生理替代联合周期性孕激素撤退可提高椎体和髋部骨密度。重组人IGF-1替代治疗可提高椎体骨密度。口服双膦酸盐在12～21岁的患者中不能显著提高骨密度，这可能与青少年神经性厌食患者骨转换水平已经被过度抑制有关；但口服双膦酸盐在19～49岁的患者中可显著提高椎体和髋部骨密度。特立帕肽可显著提高患者椎体骨密度，但不能提高髋部骨密度，目前推荐用于骨折愈合期或骨密度极低的患者，需注意骨骺闭合前禁用。除药物治疗外，体重增加和月经周期的恢复，同样能显著提高骨量。

9. 神经性厌食患者中药物滥用常见吗？

神经性厌食患者中药物滥用现象很常见。常见的滥用药物包括泻药及利尿剂。利尿剂滥用可引起诸多严重后果，包括低钾血症、碱中毒、肾前性肾衰竭等。曾有病例报道，一位31岁女性为减肥长期服用呋塞米（＞200mg/d）长达15年，后出现双肾弥漫性髓质钙化。

10. 神经性厌食的综合治疗手段有哪些？

神经性厌食的治疗需要多学科合作。除上述内分泌代谢异常的相关治疗外，最关键的还是精神心理科医师需根据患者精神心理情况加用精神类药物；营养科医师需为患者制订营养方案，逐渐增加每日能量摄入，避免再喂养综合征；家庭支持也尤为重要，需长期陪伴和心理支持，避免患者节食或继续暗服药物。

11. 再喂养综合征是什么？

再喂养综合征指营养不良患者在积极营养支持期间，因液体和电解质转移而引发的临床并发症，包括低钾血症、低磷血症、低镁血症、维生素B_1缺乏、充血性心力衰竭等。再喂养综合征最早在第二次世界大战中被报道。人们发现战犯、集中营幸存者和大饥荒幸存者在开始积极的营养支持后，并发症的发生率和病死率反而升高。这是因为在营养支持期间，碳水化合物的摄入增加引起胰岛素释放，细胞对钾、镁和磷的摄取增加；胰岛素使细胞合成ATP，进一步消耗磷储备；而ATP等含磷酸盐的供能分子合成相对不足，又会引起组织缺氧、心力衰竭、呼吸衰竭等。发生再喂养综合征的危险因素包括：体重低于理想体重的70%或近期体重快速减轻；再喂养之前已出现低磷、低钾或低镁血症；之前5～10天极少或没有营养摄入。在启动营养支持的最初1～2周，患者发生再喂养综合征的风险最高。

12. 如何预防和治疗再喂养综合征？

根据美国肠外肠内营养学会（ASPEN）专家共识的推荐，应从以下几方面避免再喂养综合征的发生：①逐渐增加能量摄入，在第1个24小时予100～150g葡萄糖或10～20kcal/kg能量，之后每1～2天增加目标能量的33%。②如果已存在低磷血症、低钾血症、低镁血症，需纠正电解质紊乱后再开始营养支持。③没有必要限制水、钠或蛋白质的摄入。④在营养支持前和启动治疗的前3天，密切复查血电解质、监测生命体征。如果在营养支持过程中，发现电解质紊乱难以纠正，需将能量摄入减少50%。如果出现严重电解质紊乱，需考虑暂停营养支持。⑤对再喂养综合征高风险患者，在营养支持前及开始营养支持后5～7天，补充维生素B_1 100mg/d，并至少在前10天补充复合维生素每日1次。

四、推荐阅读

[1] HARRINGTON B C，JIMERSON M，HAXTON C，et al. Initial evaluation，diagnosis，and treatment of anorexia nervosa and bulimia nervosa [J]. Am Fam Physician，2015，91（1）：46-52.

[2] SCHORR M，MILLER K K. The endocrine manifestations of anorexia nervosa：mechanisms and management [J]. Nat Rev Endocrinol，2017，13（3）：174-186.

[3] GERMAIN N，FAUCONNIER A，KLEIN J-P，et al. Pulsatile gonadotropin-releasing hormone therapy in persistent amenorrheic weight-recovered anorexia nervosa patients [J]. Fertil Steril，2017，107（2）：502-509.

［4］MISRA M，KLIBANSKI A．Endocrine consequences of anorexia nervosa［J］．Lancet Diabetes Endocrinol，2014，2（7）：581-592．

［5］DA SILVA JSV，SERES D S，SABINO K，et al．ASPEN consensus recommendations for refeeding syndrome［J］．Nutr Clin Pract，2020，35（2）：178-195．

（崔丽嘉　王　曦）

病例24 体重下降、乳房胀痛、下肢麻木、多毛

一、病历摘要

患者，男性，44岁。因"消瘦3年，双乳胀痛、双下肢麻木、多毛1年余"入院。

（一）现病史

2016年患者因"体重下降"就诊于当地医院，查空腹血糖8.33mmol/L，餐后2小时血糖11mmol/L，诊断"糖尿病"，开始阿卡波糖50mg tid治疗，血糖控制可，但体重仍进行性下降（每年5kg）。2018年6月患者觉双侧乳房胀痛，触痛明显，无泌乳。此后出现双下肢麻木伴活动障碍，左下肢为著。当地医院肌电图显示周围感觉运动神经混合性中度损害（远端、近端均受累），诊断为"糖尿病周围神经病变"。双下肢麻木进行性加重，伴可凹陷性水肿，于2019年2月就诊于我院。查HbA1c 5.1%，3小时口服葡萄糖耐量试验提示糖尿病（表24-1）。

表24-1 3小时口服葡萄糖耐量试验结果（75g无水葡萄糖粉）

时间（h）	血糖（mmol/L）	胰岛素（μIU/ml）
0	8.5	4.7
0.5	10.4	9.8
1	14.0	26.4
2	11.9	27.5
3	7.2	16.0

性激素：FSH 8.4IU/L，雌二醇80pg/ml，睾酮2.18ng/ml，LH 8.9IU/L。甲功：TSH 4.7μIU/ml，FT4 1.08ng/dl，FT3 2.36pg/ml，TPOAb、TgAb、Tg正常范围内。骨代谢：T-25（OH）D 6.4ng/ml，PTH 44pg/ml，ALP 84U/L，Ca 2.21mmol/L，P 1.37mmol/L。予维生素营养神经治疗，效果不佳。

2019年7月患者出现左足背伸障碍，当地医院肌电图显示：双侧上下肢多发周围神经损害，感觉运动纤维均受累，下肢显著，髓鞘脱失、轴索损害并存。垂体增强

MRI未见异常。激素测定结果见表24-2。当地医院予西格列汀100mg qd。加用溴隐亭2.5mg qd口服（治疗2个月）及中药治疗，双下肢麻木症状未改善。2019年10月胸椎CT示T$_9$椎体骨质破坏（图24-1），椎盘软组织肿胀，考虑感染可能性。全身骨显像提示：T$_9$骨质代谢异常活跃，结合CT考虑骨恶性病变。进一步行T$_9$活检，病理未见明显异常病变。

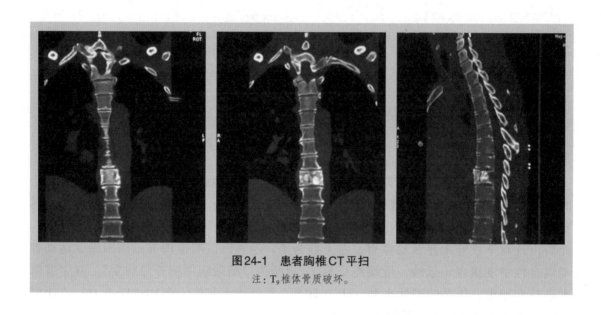

图24-1　患者胸椎CT平扫

注：T$_9$椎体骨质破坏。

同时因停用溴隐亭后再次出现双乳胀痛，外院行右乳穿刺活检，病理为乳腺增生。复查激素见表24-2。

表24-2　腺垂体相关激素检测结果

	PRL	FSH	LH	E$_2$	睾酮	ACTH	GH
2019年7月结果	15	9.5	10.2	85	3.3	88	1.9
参考范围	3～13	1.3～19.3	1.2～8.6	20～47	1.8～7.8	8～78	<0.9
单位	ng/ml	IU/L	IU/L	pg/ml	ng/ml	pg/ml	ng/ml
2019年10月结果	668	9.8	10.6	442	5	2223	—
参考范围	56～278	1.3～19.3	1.2～8.6	73～172	6～27	10～30	—
单位	mIU/L	IU/L	IU/L	pmol/L	nmol/L	pg/ml	—

患者目前服用利格列汀2.5mg qd，空腹血糖6～7mmol/L，餐后2小时血糖约10mmol/L。2019年11月外院查PET/CT：垂体及双侧肾上腺奥曲肽摄取减低，全身椎体及骨盆多发成骨性改变，T$_9$椎体FDG分布增高，周围软组织肿胀，考虑良性。脾大。

右侧胸腔积液。近3年性功能障碍，无骨痛、骨折。起病以来，精神可、食欲一般，睡眠可，二便如常，体重3年下降15kg。

（二）既往史

17岁时有机磷农药中毒史，结肠息肉剔除术后。

（三）个人史

无特殊。

（四）婚育史

无特殊。

（五）家族史

患者祖母和外祖父是同父同母的亲兄妹。父亲因膀胱癌去世，姑姑患卵巢癌，母亲及余同胞3人体健。

（六）体格检查

生命体征平稳，BMI 20.4，腰围77cm。消瘦明显，面部颧骨突出，双侧颊部凹陷。全身皮肤色深，四肢毳毛粗黑而长，右侧大腿后侧大片色素沉着，皮肤粗糙，黑棘皮征（－），锁骨上脂肪垫、水牛背（－），未见黄染、出血点、破溃，躯干皮肤散在血管瘤。双眼水平眼震（＋）。双侧乳房B3，乳核直径4～5cm，触痛明显，乳晕色素深，触发泌乳阴性。心、肺无特殊。肝右侧腋前线肋下3指，锁中线下未及，剑下2指，质地软；脾触诊不满意。双侧膝下对称可凹性水肿。阴毛P6，阴茎长7cm。阴囊色素沉着，双侧睾丸容积15/15ml。双上肢肌力5级；左侧足背背屈2^-级，跖屈2^-级，右侧足背屈2^-级，跖屈3级，左髂腰肌肌力4^-级，余双下肢肌力5级。双侧上下肢腱反射未引出，双下肢膝关节以下针刺觉减退，振动觉消失，关节位置觉存在，病理征（－）。

（七）辅助检查

[**常规检查**] 血常规：WBC 5.04×10^9/L，NEUT% 68.2%，Hb 147g/L，PLT 252×10^9/L；炎症指标：ESR 39mm/h，hs-CRP 4.08mg/L；血生化：Alb 44g/L，Cr（E）57μmol/L，TG 2.48mmol/L，HDL-C 0.75mmol/L，TC 4.08mmol/L。心肌损伤标志物、肿瘤标志物均正常。补体＋免疫球蛋白：IgG 9.26g/L，IgA 4.18g/L，IgM 0.38g/L，补体C3、C4（－）。尿常规：PRO TRACE，KET（－），便常规＋潜血（－）。

[**POEMS综合征相关化验**] 血清蛋白电泳：M蛋白3.1g/L；血清免疫固定电泳＋血轻链2项：IgAλ（＋）；尿轻链2项：κ 2.95mg/dl，λ＜5.00mg/dl（24小时尿量1600ml）。血β_2-MG 3.1mg/L，U-β_2-MG 0.245mg/L。

[**内分泌检查**] ①糖尿病筛查：入院后监测血糖谱：HbA1c 5.6%。②腺垂体功能：ACTH（8am）129.0pg/ml，血皮质醇15.8μg/dl。GH 1.0ng/ml，IGF-1 174ng/ml；E_2 133pg/ml，LH 9.6IU/L，FSH 14.1IU/L，孕酮0.58ng/ml，睾酮1.84ng/ml，PRL 13ng/ml。甲功：TSH 5.751μIU/ml，FT4 1.09ng/dl，FT3 2.25pg/ml，TPOAb 9IU/ml，TgAb＜10IU/ml。③骨代谢：Ca 2.29mmol/L，P 1.58mmol/L，ALP 84U/L，β-CTX 0.83ng/ml，T-25（OH）D 8.7ng/ml，TP1NP 85.4ng/ml，血PTH 28.1pg/ml，24h UCa 1.328mmol，24h UK 20.32mmol。

[**其他检查**] 神经传导速度：上下肢周围神经损害（感觉、运动纤维均受累）。肌电图示可疑肌源性损害。骨髓穿刺：骨穿涂片显示增生活跃，粒：红＝6.5:1，红细胞轻度缗钱状排列。全片共计巨核细胞3个，均为颗粒巨。骨髓活检：（髂后上棘）骨及极少许骨髓组织，骨髓组织中造血组织与脂肪组织比例难以评估；造血组织中粒红系比例大致正常；未见明确巨核细胞。腹部超声：肝剑下及边，右肝斜径13.6cm。脾厚4.2cm，长13.4cm，肋下2.4cm。肺功能：通气功能障碍，弥散功能减低；舒张试验阴性。超声心动图：左心室射血分数75%，主动脉瓣轻度增厚，二尖瓣前叶冗长。眼底镜检查：双眼视盘水肿。

（八）诊断

POEMS综合征（IgAλ型，中危），周围神经病变，双眼视盘水肿，糖尿病，亚临床甲状腺功能减退，脾大，右侧胸腔积液，T_9椎体病变，皮肤色素沉着，男性乳房发育。

（九）治疗

2019年12月5日起行第1程RD方案治疗（来那度胺25mg qn口服，d1～21；地塞米松40mg口服，d1、8、15、22；拜阿司匹林100mg qd口服）。出院后继续完成3程化疗后在血液内科门诊随诊。

二、病例分析

患者中年男性，慢性病程。以体重下降为主要表现，但血糖轻度升高不能解释明显的体重下降。1年前出现双乳增大胀痛、双下肢麻木伴活动受限、肤色变深。入院查体示体型偏瘦，全身皮肤色深，四肢毳毛粗黑而长，右侧大腿后侧大片色素沉着，躯干皮肤散在血管瘤。双侧乳房B3，乳晕色深。肝右侧腋前线肋下3指，左侧足背背屈2⁻级，跖屈2⁻级，右侧足背屈2⁻级，跖屈3级，双下肢针刺觉和震动觉减退，下肢可凹性水肿。

近1年出现乳腺增生、双下肢麻木和活动障碍（EMG证实存在周围神经病变），双下肢可凹性水肿、皮肤色素沉着。实验室检查提示睾酮降低。影像学：PET/CT提示全身椎体及骨盆多发成骨性改变，右侧胸腔积液，T$_9$椎体病变。

综合患者上述多系统症状及辅助检查结果，需考虑POEMS综合征。POEMS综合征是单克隆性浆细胞疾病，具有以下1种或多种特征：骨硬化性骨髓瘤、Castleman病、VEGF水平增高、脏器肿大、内分泌病、水肿、典型皮肤改变（色素沉着过度、四肢多毛症）、周围神经病变以及视盘水肿。其中性腺功能减退是最常见的内分泌异常，包括FSH水平升高、性腺功能减退、高催乳素血症、男性乳房发育、雌二醇水平升高等。部分患者可有糖尿病、肾上腺皮质功能减退等表现。本例患者存在肝脾大、内分泌疾病（乳腺发育、睾酮降低、亚临床甲减、糖尿病）、水肿、皮肤改变（色素沉着、四肢多毛症）、周围神经病变以及视盘水肿等多项相符的临床表现。血清免疫固定电泳IgAλ型M蛋白（＋），支持POEMS综合征诊断。

鉴别诊断：①2型糖尿病，亦可表现出周围神经病变，但往往以感觉神经受累为主。本例患者症状及肌电图提示外周感觉运动神经均受累，髓鞘脱失、轴索损害并存，严重程度与糖尿病不平行。此外，血糖轻度升高，难以解释体重不断降低的全貌。②脂肪萎缩性糖尿病，患者中年起病，体型偏瘦，临床表现为面部颧骨突出，双侧颊部脂肪少、凹陷，肝脾大，需考虑脂肪萎缩性糖尿病。但胰岛素抵抗不明显，血清甘油三酯不高，诊断证据不充分。

三、临床查房

1. 什么是POEMS综合征？

POEMS综合征是一种同时存在多发性神经病（Polyneuropathy）、脏器肿大（Organomegaly）、内分泌病（Endocrinopathy）、M蛋白（Monoclonal protein）、皮肤改变（Skin changes）为主要特征的罕见克隆性浆细胞病。1938年报道首例，1980年研究者建议使用首字母"POEMS"命名，患病率不详。通常发生于40～60岁。常见首发症状为周围神经病变和水负荷增多（水肿、浆膜腔积液）。

2. POEMS的流行病学特征有哪些？

POEMS综合征是一种罕见病。由于具有涉及多系统的复杂临床表现，所以确切的患病率尚不清楚。和其他浆细胞病一样，POEMS综合征通常发生于40～60岁。梅奥诊所一项纳入99例POEMS综合征患者的病例系列研究中，中位发病年龄为51岁（30～83岁），并且63%的患者为男性。

3. POEMS综合征如何诊断？

POEMS综合征的诊断基于2条必要标准＋至少1条主要标准＋至少1条次要标准。必要标准：周围神经病变、单克隆浆细胞增殖（M蛋白阳性或浆细胞瘤）。主要标准：Castleman病、硬化性骨病、血清或血浆VEGF水平升高（至少达正常值上限3～4倍）。次要标准：器官肿大（脾大、肝大或淋巴结肿大）、血管外容量超负荷（外周性水肿、腹水或胸腔积液）、内分泌病（性腺、甲状腺、肾上腺、垂体、甲状旁腺或胰腺疾病）、皮肤改变（色素沉着、多毛症、肾小球样血管瘤、多血质、肢端发绀、潮红、白甲）、视盘水肿、血小板增多症或红细胞增多症。

4. POEMS综合征的实验室检查包括哪些？

①常规检查：包括血常规、肝肾功能、血糖等。②激素水平检测：包括性激素、甲状腺激素、肾上腺皮质激素、甲状旁腺激素等。③血液系统检查：血清和尿免疫固定电泳发现M蛋白对诊断有重要意义，必要时可行骨髓穿刺。④肌电图检查帮助判断多发性周围神经病的性质和程度，可行脑脊液检查除外周围神经病变病因。⑤如有条件可以进行血VEGF检测。

5. POEMS综合征的影像学表现有哪些？

影像学检查是POEMS综合征的重要辅助诊断工具，可以发现骨病变、Castleman病、器官肿大、血管外容量过载等征象。影像学检查中最常见的表现为骨病变，主要累及脊柱、肋骨及骨盆，可表现为单发或多发的成骨（骨硬化）性、溶骨性、混合性骨质改变，其中以硬化性骨病变最常见，国外报道约95%的POEMS综合征患者有此表现，也可表现为伴有硬化边的溶骨性或混合性骨质改变。

6. POEM综合征的多发性神经病有何特点？

多发性神经病是POEMS综合征最常见的首发症状，以运动神经为主的慢性炎症性脱髓鞘性病变为主要病理生理学改变。临床有如下特点：①足部开始出现症状，包括麻刺感、感觉异常以及寒凉感。②肢体远端性、对称性、进展性，并逐渐向近端发展。③超过一半的患者出现严重的肌无力。④触觉、压觉、振动觉及关节位置觉常受累。⑤肌电图检查显示神经传导减慢。⑥神经活检通常显示有轴突变性及脱髓鞘病变。

7. POEMS综合征的单克隆浆细胞增殖各有何特点？

POEMS综合征患者的单克隆浆细胞增殖主要为血清和/或尿中有M蛋白，但轻链类型几乎总是λ型（IgG、IgA、单纯轻链型），无M蛋白的POEMS综合征变异型可能与检测水平受限及M蛋白水平低于检测阈值有关。

8. POEMS综合征内分泌系统有哪些临床表现？

2/3患者在就诊时存在内分泌异常。性腺功能减退最常见，表现为男性乳房发育，勃起功能障碍。也可表现为甲状腺功能减退症或糖尿病。在梅奥诊所报道的48例患者中，14例（29%）存在需要治疗的甲状腺功能减退症，另有14例的促甲状腺激素水平轻度升高，但甲状腺素水平正常。16%的患者就诊时存在肾上腺轴功能异常；有5例在其后的病程中出现肾上腺功能不全（临床表现为肤色偏黑）。3%患者有糖尿病。4例检测了血清甲状旁腺激素水平，其中3例升高。因此我们建议，患者需要评价甲状腺功能、糖代谢、性腺激素（T、E_2、FSH、LH、PRL）、肾上腺激素（ACTH、血皮质醇）及常用的骨代谢指标。

9. POEMS综合征的鉴别诊断有哪些？

从症状发作到诊断为POEMS综合征的中位时间为13～18个月。许多以周围神经病变相关症状起病的患者最初被误诊为其他疾病，如慢性炎症性脱髓鞘性多神经根神经病或糖尿病性周围神经病变。糖尿病性周围神经病变以感觉神经受累为主，一般与糖尿病病程和血糖控制程度平行，而POEMS相关神经病变感觉运动神经均受累明显，在短病程血糖控制良好的糖尿病即可出现。此外，许多疾病与浆细胞疾病和多发性神经病（伴或不伴骨硬化性骨病变）相关，需要与POEMS综合征鉴别，如各种克隆性浆细胞或淋巴浆细胞性疾病和冷球蛋白血症等。

10. POEMS综合征患者如何治疗？

治疗方案包括两类。①抗浆细胞治疗：美法仑联合地塞米松（MD方案）、来那度胺联合地塞米松（RD方案）、硼替佐米联合地塞米松（BD方案）、自体造血干细胞移植。②支持治疗：内分泌激素替代、利尿消肿、康复功能锻炼、抑郁症的心理支持和药物干预。

11. 如何评估POEMS综合征的治疗疗效？

临床疗效评估包括神经病变、水负荷、肺动脉高压等临床指标有无改善。临床症状改善通常比较缓慢，一般在治疗后6个月开始起效。血液学疗效评价，通常指M蛋白的清除及血清VEGF的水平变化。①完全缓解（CRV）：血清VEGF达到正常。②部分缓解（PRV）：基线血清VEGF > 1200ng/L且化疗后降低幅度 > 50%。③疾病进展（PDV）：血清VEGF > 1200ng/L且化疗后升高幅度 > 50%。④其他水平的变化，均定义为未缓解（NRV）。

12. 关于自体造血干细胞移植治疗POEMS综合征的评价如何？

有研究纳入来自梅奥诊所的60例患者，在这些患者接受自体造血干细胞移植后对他们进行了中位61个月的随访，所有患者在接受造血干细胞移植后周围神经病变有改善。接受干细胞移植之前，大多数患者因行动不便而需要轮椅（45%）或助行器/足部支具（29%）。在长期随访中，少数患者需要辅助才能移动（没有患者使用轮椅，38%患者使用了足部支具）。最后一次随访时，6例患者已死亡，其中1例植活失败后死亡，1例因POEMS复发而死亡，4例因其他恶性肿瘤而死亡。关于自体造血干细胞移植治疗POEMS综合征的其他报道也描述了患者的神经系统症状有明显改善。这些研究结果表明，支持自体造血干细胞移植可作为POEMS综合征积极治疗的有效手段。

13. 如何随诊POEMS综合征患者？

建议每3 ~ 6个月随访1次，主要随访项目包括：神经功能评价、原有症状的缓解情况（水肿、浆膜腔积液、乳房大小、皮肤病变等）、有无新发症状/体征、血/尿免疫固定电泳、甲功、血清VEGF水平。

14. POEMS综合征患者的预后怎样？

POEMS综合征预后比多发性骨髓瘤好。POEMS综合征患者发病中位年龄为51岁，进展缓慢，中位生存期为97个月，5年生存率为60%。美法仑治疗和肾功能正常有助于延长生存期。神经病变的不断恶化是POEMS综合征的常见结局和死因，而继发于疾病进展和化疗后的骨髓衰竭是多发性骨髓瘤的常见死因。患者主要死于疾病进展、肺炎、脓毒血症、脑卒中、急性髓细胞性白血病和多发性骨髓瘤。

15. POEMS综合征患者如何护理？

为提高患者的生存及生活质量，护理工作也相当重要。针对POEMS的多发性神经病变、骨病变以及水肿等临床表现来制订较全面的护理计划，采取有效的护理措施，如功能锻炼，防止失用综合征发生；双下肢慎用热敷、冷敷；及时观察身体受压部位；避免过度劳累，积极预防感染；心理治疗；饮食护理以及健康教育等。

四、推荐阅读

［1］DISPENZIERI A，KYLE R A，LACY M Q，et al．POEMS syndrome：definitions and long-term outcome ［J］．Blood，2003，101（7）：2496-2506．

［2］BROWN R，GINSBERG L．POEMS syndrome：clinical update ［J］．J Neurol，2019，266（1）：268-277．

［3］GANDHI G Y，BASU R，DISPENZIERI A，et al．Endocrinopathy in POEMS syndrome：the Mayo Clinic experience ［J］．Mayo Clin Proc，2007，82（7）：836-842．

［4］LI J．How I diagnose and treat POEMS syndrome ［J］．Zhonghua Xue Ye Xue Za Zhi，2019，40（5）：368-371．

［5］MISAWA S，SATO Y，KATAYAMA K，et al．Safety and efficacy of thalidomide in patients with PO-EMS syndrome：a multicentre，randomised，double-blind，placebo-controlled trial ［J］．Lancet Neurol，2016，15（11）：1129-1137．

［6］LI J，ZHANG W，JIAO L，et al．Combination of melphalan and dexamethasone for patients with newly diagnosed POEMS syndrome ［J］．Blood，2011，117（24）：6445-9．

（杨莹莹　袁　涛　茅江峰）

病例25 高雄激素血症、胰岛素抵抗

一、病历摘要

患者，女性，22岁。因"多毛11年，月经稀发2年"入院。

（一）现病史

患者2010年（11岁）开始出现乳腺发育、阴毛、腋毛生长。随后无明显诱因逐渐出现双前臂、双下肢、腹部中线和乳晕周围长毛，唇上和下颏出现短须，颈背部毳毛增多，同期出现声音低沉、阴蒂增大、颜面及躯干肤色加深、身高增长停滞。2010年3月当地医院曾查性激素：FSH 3.1mIU/ml（2.8～11.3mIU/ml），LH 4.0mIU/ml（1.1～11.6mIU/ml），T 2.3ng/ml（0.15～0.8ng/ml），E_2 20.4pg/ml（0～160pg/ml），P 0.9ng/ml（0～1.13ng/ml），PRL 12.3ng/ml（1.9～25.0ng/ml）。染色体核型：46,XX。未进一步诊治。2012年（13岁）月经来潮，月经周期28～30天，行经天数5～6天，无痛经。2019年（20岁）无明显诱因出现月经稀发，月经周期延长至5～6个月，行经天数缩短至1～2天，经量明显减少，近2次月经来潮为半年前和2天前。2020年8月至2021年2月外院查：FSH 4.25mIU/ml（3.85～8.78mIU/ml），LH 10.78mIU/ml（2.12～10.89mIU/ml），T 2.69ng/ml（0.1～0.75ng/ml），E_2 40.72pg/ml（15.16～127.81pg/ml），P 0.97ng/ml（0.31～1.52ng/ml），PRL 16.85ng/ml（3.34～26.72ng/ml）；β-HCG 0.21mIU/ml（0～5.3mIU/ml），SHBG 71.6nmol/L（18.2～135.5nmol/L）；空腹静脉葡萄糖5.06mmol/L，同步胰岛素151.4μIU/ml（1.5～25μIU/ml）；盆腔超声提示卵巢多囊性改变；双侧肾上腺超声未见异常。诊断"多囊卵巢综合征（PCOS）可能"，予炔雌醇环丙孕酮片（达英35）和中药治疗（具体不详），患者多毛较前略有减轻，月经情况同前，余症状无明显变化。为进一步诊治收入我科。病程中否认口服、外用雄激素类药物、保健品、偏方等，否认身边其他类似病例。否认脸变圆红、四肢变细、皮肤淤斑、腹围增大。起病以来，一般情况可，大便较干，每2～3天排成形便1次，小便正常，近期体重和身高无明显变化。

（二）既往史

对红霉素过敏。

（三）个人史

患者为第1胎第1产，母亲18岁妊娠，孕期平顺，未规律产检，否认孕期特殊用药史，否认妊娠期糖尿病、高血压。患者为足月头位顺产，否认产伤、窒息史，出生体重2.6kg，身长不详，肤色不黑，女性外阴，阴蒂不大，母乳喂养至1岁，8月龄添加辅食，否认吐奶、喂养困难，幼时生长发育情况与同龄儿无异，初期身高、体重和体力与同龄女童无异（具体不详），无身高突增，12岁身高停止增长。智力正常。

（四）家族史

父母非近亲结婚，母亲身高156cm，13岁月经来潮；父亲身高160cm，青春期发育时间不详；姑姑月经不规律，未生育。

（五）体格检查

身高145cm，体重44kg，BMI 20.93，血压130/96mmHg，心率80次/分。发育正常，正常体型。声音音调低。小下颌。齿列不齐。唇上、下颏可见少量短须。颈部、腋下、腹股沟可见明显黑棘皮征。四肢、乳晕周围、腹部中线毛发密集（图25-1）。后背皮肤散在痤疮。指甲不厚。双乳对称V期，体积较小。阴毛VI期，阴蒂肥大，长度约2cm。心、肺、腹查体大致正常。

（六）辅助检查

[**常规检查**] RBC 5.68×10^{12}/L，Hb 172g/L，HCT 50.8%。血Na 140mmol/L，血K 3.1mmol/L，TCO_2 28.5mmol/L，24hUK 9.3mmol（同步血钾3.4mmol/L）。肝肾功能未见异常。抗核抗体未见异常。性激素：FSH 4.90IU/L，LH 8.12IU/L，T 2.86ng/ml，E_2 53pg/ml，P 1.04ng/ml，PRL 29.1ng/ml；β-HCG＜0.1IU/L，SHBG 11.7nmol/L。

[**高雄激素血症病因鉴别**] 根据育龄期女性雄激素来源，完善相关鉴别筛查。①肾上腺来源：促肾上腺皮质激素（ACTH）（8am）28.5pg/ml，血总皮质醇（F）（8am）24.4μg/dl，血F（0am）1.76μg/dl，24h UFC 63.0μg。质谱法类固醇激素检测：未见21-羟化酶、11β-羟化酶等酶底物堆积及下游产物减少情况。中剂量地塞米松抑制试验（1日法，表25-1）提示服药后睾酮未被抑制。肾上腺CT平扫＋冠矢状重建未见异常。②卵巢来源：子宫及双附件超声（经直肠）示子宫内膜约0.3cm，双侧卵巢体积增大（右侧3.5cm×3.5cm×2.9cm，左侧4.4cm×2.6cm×2.2cm），双侧卵巢小卵泡数目明显增多（数目均大于12个，较大者0.4cm×0.3cm），符合双侧多囊卵巢表现，未见明确占位病变。盆腔增强MRI：子宫小；双侧卵巢多发小囊泡影，考虑多囊卵巢改变，

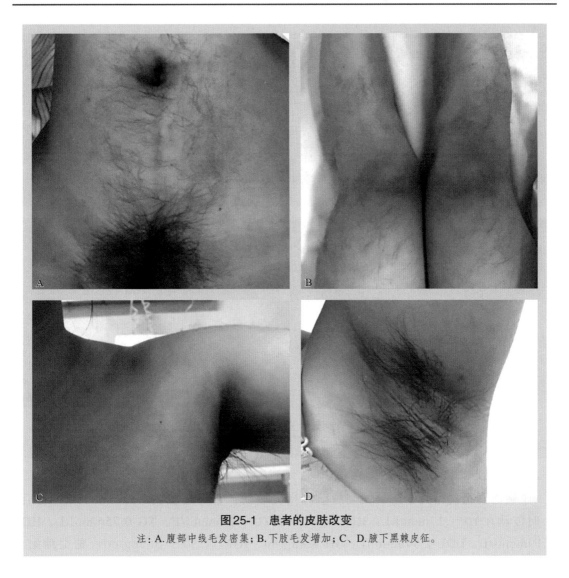

图25-1　患者的皮肤改变

注：A.腹部中线毛发密集；B.下肢毛发增加；C、D.腋下黑棘皮征。

	睾酮（ng/ml）	促肾上腺皮质激素（pg/ml）	皮质醇（μg/dl）
		表25-1　中剂量地塞米松抑制试验结果	
服药前	2.58	20	20.0
服药后	2.56	<5	0.6

注：睾酮抑制率为<1%。

未见明确卵巢占位性病变（图25-2）。

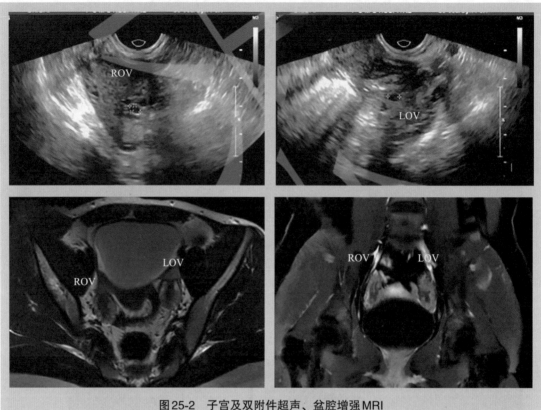

图25-2　子宫及双附件超声、盆腔增强MRI

注：提示双侧卵巢体积增大，双侧卵巢卵泡数目增多。ROV，右侧卵巢；LOV，左侧卵巢。

［**胰岛素抵抗相关检查**］入院后监测指尖血糖：空腹波动在4～6mmol/L，餐后2小时波动在10～17mmol/L。HbA1c 6.2%，TC 4.09mmol/L，TG 0.75mmol/L，HDL 1.19mmol/L，LDL 2.54mmol/L；GH 3.8ng/ml，IGF-1 550～589ng/ml。葡萄糖耐量试验提示严重胰岛素抵抗（表25-2）。

表25-2　葡萄糖耐量试验＋葡萄糖生长激素抑制试验结果

时间（h）	血糖（mmol/L）	胰岛素（μIU/ml）	C肽（ng/ml）	生长激素（ng/ml）
0	4.9	170.0	3.58	0.200
0.5	9.8	434.9	9.63	0.189
1	14.4	1151.4	20.15	0.070
2	13.7	1594.7	20.64	3.680
3	14.2	1939.9	21.88	1.080

［**胰岛素受体基因检测**］第18号外显子杂合错义突变，具体为c.3353T＞C；p.L118P，

PolyPhen2及MutationTaster预测该突变均致病。此外，第22号内含子存在杂合错义突变，c.3795-5C＞T，致病性未明（图25-3）。父亲、母亲及姑姑行基因检测，发现上述2个突变均来自父亲，姑姑无基因突变。进一步完善其父亲糖代谢及睾酮水平测定：空腹静脉血糖5.8mmol/L，同步胰岛素30.9μIU/ml，睾酮6.8ng/ml（1.75～7.81ng/ml）。

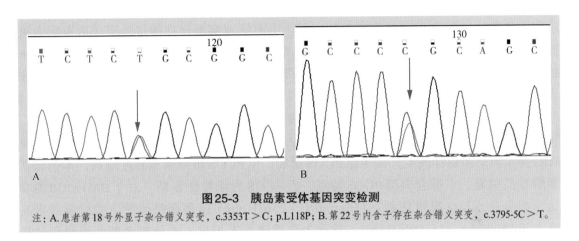

图25-3 胰岛素受体基因突变检测

注：A.患者第18号外显子杂合错义突变，c.3353T＞C；p.L118P；B.第22号内含子存在杂合错义突变，c.3795-5C＞T。

（七）诊断

A型胰岛素抵抗，高雄激素血症，月经稀发，继发性红细胞增多症，糖尿病，卵巢多囊样改变，低钾血症。

（八）治疗

给予患者二甲双胍1.5g/d，8周后复诊可见黑棘皮征较前有明显缓解（表25-3），月经周期恢复，但经量仍少，监测血糖控制满意，高胰岛素血症及高雄激素血症得到部分缓解。

表25-3 改善胰岛素抵抗治疗（二甲双胍）前后指标变化

	空腹胰岛素（μIU/ml）	空腹血糖（mmol/L）	餐后2小时血糖（mmol/L）	睾酮（ng/ml）	血红蛋白（g/L）	血钾（mmol/L）	IGF-1（ng/ml）
治疗前	170	4～6	10～17	2.55～2.86	172	3.1～3.4	550～771
治疗后	52.1	4～5	5～6	2.07	155	3.8	488

二、病例分析

患者青年女性，慢性病程，隐匿起病。自青春期起逐渐出现全身多毛、阴蒂增大、声音低沉等男性化表现，同时出现多部位明显的黑棘皮征。有正常月经来潮，后出现月经紊乱。家族中父亲身材矮小。患者于外院及我院多次查睾酮水平增高，故高雄激素血症诊断明确。病因方面，根据育龄期女性雄激素来源，女性高雄激素血症病因包括：①肾上腺来源雄激素过多，如部分类型的先天性肾上腺皮质增生症（21-羟化酶缺陷症、11β-羟化酶缺乏症）、分泌雄激素的肾上腺皮质腺瘤及皮质癌、ACTH依赖性库欣综合征等。本例患者ACTH、孕酮、17-羟孕酮不高，我院查肾上腺类固醇激素未提示相关酶底物堆积及下游产物缺乏的证据。中剂量地塞米松抑制试验服药后睾酮未被抑制，肾上腺CT未见双侧肾上腺增生，故先天性肾上腺皮质增生症可除外；肾上腺未见明确占位性病变，肾上腺腺瘤及皮质癌可除外。此外，患者无库欣综合征相关临床表现，皮质醇节律存在，24小时尿游离皮质醇正常，故库欣综合征亦可除外。综上，肾上腺来源高雄激素血症证据不足。②卵巢来源雄激素过多，包括卵巢肿瘤、PCOS、胰岛素抵抗等。本例患者影像学未见卵巢占位性病变，卵巢肿瘤无证据。盆腔超声及MRI提示卵巢多囊样改变，需考虑PCOS诊断，但PCOS雄激素多轻度增高，本例患者睾酮升高明显，不符合典型PCOS特点，且PCOS为除外性诊断。对于BMI＜30的非糖尿病患者，若空腹胰岛素＞150pmol/L（25μIU/ml）或葡萄糖耐量试验后胰岛素高峰大于1500pmol/L（250μIU/ml）提示为严重胰岛素抵抗，本例患者葡萄糖耐量试验提示存在严重胰岛素抵抗。严重的胰岛素抵抗可导致高雄激素血症，但高雄激素血症本身也可通过抑制骨骼肌细胞、肝细胞摄取葡萄糖，促进胰岛素分泌等方式影响糖代谢。对于本例患者，高雄激素血症及胰岛素抵抗谁是因，谁是果？参考伴有高雄激素血症的先天性肾上腺皮质增生症患者胰岛素水平发现，高雄激素血症可降低胰岛素敏感性，但不会引起严重胰岛素抵抗。因此，本例患者高雄激素血症是胰岛素抵抗的结果而不是原因。

胰岛素抵抗的病因包括肥胖、升糖激素过多、药物（如糖皮质激素、避孕药等）、妊娠状态、B型胰岛素抵抗、胰岛素受体基因突变、脂肪萎缩性糖尿病等。对于严重胰岛素抵抗患者，需高度警惕B型胰岛素抵抗、胰岛素受体基因突变、脂肪萎缩性糖尿病等。B型胰岛素抵抗的致病机制为机体存在胰岛素受体抗体，拮抗了胰岛素功能，临床表现为严重的难以纠正的高血糖，多见于中老年女性，同时合并自身免疫性疾病。本例患者年龄小，无自身免疫性疾病证据，且血糖升高并不突出，B型胰岛素抵抗可除外。患者无脂肪萎缩及血脂异常表现，脂肪萎缩性糖尿病可除外。因此高度怀疑胰岛素受体基因突变，完善基因检测发现胰岛素受体第18号外显子存在突变，经过两种基因预测软件均提示该突变存在致病性。家族验证提示该基因来自父亲，父亲亦存在严重胰岛素抵抗。

胰岛素受体基因突变可导致连续的疾病谱，病情由重至轻依次为矮妖精貌综合征、Rabson-Mendenhall综合征及A型胰岛素抵抗。所有患者均存在胰岛素抵抗、不同程度的糖代谢异常、高雄激素血症及相关临床表现。此外，各疾病有各自特点：①矮妖精貌综合征是最严重的表型，为常染色体隐性遗传，多为纯合及复合杂合突变，突变多位于胰岛素受体的细胞外结构域（即α亚基），与胰岛素的结合能力明显受损（小于正常对照的10%）。胎儿多有生长迟滞或胎死宫内，产后患儿多有生长发育迟缓，特殊面容（即妖精貌），表现为大耳、低位耳、眼突出、眼距宽、鞍鼻、阔嘴、厚唇等。大多数患儿在2岁前因胰岛B细胞功能衰竭、难以纠正的酮症酸中毒夭折。②Rabson-Mendenhall综合征为常染色体隐性遗传，多为纯合或复合杂合突变，受体与胰岛素结合能力为正常对照的10%～30%。其特征性表现为身材矮小、牙齿发育不良、指甲增厚、腹膨隆、早老面容、松果体肿瘤等，常于青春期前死于酮症酸中毒。③A型胰岛素抵抗为常染色体显性遗传，多为单杂合突变。突变多位于β亚基，保存了部分与胰岛素结合能力。多青少年起病，以严重胰岛素抵抗、黑棘皮征及高雄激素血症为特点，糖尿病一般不重，以餐后血糖升高为主，不伴有肥胖。一般不影响发育，终身高不受限，不影响终寿命。本例患者青年起病，无特殊面容，以严重胰岛素抵抗、黑棘皮征及高雄激素血症为特点，糖尿病不重。其遗传方式符合常染色体显性遗传，突变基因位于β亚基（图25-4），综合考虑A型胰岛素抵抗综合征诊断明确。

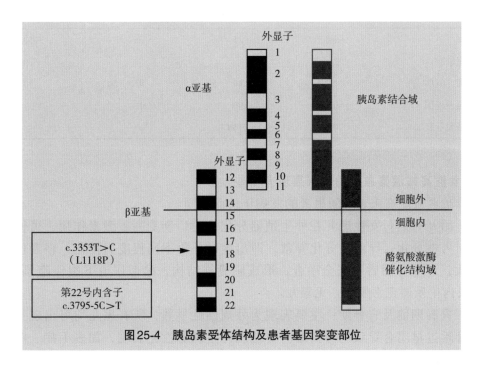

图25-4 胰岛素受体结构及患者基因突变部位

治疗方面，A型胰岛素抵抗患者首先需改善生活方式，加强锻炼。药物选择建议应用胰岛素增敏剂改善胰岛素抵抗，如二甲双胍、噻唑烷二酮类药物，避免应用胰岛素促泌剂。此外，有研究表明重组人IGF-1可协助降血糖。钠-葡萄糖共转运蛋白2抑制剂不依赖胰岛素发挥作用，有报道提示对A型胰岛素抵抗有效且安全。胰岛素增敏剂治疗后，若高雄激素血症及相关临床症状仍突出，可考虑行抗雄激素治疗，如炔雌醇环丙孕酮。本例患者给予二甲双胍治疗后，临床表现及实验室检查均得到一定程度的缓解，治疗有效。

三、临床查房

1. 女性雄激素的来源有哪些？

女性体内雄激素主要来源于肾上腺，其次来源于卵巢，此外，部分雄激素由雄激素前体物质在脂肪、皮肤等外周组织转化而来。肾上腺来源的雄激素由肾上腺皮质网状带细胞。卵巢来源的雄激素由泡膜层、间质细胞、门细胞合成。

2. 女性雄激素的组成、生物效能及来源分别是什么？

雄激素主要包括睾酮、脱氢表雄酮、硫酸脱氢表雄酮、雄烯二酮、双氢睾酮，女性雄激素来源及生物效能见表25-4。

表25-4　女性雄激素来源及生物效能

	生物效能	肾上腺（%）	卵巢（%）	外周转化（%）
睾酮	1.0	25	25	50
双氢睾酮	2～3			100
雄烯二酮	0.2	40～50	45～50	10
脱氢表雄酮	0.03	90	10	
硫酸脱氢表雄酮	0.03	100		

3. 女性高雄激素血症的临床表现有哪些？

高雄激素血症临床表现随患者的发病年龄而不同。

（1）胎儿时期：女性患儿在外生殖器分化的窗口期受高雄激素作用，可使原始生殖结节向男性分化，导致性分化异常，即出生时外阴不同程度男性化，轻者仅表现为阴蒂肥大，严重者阴唇可完全融合，形成阴囊样结构，酷似尿道下裂伴隐睾的男性，但性腺及内生殖器正常发育，无睾丸。

（2）青春期前及青春期：主要表现为外周性性早熟，所有患儿均可出现身高增长加速，骨骺过早闭合导致终身高矮。女性患儿呈现男性化表现，如多毛症、痤疮、声音低沉、肌肉发达、阴蒂肥大、长胡须等，还可表现为乳房不发育、原发性或继发性闭经。

（3）成人：对于成年女性，肾上腺雄激素生成增加会导致多毛症、痤疮、男性型秃发、月经不规则、月经稀发或闭经、不孕，甚至是明显男性化表现。

4. 女性高雄激素血症的病因包括哪些？

根据来源进行鉴别包括：①肾上腺来源雄激素过多。②卵巢来源雄激素过多。③外源性雄激素摄入。

5. 肾上腺来源雄激素过多的疾病有哪些?

（1）肾上腺肿瘤：包括肾上腺腺瘤及肾上腺皮质癌，其中分泌雄激素的肾上腺腺瘤很少见，分泌雄激素的肾上腺皮质癌比腺瘤更常见，两者血清雄激素水平明显升高，且不被地塞米松抑制试验抑制，前者肿瘤直径多＜4cm。后者肿瘤大，可同时分泌其他激素。

（2）ACTH介导的肾上腺雄激素过多：①部分先天性肾上腺皮质增生症（CAH），皮质醇通路合成受损，产物堆积，由于雄激素产生路径完整，堆积的产物转化为过多的雄激素，如21-羟化酶缺陷症、11β-羟化酶缺乏症。②ACTH依赖性库欣综合征。

6. 中剂量地塞米松抑制试验如何判读?

中剂量地塞米松抑制试验主要用于判断雄激素来源。其试验方法（1日法）为每6小时服用地塞米松0.75mg，于服药前及服药后第2天测定血浆睾酮、17-羟孕酮水平。北京协和医院在55例CAH、10例分泌雄激素的肿瘤及20例PCOS的研究中发现，中剂量地塞米松抑制试验后当睾酮抑制率＞61.2%和/或17-羟孕酮抑制率＞87.1%时作为判读标准，诊断CAH的敏感性及特异性均超过90%。

7. 卵巢来源雄激素过多的病因包括哪些?

（1）卵巢性索间质肿瘤：包括颗粒细胞瘤、支持细胞瘤、间质细胞瘤等。恶性潜能不高，通过手术可治愈。

（2）卵泡膜细胞增殖症：主要见于绝经后女性，表现为进展缓慢的高雄激素血症，高雄激素向雌激素转化，子宫内膜增生和癌变的风险均有增加，超声可见双侧卵巢增大，但几乎不可见卵泡。

（3）其他病因包括胰岛素抵抗、PCOS等。

8. 育龄期女性PCOS的诊断标准为何?

国际上应用最广的诊断标准是2003年的鹿特丹标准，要求3条诊断标准满足2条，并除外其他疾病后即可诊断PCOS。3条诊断标准为：①高雄激素血症，包括有高雄激素血症的体征或生化高雄激素血症。②稀发排卵或无排卵。③超声下多囊卵巢样形态，即一侧或双侧卵巢内直径2～9mm的卵泡数≥12个，或卵巢体积＞10cm³。中国2011年也提出了PCOS诊断标准，与鹿特丹标准有所差异：要求必须有月经稀发或闭经或不规则子宫出血，并满足高雄激素血症和多囊卵巢样形态两者之一，即疑诊PCOS，在排除其他疾病后，则确诊PCOS。

9. 青春期女性PCOS的诊断标准为何?

持续存在雄激素过多症和无排卵是确诊青春期PCOS的必需条件：①卵巢功能障碍所致的月经异常，持续时间1～2年。②雄激素过多的临床表现或生化指标证据，中至重度多毛，血中总的或游离睾酮升高，并达到相应的年龄和发育阶段的适当标准。

10. 胰岛素抵抗的定义为何?

胰岛素是人体内唯一的降糖激素，其生物学效应主要有促进肝、肌肉合成糖原，促进脂肪、蛋白质合成并抑制其分解。胰岛素抵抗严格意义上讲不是一种特定的疾病，它指机体胰岛素促进葡萄糖摄取和利用这一生理作用下降的状态。高胰岛素血症是胰岛素抵抗的基本特征，胰岛素抵抗是2型糖尿病、血脂异常、高尿酸血症、肥胖等代谢综合征发病的"共同土壤"，胰岛素抵抗的机制尚未明确。

11. 胰岛素抵抗见于哪些疾病？

（1）生理性：青春期、妊娠、老年。

（2）肥胖、能量过剩。

（3）单基因病：①胰岛素受体及受体后代谢通路，包括胰岛素受体基因突变，如Donohue综合征、Rabson-Mendenhall综合征、A型胰岛素抵抗。受体后代谢通路，如SHORT综合征、*AKT*基因突变、*TBC1D4*基因突变等。②脂肪萎缩综合征。③特殊综合征：Alstrom综合征、Bloom综合征、早老综合征等。

（4）胰岛素受体抗体。

（5）内分泌疾病：肢端肥大症、库欣综合征、甲亢等。

（6）其他：血糖控制不佳、糖尿病酮症酸中毒、升糖激素过多、药物、应激、炎症等。

12. 女性高雄激素血症与胰岛素抵抗的关系是什么？

女性高雄激素血症与胰岛素抵抗相互促进，严重的胰岛素抵抗会出现PCOS相关表现，胰岛素通过作用于卵巢的胰岛素/IGF-1受体，与垂体LH协同作用，增强细胞色素P450c17α活性，使卵巢来源雄激素增加。同时高雄激素血症也通过抑制骨骼肌细胞、肝细胞摄取葡萄糖，增加内脏脂肪，以及促进胰岛素分泌等方式影响糖代谢。

13. 胰岛素抵抗到何种程度需考虑遗传性疾病？

（1）对于BMI＜30的非糖尿病患者：当空腹胰岛素＞150pmol/L（25μIU/ml）或葡萄糖耐量试验后胰岛素高峰＞1500pmol/L（250μIU/ml）时提示为严重胰岛素抵抗。

（2）对于绝对胰岛素缺乏同时BMI＜30：每日胰岛素需求超过3U/kg时为严重胰岛素抵抗。

（3）部分B细胞功能异常，伴或不伴BMI＞30：由于肥胖、糖毒性、外源性胰岛素等多种混杂因素影响体内胰岛素水平，胰岛素抵抗的严重程度较难判断，需依据病史及体征综合判断，包括黑棘皮征、卵巢雄激素过多症/月经稀发、脂肪营养不良等。

14. 严重胰岛素抵抗的临床表现有哪些？

（1）糖代谢异常：轻者表现为高胰岛素血症，糖尿病一般不重，以餐后高血糖为主，部分可有空腹低血糖。严重者因糖利用障碍及胰岛素作用"绝对"缺乏导致难以纠正的酮症酸中毒。

（2）黑棘皮征：胰岛素激活表皮细胞IGF-1受体，表皮细胞增生加速导致黑棘皮征。

（3）影响卵巢功能：胰岛素激活卵泡膜细胞表面胰岛素/IGF-1受体，促进细胞增殖及雄激素过多分泌，导致高雄激素血症及其相关临床表现。此外，卵巢长期受刺激呈多囊样改变，且肿瘤发生风险增加。

（4）对发育的影响：大部分患者的身高不受影响。胰岛素受体功能完全或几乎完全丧失者可引起宫内及生后发育迟滞。部分患者过高的胰岛素可激活IGF-1受体导致假性肢端肥大症。

（5）脂代谢异常：包括高甘油三酯和低高度密脂蛋白胆固醇血症等。

15. 胰岛素抵抗的评估方法有哪些？

包括正常血糖高胰岛素钳夹试验，胰岛素耐量试验，微小模型、稳态模型的胰岛素抵抗指数，QUICK胰岛素敏感性指数等，其中高胰岛素正常血糖钳夹试验被认为是金标准。这些检测技术并不适用于常规临床应用，目前主要用于科研。

16. 什么是胰岛素受体基因及相关疾病？

人胰岛素受体基因位于19p13.2-13.3，全长约170kb，包含22个外显子。胰岛素受体由2个α亚基和2个β亚基组成，第1～11外显子编码α亚基，位于细胞外。第12～22外显子编码β亚基，为跨膜肽链（图25-4）。胰岛素受体基因突变可导致连续的疾病谱，病情由重至轻依次为矮妖精貌综合征、Rabson-Mendenhall综合征及A型胰岛素抵抗。编码该受体基因中α亚单位基因突变主要为纯合突变或复合杂合突变，临床多为严重胰岛素抵抗，主要为矮妖精貌综合征（Donohue综合征）或Rabson-Mendenhall综合征，临床罕见，预后极差，多在婴幼儿死亡。而位于β亚基的突变保存了部分与胰岛素结合能力表现为A型胰岛素抵抗。

17. 什么是A型胰岛素抵抗？其临床特点有哪些？

A型胰岛素抵抗属常染色体显性遗传病，因胰岛素受体基因突变影响胰岛素与胰岛素受体结合，进而引起胰岛素作用障碍，青少年女性多见（男女比例一样，但女性由于临床表现更突出更容易被诊断），主要表现为严重胰岛素抵抗、高雄激素血症、黑棘皮征等。起病初期患者糖尿病一般不重，以餐后血糖升高为主，不伴有肥胖。一般不影响发育，终身高不受限。

18. 什么是B型胰岛素抵抗？如何与A型胰岛素抵抗相鉴别？

B型胰岛素抵抗是一种罕见类型的糖尿病，由体内产生针对胰岛素受体的自身抗体所致，好发于中老年女性，临床上常表现为严重胰岛素抵抗、黑棘皮征、女性男性化及难以控制的高血糖等，多数患者合并明确的自身免疫性疾病，如系统性红斑狼疮。其中难以控制的高血糖、合并自身免疫性疾病及胰岛素受体抗体阳性是其典型特征，可与A型胰岛素抵抗鉴别。

19. 脂肪萎缩综合征如何与A型胰岛素抵抗鉴别？

脂肪萎缩综合征，又称脂肪营养不良综合征，是一组罕见疾病，不存在营养缺乏或分解代谢的情况下，有脂肪组织的选择性缺乏。脂肪萎缩可根据萎缩累及的范围分为全身性和部分性脂肪萎缩，根据病因是否由单基因突变造成分为遗传性和获得性脂肪萎缩。脂肪萎缩综合征患者除外观上存在脂肪萎缩的表现外，还容易出现胰岛素抵抗及其相关并发症，包括糖尿病、血脂异常、脂肪肝、黑棘皮征和PCOS。区别A型胰岛素抵抗和脂肪萎缩性糖尿病非常重要的证据是脂肪萎缩体征，血甘油三酯水平，是否存在脂肪肝和血脂联素水平。胰岛素受体基因突变/胰岛素受体抗体患者血甘油三酯水平是正常的，不存在脂肪肝，同时血脂联素水平正常甚至偏高；而脂肪萎缩性糖尿病存在高甘油三酯血症和脂肪肝，血脂联素水平明显降低。

20. A型胰岛素抵抗的治疗有哪些？

A型胰岛素抵抗患者首先需改善生活方式，加强锻炼。药物选择方面建议应用胰岛素增敏剂改善胰岛素抵抗，如二甲双胍、噻唑烷二酮类药物，避免应用胰岛素促泌剂。此外，有研究表明重组人IGF-1可降低血糖。钠-葡萄糖共转运蛋白2抑制剂不依赖胰岛素发挥作用，有个案报道提示对A型胰岛素抵抗患者有效。胰岛素增敏剂治疗后，若高雄激素血症及相关临床症状仍突出，可考虑行抗雄激素治疗。

21. A型胰岛素抵抗患者的预后如何？

A型胰岛素抵抗尚缺乏大规模长时间随访队列。报道的A型胰岛素抵抗预后不一，部分患者可长期保持空腹血糖正常、餐后血糖升高的状态，部分可因早发糖尿病并发症去世，部分可出现胰岛B细胞功能衰竭。研究发现，A型胰岛素抵抗者体内可能存在一定的代偿机制，血总脂联素、瘦素、IGF结合蛋白-1和IGF结合蛋白-2水平与正常人相似，高分子量脂联素比例、IGF-1、IGF-2和游离IGF-1浓度升高，因此有学者推测该病患者成年后罹患心脑血管疾病的风险小于其他严重胰岛素抵抗者。此外，有报道A型胰岛素抵抗者体内大量的胰岛素是诱发自主分泌雄激素的肿瘤的危险因素，因此在随诊时强调监测雄激素水平，必要时需要筛查是否存在分泌雄激素的肿瘤。

四、推荐阅读

［1］SEMPLE R K, SAVAGE D B, COCHRAN E K, et al. Genetic syndromes of severe insulin resistance［J］. Endocrine Reviews, 2011, 32（4）: 498-514.

［2］崔云英, 卢琳, 王林杰, 等. 临床病例讨论：青年女性-高雄激素血症-严重胰岛素抵抗［J］. 中华内科杂志, 2022, 61（6）: 703-707.

［3］ANGELIDI A M, FILIPPAIOS A, MANTZOROS C S. Severe insulin resistance syndromes［J］. J Clin Invest, 2021, 131（4）: e142245.

［4］MELVIN A, O'RAHILLY S, SAVAGE D B. Genetic syndromes of severe insulin resistance［J］. Curr Opin Genet Dev, 2018, 50: 60-67.

［5］戴好, 卢琳, 邢小平, 等. 中剂量地塞米松雄激素抑制试验在女性高雄激素血症中的诊断价值［J］. 中华医学杂志, 2018, 98（26）: 2073-2077.

［6］Musso C, Cochran E, Moran S A, et al. Clinical course of genetic diseases of the insulin receptor（type A and Rabson-Mendenhall syndromes）: a 30-year prospective［J］. Medicine（Baltimore）, 2004, 83（4）: 209-222.

（崔云英　卢　琳）

病例 26　高血压、低钾血症、左肾占位

一、病历摘要

患者，女性，29岁。因"发现高血压、低钾血症1年半"入院。

（一）现病史

入院前1年半患者在孕5月产检时测血压180/140mmHg，无不适，查血钾3.3mmol/L，尿蛋白（＋＋＋），未行降压治疗。次日出现头晕、视物模糊，测血压220/180mmHg，血压控制后行引产手术，予以非洛地平降压，血压在140/90mmHg左右，头晕、视物模糊症状好转。之后间断服用非洛地平，偶测血压（140～150）/（90～110）mmHg，无不适。入院前1年患者无明显诱因出现胸闷、心悸，测血压190/100mmHg，就诊当地医院，查血K 3.1mmol/L，血Na 140mmol/L；尿蛋白＋，尿潜血＋＋＋；血皮质醇16.60μg/dl；24h尿VMA正常（未见化验单）；血浆肾素活性17.66ng/（ml·h）[0.15～2.33ng/（ml·h）]，醛固酮82.87pg/ml（30～160pg/ml）；双肾动脉超声未见异常；肾上腺CT提示左侧肾上腺主干及内侧支增粗。诊断"3级高血压，左侧肾上腺增生"，予以硝苯地平、贝那普利、螺内酯治疗（具体剂量不详），未补钾，血压控制在140mm/90mmHg以下，未查血钾。

入院前3个月患者突发四肢无力，上肢重于下肢，伴双手抽搐，仍可站立，休息数分钟后缓解。未进一步诊治，就诊我院门诊，查血K 3.5mmol/L，血Na 138mmol/L，24hUK 32.9mmol，24hUNa 108mmol；ACTH（8am）26.9pg/ml，血F（8am）24.65μg/dl；24h尿儿茶酚胺：NE 35.83μg，E 3.66μg，DA 292.50μg；肾动脉超声未见明显异常；生长抑素受体显像未见异常；立位肾素醛固酮检查及卡托普利抑制试验见表26-1。门诊考虑

表26-1　立位肾素醛固酮检查及卡托普利抑制试验结果			
	PRA [ng/（ml·h）]	AT-Ⅱ（pg/ml）	ALD（ng/dl）	血压（mmHg）
立位	＞12	352.67	17.00	—
服药前	＞12	300.86	19.01	194/134
服药后	＞12	133.57	19.17	141/93

"继发性醛固酮增多症"，为进一步诊治收入病房。

（二）既往史

入院前1年半行"引产术"。否认其他病史。

（三）个人史

无烟酒嗜好。

（四）家族史

无特殊。

（五）体格检查

身高160cm，体重55kg，BMI 21.48。右上肢血压173/121mmHg，左上肢血压165/117mmHg，右下肢血压191/128mmHg，左下肢血压182/126mmHg。发育正常，体型偏瘦。心、肺、腹查体无异常。双下肢无水肿，四肢肌力正常。

（六）辅助检查

[**常规检查**] 血常规：Hb 135g/L，Hct 40%，WBC $4.33×10^9$/L，PLT $257×10^9$/L；便常规、尿常规、凝血功能未见异常；肝功能：Alb 45g/L，ALT 18U/L；肾功能：Cr 56μmol/L，BUN 3.71mmol/L；血气分析@RA：pH 7.509，PCO_2 34.3mmHg，PO_2 107.0mmHg，$cHCO_3^-$ 28.5mmol/L，SBE 4.0mmol/L，K 2.7mmol/L；hs-CRP 0.28mg/L，ESR 12mm/h。重复卡托普利抑制试验，结果见表26-2。

表26-1　重复卡托普利抑制试验结果

	PRA [ng/(ml·h)]	AT-Ⅱ（pg/ml）	ALD（ng/dl）	血压（mmHg）
服药前	>12	289.34	17.87	158/104
服药后	>12	155.43	15.84	112/58

同期血K 3.5mmol/L，血Na 138mmol/L，24hUK 150.4mmol，24hUNa 313mmol。

[**影像学检查**] DSA肾动脉造影：双肾动脉未见狭窄（图26-1）。肾超声造影：左肾中上部实质内见中等回声，1.3cm×1.0cm，边界尚清，形态尚规则，CDFI：内未见明确血流信号；造影：上述病灶动脉期可见向心性稍低增强，静脉期快速减退，呈边界尚清晰的低增强，范围1.4cm×1.1cm（图26-2）。腹部增强CT：肝多发片状低强化区；左肾上腺结合部及内侧支稍增粗；盆腔少量积液；宫颈形态饱满，强化不均；双侧附件区生理性改变可能。自阅片见左肾皮质可疑低密度影（图26-3）。腹部MRI：左肾实质DWI小圆形高信号影（图26-4）。

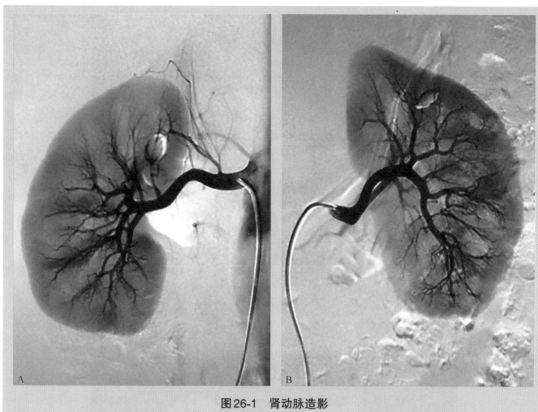

图26-1 肾动脉造影

注：A.右肾动脉造影未见明显异常；B.左肾动脉造影未见明显异常。

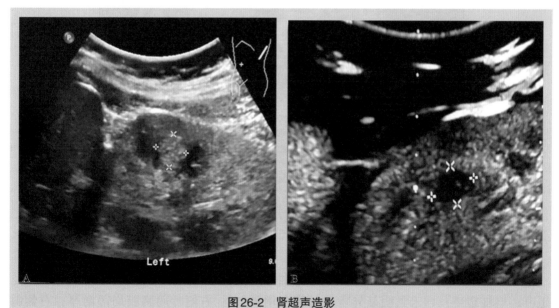

图26-2 肾超声造影

注：左肾中上部实质内见中等回声，动脉期可见向心性稍低增强，静脉期快速减退，呈边界尚清晰的低增强，范围1.4cm×1.1cm。

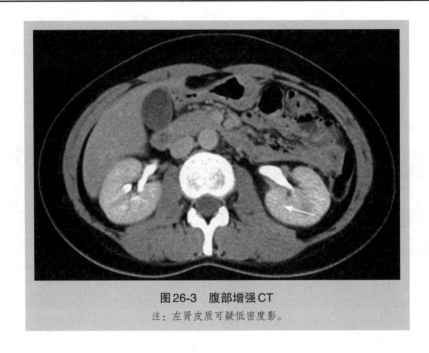

图 26-3　腹部增强 CT

注：左肾皮质可疑低密度影。

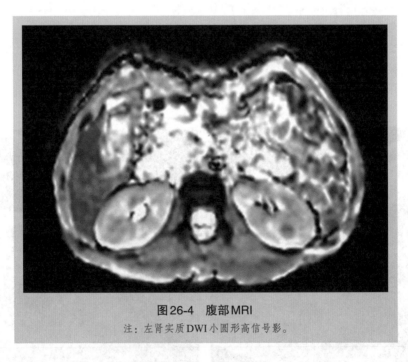

图 26-4　腹部 MRI

注：左肾实质 DWI 小圆形高信号影。

甲状腺超声：甲状腺多发囊性及囊实性结节，良性倾向；肝胆胰脾超声、泌尿系超声、妇科超声：均未见明显异常；胸腹盆增强 CT：右侧叶间胸膜局部增厚；右侧斜裂胸膜下微小结节；肝多发片状低强化区；左肾上腺结合部及内侧支稍增粗；肾上腺髓质显像：未见异常。

高血压靶器官损害：颈动脉、椎动脉、腹主动脉、上下肢动脉超声均未见明显异常；ACR 92mg/g Cr，8hUAE 58.9μg/min，尿 β_2-MG 0.490mg/L，尿 α_1-MG 6.040mg/L；眼科检查：双眼高血压视网膜病变 I 期。

[内分泌相关检查] GH 0.2ng/ml，IGF-1 210ng/ml；性激素（黄体期）：FSH 8.00IU/L，LH 4.05IU/L，E_2 50.63pg/ml，P 1.17ng/ml，T 0.26ng/ml，PRL 19.43ng/ml，DS 104.8μg/dl；TSH 1.948μIU/ml，T3 0.809ng/ml，T4 6.11μg/dl，FT3 3.37pg/ml，FT4 1.392ng/dl；ACTH（8am）19.5pg/ml，血F（8am）13.94μg/dl，（0am）1.50μg/dl。

（七）诊断

根据上述检查结果进行了内分泌全科大查房，初步诊断为高血压，低钾血症，继发性醛固酮增多症，左肾肾素瘤可能性大，双眼高血压视网膜病变 I 期，高血压肾损害；甲状腺多发结节。

（八）治疗

转泌尿外科，在全麻下行腹腔镜左肾部分切除术，术中超声探头定位，完整切除左肾肿瘤一枚。病理回报符合肾素瘤，未累及肾被膜及离断面。免疫组化结果：AE1/AE3（－），CD31（－），CD34（＋），CK7（－），Desmin（－），HMB45（－），SMA（局灶＋），Mela-A（－），S-100（－），CD117（－），CgA（－），Syn（＋），CA9（弱＋），Ki-67（index 3%），PAX-8（－），WT-1（膜＋），STAT6（－）。

术后复查：PRA 0.01ng/（ml·h），AT-II 37.11pg/ml，ALD 9.95ng/dl；Cr 75μmol/L；K 4.1mmol/L，Na 138mmol/L。监测血压正常。

二、病例分析

患者为青年女性，慢性病程，病程1年半，临床表现高血压、低钾血症，对血管紧张素转换酶抑制剂（ACEI）/血管紧张素受体拮抗剂（ARB）类降压药物反应较好，体型偏瘦、双上肢血压对称，辅助检查提示低血钾、高尿钾，高肾素、高醛固酮，皮质醇正常，故继发性醛固酮增多症诊断明确。

传统观点认为，肾素-血管紧张素-醛固酮系统（RAAS）起始于肾素，肾素作用于血管紧张素原产生无活性的血管紧张素 I，血管紧张素 I 在血管紧张素转换酶的作用下转化为血管紧张素 II，血管紧张素 II 导致血管收缩，同时刺激肾上腺皮质球状带释放醛固酮。醛固酮具有保钠保水、排钾的作用。而调节肾素的释放，主要是通过入球小动脉壁的压力感受器、心脏和动脉压力感受器对机械牵拉力，远曲小管近端的致密斑细胞对钠浓度的感应以及循环中儿茶酚胺水平的变化。肾灌注不足以及交感神经兴奋性增加是刺激肾素分泌的主要因素。顾名思义，继发性醛固酮增多症的醛固酮升高是继发于肾素/血管紧张素水平升高，而原发性醛固酮增多症的过多醛固酮是由病变自主分泌，不受肾素/血管紧张素的正常调节。

引起继发性醛固酮增多症的原发病主要有肾病综合征、肾动脉狭窄和肾素瘤。慢性肾病患者的肾素水平通常较低，因为其产生肾素的能力降低，盐潴留也抑制肾素。肾病综合征患者血管内血容量相对不足，可刺激肾素分泌。肾动脉狭窄患者同样由于肾灌注不足刺激肾素分泌。肾素瘤则是由于肿瘤自主分泌过多肾素，导致继发性醛固酮增多症。本例患者肾功能正常，无大量蛋白尿，不支持肾病综合征。肾动脉造影未见肾动脉狭窄。因此高度考虑肾素瘤可能。

对肿瘤进行定位检查。肾脏超声提示左肾中部实质内中等回声，超声造影提示病灶"快进快出"的特点，腹部增强CT影像科医师未报告肾脏异常，但经内分泌科大查房讨论，认为左肾皮质可疑低密度影，MRI左肾实质DWI小圆形高信号影。不同影像学检查方式均提示左肾病变，且符合肾素瘤相关影像学特征，故影像学检查进一步支持肾素瘤诊断。

肾素瘤患者RAAS激活，对作用于RAAS的ACEI/ARB类降压药物敏感，降压方案应包括这类药物。由于血压难以控制，通常还需要联合其他类降压药物。本例患者服用ACEI类药物卡托普利前血压194/134mmHg，服药后血压141/93mmHg，降压效果明显。

肾素瘤的最佳疗法为手术切除肿瘤，以去除过多分泌肾素的来源。术后大部分患者肾素、醛固酮下降，血压、血钾恢复正常。预后较好。本例患者行左肾肿瘤切除术后肾素、血管紧张素Ⅱ、醛固酮水平明显下降，血钾恢复正常，血压正常，肾素瘤诊断明确。目前尚未见针对肾素瘤的放疗、化疗或药物治疗的相关报道。

三、临床查房

1. 什么是肾素瘤？

肾素瘤又称肾球旁细胞瘤，是起源于肾小球入球小动脉平滑肌细胞的内分泌肿瘤，导致过量肾素和肾素原自主分泌从而引起一系列相关的临床表现。大多数肾素瘤为良性肿瘤。

2. 肾素瘤的发病率如何？

肾素瘤是罕见的内分泌肿瘤，已发表的文献多为病例报道，缺乏大规模流行病学调查数据。Haab等报道在15年的时间里，在30 000例高血压患者中诊断了8例肾素瘤。肾素瘤可发生于任何年龄，多见于20～30岁年轻人，女性患病率为男性的1.5～2倍。

3. 肾素瘤只能发生在肾脏吗？

不是。有国外文献报道，非肾脏恶性肿瘤（如胰腺癌、卵巢癌）可自主分泌过量肾素，还有生长于肾上腺和骨的肾素瘤的报道。

4. 肾素瘤的分类有哪些？

根据患者血压和血钾，主要将肾素瘤分为3类：①存在高血压和低钾血症，为典型肾素瘤。②存在高血压或低钾血症其中之一，为非典型肾素瘤。③无高血压和低钾血症，但病理证实为肾素瘤，为无功能肾素瘤。

5. 肾素瘤的发病机制是什么？

肾素瘤的发病机制尚未明确。有研究发现肾素瘤组织中表达大量肾素 mRNA。9号染色体缺失及位于该染色体的抑癌基因表达缺失可能与肾素瘤的发病有关。

6. 肾素瘤的临床表现有哪些？

高血压是肾素瘤患者最早、最显著的临床表现，与高血压相关的头痛、头晕较为常见。血压升高程度从轻度到重度不等，但多表现为难治性高血压。高血压的病程和严重程度与肾素瘤的大小无关。约2/3的患者合并低血钾，可有疲乏、无力的症状。以高血压并发症的表现就诊的患者也不在少数，包括高血压眼底病变、高血压肾病、高血压脑病、脑出血等。

7. 肾素瘤造成继发性高血压和低钾血症的机制是什么？

肾素瘤分泌过量的肾素和肾素原，进一步产生大量血管紧张素Ⅰ和血管紧张素Ⅱ，并导致继发性醛固酮增多症，引起外周血管收缩和水钠潴留，导致高血压；过量醛固酮还会导致排钾增多，引起低钾血症。

8. 哪些患者要进行肾素瘤的筛查？

以下患者要进行肾素瘤的筛查：①难治性高血压患者。②病程相对较短但靶器官损害严重者。③难以纠正的合并低钾血症的高血压患者。④肾素水平明显升高和/或醛固酮水平升高者。⑤年轻的高血压患者。

9. 哪些检查用于肾素瘤的诊断和鉴别诊断？

（1）实验室检查：肾素、醛固酮、电解质、尿液电解质排泄评估、肾功能、尿常规、尿微量白蛋白、血气分析等。

肾素瘤患者肾素、醛固酮水平均升高，且二者比值正常。肾素、醛固酮的分泌受药物、饮食、体位等多种因素影响，且在不同时间可有波动，但肾素瘤患者的肾素和醛固酮水平多高于正常。

典型肾素瘤患者多有血钾显著降低，即使大量补钾，血钾也仅达到正常值低限，而24小时尿钾排泄通常在正常范围内。由于低血钾时，机体钾排泄应减少，此时仍在正常不恰当。

肾素瘤患者可有不同程度的肾功能受损和蛋白尿。醛固酮增多可导致轻度代谢性碱中毒。

（2）影像学检查：可选择腹部B超、腹部CT、腹部MRI等检查进行肿瘤定位。必要时可进行DSA肾静脉取血。

（3）特殊检查：经肾静脉分段取血、经精索静脉取血既有定性也有定位的作用。

（4）确诊依靠病理学检查。

10. 影像学检查在肾素瘤中的诊断价值如何？

超声可以区分病变为囊性还是实性，可显示高血流量的血管病变。肾素瘤在超声检查时表现为类圆形低回声至稍高回声肿块。由于肾素瘤肿瘤体积较小，单纯超声检查容易漏诊。静脉造影剂可用于评估实性成分的增强。有CT或MRI造影剂相对禁忌证的重度肾功能损害患者，可安全使用超声造影剂。有文献报道，肿瘤在动脉期表现出与肾皮质层相同的强化程度，随后增强水平迅速下降，在静脉期增强程度低于皮质层，呈现"快进快出"的特点。但超声造影技术尚不普及，其诊断性能相关信息仍仅限于小型研究。

CT平扫提示肾素瘤为稍低或等密度影，边界清晰，多有完整包膜，肿块内部欠均匀，少数肿块内部尚可见出血、坏死液化区。既往文献报道肾素瘤平均直径为2.9cm，若肿瘤直径＜0.5cm，CT平扫易漏诊。动态增强CT可提高肾素瘤的检出敏感性。静脉注入造影剂后，肿瘤在动脉早期无明显强化，门脉期或延迟期可有轻至中度强化，门脉期肿瘤CT值高于动脉早期，因此门脉期及延迟期肿瘤显示较清楚。CT诊断肾素瘤的阳性率为92%～100%。

肾素瘤在超声造影和动态增强CT中表现出不同的增强方式可能与二者所使用的造影剂和成像原理的不同有关。相比较于单一横断面成像的增强CT，超声对一些微小富血供病灶能够更好地显影。

MRI检出肾素瘤的阳性率较高。肾素瘤在T1WI上表现为等强信号，在T2WI上的信号似乎更加多变，为不均匀信号，可以是等强信号，也可以是轻度高信号。相比之下，透明细胞肾癌在T2WI上表现为高信号，且对比增强度明显更高。对比增强较低可能与血管紧张素Ⅱ的强局部血管收缩作用和/或其他良性或生长缓慢的肿瘤中新生血管缺乏有关。肾素瘤在MRI上可表现为瘤周包膜或假包膜，包膜在T2WI中呈低信号，在T1WI中不可见，在强化后也不可见。因此，对于CT或超声未检测出来，但临床考虑肾素瘤的患者可以选择MRI检查。由于肾素瘤本就是罕见病，MRI在其诊断中的数据仍较少，其有效性还有待更大样本的研究。

11. 哪种情况下需要做肾动脉造影检查？

肾动脉造影不能揭示肾素瘤的激素改变，且由于肿瘤较小造影时也难以发现，故不是肾素瘤诊断的常规检查，在无创检查不排除肾动脉狭窄需进一步明确时可考虑采用肾动脉造影。

12. 特殊检查在肾素瘤中的诊断价值如何？

动态增强CT和MRI对肾素瘤的检出率接近100%，但由于肿瘤体积小可能漏诊，或检测到的非肾内分泌性肾脏病变被误认为肾素瘤。在影像学检查没有定论时，可以进行选择性或节段性肾静脉采血检测血浆肾素活性/水平。发现一侧肾静脉或其分支血液中血浆肾素比对侧静脉血标本中的肾素活性增高，对定性、定位诊断均有意义。文献报道，两肾静脉血肾素比值＞1.5可帮助诊断肾素瘤并定位，但阳性率仅8.3%～64%。Martin Wolley等提出在进行肾静脉采血前仔细准备，以提高该检查的敏感性，包括：减少钠摄入，停止使用可能干扰的药物，提供放松训练等减少饮食、药物、压力等有关的肾素波动。

肾静脉采血诊断肾素瘤阳性率低的原因可能与肿瘤位置有关，肿瘤接近皮质表面，其静脉血可经肾包膜周围静脉回流。考虑肿瘤血可能经包膜静脉与精索静脉外侧支有交汇，我国有报道在肾静脉取血的同时在左精索静脉位于肾下极的部位取血检测肾素，结果显示左精索静脉中肾素浓度是肾静脉和下腔静脉的3倍以上。但该检查用于肾素瘤的诊断还需要更多的研究。

13. 肾素瘤的病理学检查有何特点？

光镜下显示肿瘤血管丰富。电镜下显示胞质内分泌颗粒，颗粒行免疫组化或原位杂交提示为肾素，但一些非肾素瘤，如肾小球肿瘤，行免疫组化染色也可显示肾素阳性，因此需结合临床和影像学检查确认。除了含有肾素颗粒的细胞，电镜下肿瘤组织中还可见大量肥大细胞，其在光镜下与肿瘤细胞几乎无法区分。肿瘤细胞内可见肌丝，提示来源于平滑肌细胞。免疫组化染色显示肿瘤细胞不同程度表达CD34、CD117、vimentin、SMA、actin、calponin。

细胞形态不一定与恶性肿瘤有关，但侵犯血管提示可能具有潜在恶性。Ki-67指数较高可能表明恶性肿瘤风险较高。

14. 肾素瘤的治疗方法有哪些？

手术切除是肾素瘤的首选治疗方法。对直径＜3cm的肾素瘤可行单纯肿瘤剜除术或肾部分切除术，直径＞3cm的肿瘤合并肾功能严重受损者可行肾切除术。

肾素瘤由于肾素过度分泌，导致血管紧张素、醛固酮激活，血压升高，降压治疗对ACEI/ARB相对敏感，未行手术或暂不能行手术治疗的患者，需使用包括ACEI/ARB类在内的多种降压药物才能使血压控制。但这类药物可影响肾素、血管紧张素和醛固酮的分泌，因此应尽量避免在进行相关激素检查之前使用这类药物。

15. 肾素瘤的预后怎样？

肾素瘤绝大部分为良性肿瘤，手术切除后大多数患者肾素与醛固酮显著下降，血压、血钾恢复正常，相应临床症状得到缓解，预后较好。但少数为恶性肿瘤。因此，术后需进行长期随访，如再次出现高血压、低血钾，应高度警惕复发或转移可能。

四、推荐阅读

［1］FAUCON A L，BOURILLON C，GRATALOUP C，et al. Usefulness of magnetic resonance imaging in the diagnosis of juxtaglomerular cell tumors：a report of 10 cases and review of the literature［J］. Am J Kidney Dis，2019，73（4）：566-571.

［2］WOLLEY M，GORDON R D，STOWASSER M. Reninoma：the importance of renal vein renin ratios for lateralisation and diagnosis［J］. Am J Nephrol，2014，39（1）：16-19.

［3］MAO J，WANG Z，WU X，et al. Recurrent hypertensive cerebral hemorrhages in a boy caused by a reninoma：rare manifestations and distinctive electron microscopy findings［J］. J Clin Hypertens（Greenwich），2012，14（11）：802-805.

［4］YE Z，FAN H，TONG A，et al. The small size and superficial location suggest that laparoscopic partial nephrectomy is the first choice for the treatment of juxtaglomerular cell tumors［J］. Front Endocrinol（Lausanne），2021，12：646649.

［5］余振球. 加强对肾球旁细胞瘤的诊断与处理［J］. 中华高血压杂志，2018，26（7）：601-602.

［6］颜迪恩，杜志鹏，冯正平，等. 精索静脉取血辅助诊断一例肾素瘤的应用体会并文献复习［J］. 中华内分泌代谢杂志，2021，37（12）：1112-1116.

（缪思斯　卢　琳）

病例27 红细胞增多症、高血压

一、病历摘要

患者，女性，31岁。因"皮肤发红12年，发现血压升高8年"入院。

（一）现病史

患者2008年开始无诱因出现皮肤发红，面部为主，无满月脸、紫纹，无轻微磕碰后瘀斑、四肢变细等，未在意。2012年妊娠3个月时阴道出血，于当地医院住院期间发现血压升高，最高230/180mmHg，心率不详。无头痛、头晕、恶心、视力下降，无心悸、大汗，因B超提示胎儿畸形引产，并予硝苯地平控释片、替米沙坦、美托洛尔降压，辛伐他汀降脂治疗，患者规律用药，自诉血压控制欠佳，波动在（170～190）/（110～130）mmHg。曾于2013年就诊于我院，检查提示"肾脏占位"（具体不详）。继续应用上述降压药物，血压情况较前相仿。血压升高时常有头痛、头晕、乏力、喘憋，头痛不剧烈，可自行缓解。偶有面部潮红加重，不伴阵发性大汗、心悸。无肢体活动障碍，无晕厥、二便失禁。2018年患者因有生育计划，调整降压药物为苯磺酸氨氯地平5mg qd。血压仍控制不佳，情绪紧张时收缩压可升至200mmHg左右。2019年12月患者于当地住院，其间完善相关检查。血常规：Hb 161g/L，RBC 5.71×10^{12}/L，HCT 48%。肾功能：Cr 66μmol/L，GLU 7.65mmol/L，UA 325.38μmol/L，K 2.9mmol/L，Mg 0.81mmol/L，Na 138mmol/L，CO_2 26.8mmol/L，Ca 2.16mmol/L，P 0.9mmol/L。肝功能：ALT 73.8U/L，GGT 72.9U/L，AST 86.2U/L，Alb 38.5g/L。血脂：TG 1.87mmol/L，TC 5.41mmol/L，LDL 3.51mmol/L，HDL 0.85mmol/L。甲功正常。卧立位试验结果见表27-1。皮质醇节律结果见表27-2。血浆E、NE、DA、MN、NMN均正常。高香草酸225.99nmol/L（＜182nmol/L）、香草扁桃酸正常。双肾及肾动脉彩超：右肾实性高回声，考虑错构瘤（1.2cm×0.9cm），双侧肾动脉未见明显异常。肾上腺CT、垂体MRI未见明显异常。双肾CT：双肾错构瘤。腹部超声：脂肪肝。上腹部MRI：右肾异常信号，考虑错构瘤；右肾囊肿。尿常规：尿蛋白（＋＋＋），尿潜血（＋）。尿微量白蛋白665mg/L。24小时尿蛋白641mg。尿IgG 43.9mg/L（0～8.5mg/L）、尿$α_1$-MB 29.2mg/L（0～12mg/L），尿$α_2$巨球蛋白＜2.41mg/L，尿$β_2$-MB 2.64mg/L（0～2mg/L）、尿转铁蛋白62.3mg/L（0～2.2mg/L）。颈动脉B超：双侧颈动脉硬化。下肢动脉B超：

双下肢动脉硬化。住院期间给予瑞格列奈0.5mg bid、利拉鲁肽1.2mg qd皮下注射降糖，螺内酯60mg tid、氨氯地平5mg bid、缬沙坦80mg qd降压，肾炎康复片5片tid、复方α-酮酸护肾；因血钾低，当时无发作性软瘫、夜尿增多、肌无力，曾给予氯化钾2g tid补钾治疗，出院时复查血钾3.6mmol/L。出院后患者继续应用氨氯地平5mg qd降压治疗，停用补钾药物，未再复查血钾。平时血压控制在（170～210）/（110～130）mmHg。2020年7月调整降压药物为硝苯地平缓释片30mg bid至今。为进一步诊治入院。

表27-1 卧立位试验结果

	卧位	立位	参考范围
肾素活性［ng/（ml·h）］	3.70	5.87	立位1.31～3.95 卧位0.15～2.33
血管紧张素Ⅰ（4℃）（ng/ml）	1.24	1.93	
血管紧张素Ⅰ（37℃）（ng/ml）	4.94	7.80	
血管紧张素Ⅱ（pg/ml）	88.58	100.85	立位32～90 卧位23～75
醛固酮（pg/ml）	206.96	441.67	立位40～310 卧位10～160
ARR		7.52	

表27-2 皮质醇节律结果

时间	血ACTH（pg/ml）	血F（μg/dl）
8am	36.78	13.09
4pm	13.54	6.09
0am	22.59	1.58

（二）既往史

脑梗死病史，颅内多发血管狭窄，基底节微出血。合并糖尿病。

（三）个人史

无烟酒嗜好。

（四）家族史

高血压家族史。

（五）体格检查

右上肢卧血压170/117mmHg，心率80次/分；左上肢卧血压161/107mmHg，心率82次/分；右上肢立血压179/121mmHg，脉搏92次/分；左上肢立血压175/110mmHg，脉搏95次/分。身高162cm，体重72kg，BMI 27.4。体型肥胖，锁骨上脂肪垫（＋），水牛背（±），全身皮肤红，紫纹（－）。心、肺听诊无特殊。腹软，无压痛及反跳痛，肝、脾肋下未触及。双下肢未见明显水肿。

（六）辅助检查

[**常规检查**]血常规：WBC $9.04×10^9$/L，PLT $322×10^9$/L，NEUT# $6.05×10^9$/L，RBC $7.01×10^{12}$/L，Hb 184g/L，HCT 54.6%；尿常规：WBC 15Cells/μl，BLD 25Cells/μl；便常规＋OB（－）。肝功正常。肾功能Cr（E）89μmol/L（eGFR 74.4ml/min），Na 140mmol/L，K 4.0mmol/L，Ca 2.54mmol/L，P 1.28mmol/L，UA 329μmol/L，Glu 5.3mmol/L，CK 55U/L。血脂：TC 7.34mmol/L，TG 2.24mmol/L，LDL-C 5.46mmol/L，HDL-C 1.05mmol/L。ESR 4mm/h。肿瘤相关指标未见明显异常。24小时动态血压监测：全天收缩压/舒张压偏高，平均收缩压181mmHg，平均舒张压122mmHg。平均心率77次/分。血压昼夜节律正常。

[**糖尿病相关检查**]GA 10.9%，HbA1C 5.4%。糖耐量试验结果见表27-3。

表27-3　糖耐量试验结果

	空腹	120分钟
血糖（mmol/L）	5.30	5.90
C肽（ng/ml）	3.02	6.36
胰岛素（μIU/ml）	16.00	28.10

[**内分泌相关高血压筛查**]血ACTH（8am）15.0pg/ml，血F（8am）12.2μg/dl。血F（0am）0.89μg/dl。24hUFC 55.6μg。甲功：TSH 1.325μIU/ml，FT4 1.86ng/dl，FT3 3.64pg/ml。GH 0.1ng/ml，IGF-1 203ng/ml。性激素：FSH 8.21IU/L，LH 6.85IU/L，E_2 37pg/ml，P 0.35ng/ml，T 0.26ng/ml，PRL 8.3ng/ml。硫酸脱氢表雄酮157μg/dl。17α-OHP 1.45ng/ml。血MN 0.08nmol/L，NMN 0.39nmol/L，24小时尿儿茶酚胺：NE 25.92μg、E 3.09μg、DA 196.29μg。卧立位试验：立位ARR 4.59。卧立位试验结果见表27-4。卡托普利试验结果见表27-5。

表27-4 卧立位试验结果

	卧位	立位
肾素活性［ng/（ml·h）］	3.07	3.99
血管紧张素Ⅱ（pg/ml）	93.59	138.22
醛固酮（ng/dl）	9.81	18.32
24小时尿电解质	尿钠151mmol，尿钾48.5mmol	
血电解质	钠139mmol/L，钾3.6mmol/L	

表27-5 卡托普利试验结果

	服药前	服药后
肾素活性［ng/（ml·h）］	0.95	2.70
血管紧张素Ⅱ（pg/ml）	50.88	39.27
醛固酮（ng/dl）	12.38	9.28
血压	180/115mmHg	154/95mmHg
24小时尿电解质	尿钠190mmol，尿钾45.5mmol	
血电解质	钠139mmol/L，钾3.4mmol/L	

［**影像学检查**］胸腹盆增强CT：胸部增强CT未见明显异常。肝多发低密度影，脂肪瘤不除外；双肾上腺大小形态密度未见明显异常；右肾中部及左肾下极错构瘤；双侧附件区厚壁囊灶影，生理期改变可能；右侧附件区畸胎瘤。

［**肾及肾血管相关高血压相关检查**］系统性血管炎相关自身抗体谱（4项）、抗核抗体谱（17项）均阴性。尿ACR 106mg/g Cr。尿UAE 81.8μg/min。肾动脉超声：未见明显异常。泌尿系超声：右肾囊肿。肾图：双肾血流灌注及右肾功能正常，左肾功能大致正常；双肾盂引流稍缓慢；GFR 88.8ml/（min·1.73m^2）；右肾45.91ml/（min·1.73m^2），左肾42.89ml/（min·1.73m^2）。卡托普利肾图：右肾血流灌注及功能稍差，左肾血流灌注稍差、功能较差；双肾盂引流稍缓慢；GFR 65.7ml/（min·1.73m^2）；右肾35.08ml/（min·1.73m^2），左肾30.62ml/（min·1.73m^2），结合2020年8月24日基线肾血流功能显像，卡托普利试验阴性，考虑肾动脉狭窄低度可能。

［**真性红细胞增多症相关检查**］血EPO 9.08mIU/ml（4.5～31.88mIU/ml）。外周血细胞形态未见明显异常。

多次复查血常规，结果见表27-6。

表27-6 监测血常规结果

日期	RBC (×10^{12}/L)	Hb (g/L)	HCT (%)	MCV (fl)	MCH (pg)	MCHC (g/L)	WBC (×10^9/L)	NEUT# (×10^9/L)
2020年8月4日	7.01	184	54.6	77.9	26.2	337	9.04	6.05
2020年8月6日	6.72	179	52.9	78.7	26.6	338	9.45	6.04
2020年8月10日	6.81	184	53.1	78.0	27.0	346	10.13	6.83
2020年8月17日	6.10	169	48.6	79.7	27.7	348	11.23	7.71
2020年8月20日	6.25	171	48.7	77.9	27.3	350	11.12	7.41
2020年8月31日	6.63	185	53.0	80.0	27.8	348	11.70	8.22

睡眠呼吸监测：无睡眠呼吸暂停综合征、无睡眠低氧。骨髓穿刺：粒系各阶段比例及形态大致正常。红系各阶段比例及形态大致正常。红细胞排列密集，细胞间隙变小。淋巴细胞及单核细胞比例形态正常。巨核细胞及血小板不少。未见异常细胞及寄生虫。结合临床考虑符合红细胞增多症。骨髓活检病理：（髂后上棘）少许骨及骨髓组织，骨髓组织中造血组织与脂肪组织比例减低；造血组织中粒红系比例大致正常；巨核细胞可见。特染结果：网织纤维（＋）。

[**高血压并发症相关检查**] 眼科评估：双眼高血压动脉硬化，未见出血、渗出。BNP、心肌酶均正常。超声心动图：室间隔基部增厚，EF 71%。颈动脉、椎动脉彩超：双侧颈动脉粥样硬化伴右侧斑块形成。下肢动脉彩超：双下肢动脉粥样硬化伴小斑块。下肢深静脉超声：未见明显血栓。头颅TCD：右侧大脑中动脉血流速度明显增快，有涡流杂音，提示重度狭窄。颅脑MRI：双侧放射冠、脑室旁白质区及基底节区、双侧丘脑、桥脑多发异常信号，慢性缺血性改变可能，部分软化灶形成；左基底节区微出血灶可能。颅脑MRA：颅内动脉多发狭窄，双侧大脑前动脉A2～A3段、右侧椎动脉未见显影，闭塞可能。

（七）诊断

根据上述检查结果进行了内分泌全科大查房，主要诊断考虑为：高血压，真性红细胞增多症可能性大，低钾血症，糖尿病，高脂血症，脂肪肝，双下肢动脉粥样硬化伴斑块形成，双侧颈动脉粥样硬化伴右侧斑块形成，颅内多发动脉狭窄，左基底节区微出血可能，脑梗死史，肾错构瘤，肾囊肿，肝囊肿，肝多发脂肪瘤不除外，右附件区畸胎瘤可能，维生素D缺乏。

（八）治疗

入院后予硝苯地平控释片30mg bid、依那普利10mg qd降压。达格列净10mg qd降糖。阿托伐他汀40mg qd降脂。阿司匹林肠溶片0.1g qd抗血小板。后监测血压较前稍有下降，（160～170）/（110～130）mmHg，皮肤发红较前好转。多科会诊后考虑真性红细胞增多症可能性较大，高血压可能为多种因素共同导致。治疗上再加用美托洛尔23.75mg qd协助降压，择期小量放血治疗，后续随访监测血压水平（130～140）/90mmHg。吡格列酮有一定血液稀释作用，将降糖药更换为吡格列酮。同时建议患者调整生活方式、适当减重、降脂、改善胰岛素抵抗等综合治疗。

二、病例分析

患者青年女性，慢性病程；持续中至重度高血压，3种降压药物效果欠佳；曾有轻度低钾血症；脑梗死病史，颅内多发血管狭窄，基底节微出血；合并糖尿病，不伴阻塞型睡眠呼吸暂停综合征（OSAHS）；有高血压家族史；体型肥胖，锁骨上脂肪垫（±）、水牛背（±）、皮肤红、紫纹（-）；入院后查全天收缩压/舒张压高，血压昼夜节律存在；皮质醇水平正常、节律存在，血/尿儿茶酚胺不高；性激素、脱氢表雄酮硫化物、17α-OHP正常；RAS提示继发性醛固酮增多症可能；左侧肾上腺稍粗，未见结节，余肾上腺正常；右肾中部及左肾下极错构瘤可能。红细胞计数、Hb、HCT明显升高；骨髓穿刺符合红细胞增多症；结合本例患者特点，需排除继发性高血压。常见继发性高血压原因包括：①药物性高血压，如口服避孕药、减肥药、甘草类、免疫抑制剂、糖皮质激素、非甾体抗炎药。②内分泌性，如原发性醛固酮增多、嗜铬细胞瘤、库欣综合征、甲亢或甲减、甲状旁腺功能亢进症。③肾性，如肾实质性高血压、肾血管性高血压。④其他原因，如OSAHS、主动脉缩窄、多发性大动脉炎、单基因病等。结合患者病史及本次入院后相关检查，药物性、OSAHS、肾性高血压可能性不大。内分泌高血压方面，目前检查示嗜铬细胞瘤、库欣综合征、甲亢或甲减、甲状旁腺功能亢进症可能性不大。本例患者卧位肾素血管紧张素升高，立位进一步升高；卡托普利服药后肾素活性增加，AT-Ⅱ、醛固酮可被抑制，抑制率25%。是否为继发性醛固酮增多？继发性醛固酮增多原因可见于肾素瘤：肾素瘤为一种罕见病，体积较小，多位于肾的上下两极，肾脏皮髓质之间，80%有低血钾、肾素水平可明显升高。本例患者肾素水平升高不明显，轻度低钾血症，CT内可见肾脏脂肪密度影，不被强化，肾动脉造影未见肾素瘤迹象，考虑肾素瘤可能性小。肾动脉狭窄可继发高血压，肾血管性高血压可见于动脉粥样硬化、大动脉炎、纤维肌性发育不良等，单侧或双侧肾动脉主干和分支狭窄引起血流动力学严重障碍。本例患者肾图、卡托普利肾图未见明显异常，DSA未见明显血管狭窄。另外考虑真性红细胞增多症，该病中高血压的发病率46%，其诊断标准为：主要诊断标准1：①Hb浓度升高（男性＞165g/L，女性＞160g/L）。②HCT升高（男性＞49%，女性＞48%）。③或有HCT升高的其他证据。主要诊断标准2：骨髓活检示相对于年龄的细胞过多和三系增生，即红系、粒系和巨核系显著增殖伴大小不等的多形性成熟巨核细胞。主要诊断标准3：JAK2 V617或JAK2外显子12突变。次要标准：血清EPO水平低于正常。满足3条主要标准和满足前两条主要标准＋1条次要标准即可诊断真性红细胞增多症，但需排除引起继发性红细胞增多症的疾病。

本例患者满足主要诊断1＋2，虽然基因检测未见明确基因突变，血清EPO水平处于正常低值，但没有发现继发性红细胞增多症的证据如睡眠呼吸暂停和其他慢性缺氧性疾病等，考虑真性红细胞增多症可能性大。此外，患者有腹型肥胖、糖尿病、高脂血症、脂肪肝、高尿酸血症、动脉粥样硬化及狭窄，考虑代谢综合征。代谢综合征可能高血压为主因，真性红细胞增多症为加重因素。

三、临床查房

1. 继发性高血压是什么？

继发性高血压是由某些确切的疾病或病因引起的血压升高，高血压是这些疾病或病因的一个症状和特征。继发性高血压可通过对原发病的治疗得到控制，甚至恢复正常。

2. 继发性高血压包括哪些种类？

需要鉴别的继发性高血压包括：①药物性高血压，如口服避孕药、减肥药、甘草、免疫抑制剂、糖皮质激素、非甾体抗炎药、抗肿瘤药等。②内分泌性高血压，如原发性醛固酮增多症（5%～15%）、嗜铬细胞瘤（＜1%）、库欣综合征（＜1%）、甲亢或甲减（＜1%）、甲状旁腺功能亢进症（＜1%）、肢端肥大症等。③肾性高血压：肾实质性高血压（2%～10%）、肾血管性高血压（1%～10%）。④其他，包括阻塞性睡眠呼吸暂停（5%～10%）、主动脉缩窄（＜1%）、多发性大动脉炎、单基因病、真性红细胞增多症等。

3. 什么是真性红细胞增多症？

真性红细胞增多症是一种起源于造血干细胞的慢性骨髓增殖性肿瘤，起病隐匿，进展缓慢，主要表现为红细胞增多，也可出现出血和血栓形成，少数患者可以进展为急性白血病。

4. 真性红细胞增多症的流行病学特征有哪些？

真性红细胞增多症以老年人多见，亦可发生在青少年和少数儿童，年发病率为（2～10）/100万，男性略高于女性，欧洲白种人发病率比亚洲人略高。

5. 真性红细胞增多症的临床表现有哪些？

真性红细胞增多症常隐匿起病，部分患者在查体或因其他疾病行血常规检查时偶然发现。临床表现为多血质，高血压（46%），血栓栓塞（特别是少见部位，如腹腔内血管、颅内静脉窦）。可出现某些非特异症状，如头晕、头痛、虚弱、盗汗、皮肤瘙痒、胃肠道不适，5%～20%的患者可出现痛风性关节炎。特异性表现包括红斑性肢痛病、动静脉血栓等。

6. 真性红细胞增多症的异常实验室检查有哪些？

实验室检查异常可表现为Hb＞185g/L，总WBC和PLT升高。血清LDH升高。血涂片查见幼粒、幼红细胞。血清EPO水平低于正常值。内源性红系集落形成。基因方面，虽然绝大多数真性红细胞增多症患者存在 *JAK2* 基因突变，但 *JAK2* 也可无突变。

7. 真性红细胞增多症的诊断标准是什么？

采用目前通用的2016版WHO的真性红细胞增多症诊断标准，主要标准为：①Hb浓度升高（男性＞165g/L、女性＞160g/L）、HCT升高（男性＞49%、女性＞48%），或有HCT升高的其他证据。②骨髓活检示相对于年龄的细胞过多和三系增生（全髓增生症），即红系、粒系和巨核系显著增殖伴大小不等的多形性成熟巨核细胞。③*JAK2* V617F或 *JAK2* 外显子12突变。次要标准：血清EPO水平低于正常参考范围。满足3条主要标准或满足前两条主要标准加1条次要标准，即可诊断。这些诊断标准仅可用于已接受适当诊断性评估排除继发性红细胞增多症的患者。

8. 真性红细胞增多症如何进行危险度评估？

根据年龄、WBC和是否发生静脉血栓，可进行危险度评估。年龄≥67岁（5分）、57～66岁（2分）、WBC＞$15×10^9$/L（1分）、静脉血栓（1分）。总和0分为低危，1～2分为中危，≥3分为高危。

9. 红细胞增多症的病因包括哪些？

病因如下。①真性红细胞增多症：克隆性、内源性红细胞集落、非EPO依赖。②继发性红细胞增多症：长期慢性缺氧导致EPO升高进而导致RBC增多、先天性心脏病、慢性阻塞性肺疾病、异常血红蛋白病、缺氧等。③相对红细胞增多症：各种原因导致的血浆容量减少、血液浓缩。

10. 真性红细胞增多症导致高血压的机制是什么？

目前研究考虑真性红细胞增多症导致高血压的机制：①HCT与血液黏度呈正相关，HCT每增加10.59%血液黏度增加约20%，血液流速将下降16.67%，作为生理性补偿，血压可能升高约20%。②内皮功能受损。③血液黏度增加可能导致血管重塑，特别是内膜中层增厚和动脉僵硬度增加。④胰岛素抵抗增加。⑤交感神经系统和肾素－血管紧张素系统功能受损。⑥骨髓RAS过表达，在真性红细胞增多症克隆造血过程中，血管紧张肽原、肾素、血管紧张素Ⅱ受体基因表达上调，*ACE* 基因表达下调。血管紧张素Ⅱ增强EPO介导的红细胞前体增殖。

11. 真性红细胞增多症的治疗原则如何？

治疗目标是预防血栓出血性并发症，控制血管舒缩症状，并避免与转化为骨髓纤维化、急性髓细胞性白血病、骨髓增生异常综合征风险增加相关的治疗。根据年龄和既往血栓形成史对患者进行风险分层，采用相应的治疗方案。低危组治疗主要为静脉放血治疗，少量多次，控制HCT＜45%；除外禁忌证后可予小剂量阿司匹林。高危组的治疗在上述基础上可加用降细胞治疗，如使用羟基脲、干扰素或白消安。对于年轻及有妊娠计划的患者，不建议使用羟基脲。改善心血管危险因素（如控制血压、减轻体重、增加体力活动），并劝导戒烟。JAK1/JAK2抑制剂芦可替尼是一种合适的二线药物。

12. 降细胞治疗的药物选择有哪些？

羟基脲是患者初始降细胞治疗的首选药物。无法耐受羟基脲或羟基脲不能充分控制症状和HCT的患者，也可选用干扰素或白消安。在降细胞药物中，芦可替尼对该病相关瘙痒可能最有效。

13. 干扰素的应用特点有哪些？

对于较年轻患者（如年龄＜40岁）及可能妊娠的患者，倾向于选择干扰素而不是羟基脲进行初始治疗，因为干扰素有可能实现细胞遗传学缓解，而羟基脲有致畸性。干扰素的潜在优势是可抑制克隆造血，并且使患者获得分子学缓解，不过此缓解与疾病结局的相关性、血栓形成事件发生率及病死率的关系尚不明确。相较于羟基脲，干扰素价格更高且耐受性较差，多达1/3的患者因发热、不适、恶心、呕吐等而停用干扰素。

14. 什么类型的患者选择使用芦可替尼治疗？

仅对以下患者使用芦可替尼：①羟基脲、干扰素或白消安治疗无效的明显症状性脾大。②干扰素和其他方法治疗无效的严重、长期瘙痒。③预期经芦可替尼治疗有所改善的真性红细胞增多症后骨髓纤维化。芦可替尼的长期影响尚不明确，尚无证据表明其可减少恶性克隆（通过检测骨髓中 *JAK2* V617F 等位基因频率）或改变该病的自然病程（转化为白血病或骨髓纤维化）。

15. 真性红细胞增多症的预后怎么样？

真性红细胞增多症与总生存期缩短、血栓栓塞事件发生率增加及多种血液系统并发症相关。接受治疗的患者总生存期低于年龄性别匹配的正常人群。接受治疗，低危患者中位生存期27.8年，中危患者中位生存期18.9年，高危患者中位生存期10.9年。年龄65～70岁及既往血栓形成史是复发性血栓形成和心血管事件的强预测因素。该病的一个主要死因是疾病转化为真性红细胞增多症后骨髓纤维化和/或进展为急性髓细胞性白血病/骨髓增生异常综合征。在该病或其他骨髓增殖性肿瘤中出现的急性髓细胞性白血病预后很差。

16. 血管紧张素Ⅱ与促进红细胞生成的关系？

血管紧张素Ⅱ对红细胞生成有调节作用，在某些不伴红细胞增多的肾移植受者中，ACEI可引起轻度可逆性贫血；在某些进行血液透析的患者中，ACEI可增加对EPO的需求。目前已在红系前体细胞上发现特异性1型血管紧张素Ⅱ受体，提示血管紧张素Ⅱ可能对红细胞生成有直接调节作用。研究发现，血管紧张素Ⅱ的细胞内转导通路包括JAK2激酶，该酶在EPO信号转导中发挥重要作用，提示EPO与血管紧张素Ⅱ可能共享信号转导通路。因此，某些尚未研究清楚的家族性和先天性红细胞增多症的基因型可能是由血管紧张素Ⅱ受体信号转导改变导致的基因转录水平升高。

17. *JAK2* V617F基因突变和真性红细胞增多症的关系是什么？

95%～97%的真性红细胞增多症患者存在 *JAK2* 基因外显子14的V617F突变，而正常受试者不存在该突变。但 *JAK2* V617F突变对该病没有特异性，因为相当多的特发性血小板增多症和原发性骨髓纤维化患者也可见该突变。杂合性和纯合性突变的比较结果显示，疾病持续时间或血栓形成/出血的发生率差异无统计学意义；然而，与杂合性突变相比，纯合性突变患者的Hb水平更高、瘙痒症发生率及骨髓纤维化转化率更高。

18. 骨髓增殖性肿瘤包括哪些？

骨髓增殖性肿瘤（MPN）表现为外周血终末髓系细胞扩增，导致红细胞增多、白细胞增多、血小板增多、骨髓细胞过多/纤维化以及脾大。MPN包括真性红细胞增多症、特发性血小板增多症、慢性髓细胞性白血病、原发性骨髓纤维化、慢性粒细胞白血病和慢性嗜酸性粒细胞白血病。MPN易发生克隆演变和疾病转化，如转化为骨髓增生异常综合征和急性白血病，同时有显著的血栓、出血性并发症风险。

四、推荐阅读

［1］BAUMEISTER J, CHATAIN N, SOFIAS A M, et al. Progression of myeloproliferative neoplasms（MPN）: diagnostic and therapeutic perspectives［J］. Cells, 2021, 10（12）: 3551.

［2］TEFFERI A, RUMI E, FINAZZI G, et al. Survival and prognosis among 1545 patients with contemporary polycythemia vera: an international study［J］. Leukemia, 2013, 27（9）: 1874-1881.

［3］BELLANNÉ-CHANTELOT C, CHAUMAREL I, LABOPIN M, et al. Genetic and clinical implications of the Val617Phe JAK2 mutation in 72 families with myeloproliferative disorders［J］. Blood, 2006, 108（1）: 346-352.

［4］SCOTT L M, SCOTT M A, CAMPBELL P J, et al. Progenitors homozygous for the V617F mutation occur in most patients with polycythemia vera, but not essential thrombocythemia［J］. Blood, 2006, 108（7）: 2435-2437.

（孙　旭　卢　琳）

病例28 发作性高血压、高儿茶酚胺血症、腹痛、尿色变深

一、病历摘要

患者，男性，18岁。因"发作性腹痛、血压升高2年余"入院。

（一）现病史

2016年11月某日，患者在饮酒后突发全腹剧烈胀痛，伴呕吐胃内容物、排气排便停止及心悸，尿色变深褐色，无头痛、大汗。当地急诊测血压200/100mmHg，心率及具体检查不详，诊断"肠梗阻"，予禁食水、通便、降压等治疗（具体不详），自述腹痛逐渐缓解，血压恢复正常，尿色变为浅黄色。之后长期口服特拉唑嗪2mg qd、美托洛尔25mg qd治疗，自测血压多在（110～120）/（60～80）mmHg。2017年6月某日及2018年1月某日，分别再次于吸烟、饮酒后发作上述腹痛、呕吐、尿色变深症状，并伴血压升高，最高达170/90mmHg，外院均按"肠梗阻"予禁食水、通便、降压等治疗（具体不详），症状逐渐缓解。后就诊上级医院，查血肌酐53μmol/L。甲功：正常。24小时尿儿茶酚胺：NE 97μg/24h（＜50μg/24h），E 45μg/24h（＜20μg/24h），DA 127μg/24h（＜500μg/24h）。血MN 42.69ng/ml（＜20ng/ml），血NMN 390.55ng/ml（＜170ng/ml）。胸腹盆增强CT：左侧肾上腺稍增粗，余未见明显异常。间碘苄胍（^{131}I-MIBG）显像：双侧肾上腺增粗、放射性分布浓聚，左侧为著，考虑增生。诊断"肾上腺髓质增生症"，于2018年3月行腹腔镜下左侧肾上腺切除术，术中描述"左侧肾上腺体积增大，完整切除左侧肾上腺"，术后病理示（左侧肾上腺）髓质区轻度增生。术后停用降压药，自述监测基础血压（110～120）/（60～80）mmHg。2018年7月某日、2018年12月某日，于"感冒"后再次发作上述剧烈腹痛、尿色变深症状，发作时血压升高至140/90mmHg左右，并发现日晒后尿色进一步变深（图28-1）。后自测基础血压由（110～120）/（60～80）mmHg逐渐升至（140～150）/（70～80）mmHg，遂就诊我科。

（二）既往史

既往体健，无特殊疾病史。

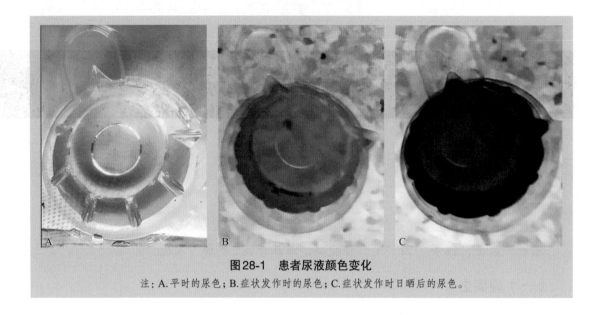

图28-1 患者尿液颜色变化

注：A.平时的尿色；B.症状发作时的尿色；C.症状发作时日晒后的尿色。

（三）个人史

患者为第1胎第1产，足月剖宫产，出生体重3.4kg，身长不详。出牙、走路、说话时间与同龄儿相仿。学习成绩中等偏下，终身高181cm。

（四）家族史

母亲51岁时诊断"高血压"，一位舅舅42岁时诊断"高血压"，父亲血压正常，家族其他成员无类似发作性高血压、反复发作腹痛病史。

（五）婚育史

青春期发育正常，未婚未育。

（六）体格检查

身高181cm，体重75kg，BMI 22.9，血压150/72mmHg，心率76次/分，腰围92cm。皮肤偏黑、较粗糙，肢端不冷。腹软，无压痛、反跳痛。心、肺查体无异常。双下肢无水肿，阴毛Ⅵ期。

（七）辅助检查

24小时动态血压监测：血压全天平均值141/64mmHg，白天平均值151/69mmHg，夜间平均值117/55mmHg。尿儿茶酚胺：NE 10.13μg/24h，E 0.80μg/24h，DA 77.51μg/24h。血MN 0.08nmol/L，血NMN 0.12nmol/L。血浆促肾上腺皮质激素（ACTH）33.6pg/ml（8am）。血总皮质醇12.05μg/dl（8am）。立位：醛固酮12.49ng/dl，血管紧张素Ⅱ

56.38pg/ml，肾素活性0.89ng/（ml·h）。血常规：Hb 155g/L，RBC 5.71×10^{12}/L，WBC 4.48×10^9/L，PLT 314×10^9/L。血K 4.5mmol/L，血Na 138mmol/L，血Cr 81μmol/L，ALT 86U/L，AST 62U/L。便潜血（-）。尿常规：无异常。尿卟胆原测定弱阳性。尿卟啉（-）。红细胞游离原卟啉3.6μg/g Hb（0～4.7μg/g Hb）。肝胆胰脾肾超声：胆囊内中等回声沉积，胆汁淤积可能；余未见异常。生长抑素受体显像未见异常。肾上腺CT平扫：左侧肾上腺切除术后改变，右侧肾上腺未见异常。外周血卟啉病基因检测：原卟啉原氧化酶（*PPOX*）基因杂合突变，c.78dupC，p.Lys29*fs*1。

（八）诊断

变异性卟啉病。

（九）治疗

嘱患者避免饮酒、吸烟、感染、情绪波动等可致卟啉病急性发作的诱因，并予多沙唑嗪4mg qd降压。出院6个月后随访：监测血压（126～134）/（64～74）mmHg，其间未再发作急性腹痛伴发作性血压升高。

二、病例分析

患者青年男性，临床主要表现为发作性高血压及腹痛，之后出现持续性高血压，检查示24小时尿去甲肾上腺素和肾上腺素明显升高，血MN和NMN亦明显升高。上述临床表现及生化异常符合嗜铬细胞瘤/副神经节瘤的典型特点，但胸腹盆增强CT、^{131}I-MIBG显像未发现肿瘤。除嗜铬细胞瘤/副神经节瘤外，罕见疾病肾上腺髓质增生症（AMH）亦可表现为发作性血压升高伴血/尿儿茶酚胺及其代谢产物升高。患者于外院术前查CT提示左侧肾上腺稍增粗，^{131}I-MIBG显像提示双肾上腺增粗及放射性分布浓聚，故外院诊断考虑"肾上腺髓质增生症"，行左肾上腺切除术，术后仍有发作性血压升高，但血压升高幅度较术前明显减小。AMH的诊断是否可据此成立？

AMH一般定义为肾上腺髓质弥漫增生或<1cm的结节性增生。多数AMH患者无症状，因而不被诊断；少数可出现儿茶酚胺高分泌，临床表现类似嗜铬细胞瘤/副神经节瘤，表现为发作性或持续性血压升高；血/尿儿茶酚胺及其代谢产物水平升高；CT可见肾上腺弥漫性或结节性增粗，常为双侧；^{131}I-MIBG显像示双侧/单侧肾上腺放射性摄取增高；病理学在确诊中具有重要价值，但尚缺乏国际公认的统一病理诊断标准。AMH多报道于遗传性嗜铬细胞瘤相关疾病，常见于*RET*基因突变导致的多发性内分泌腺瘤病（MEN）2A型和2B型，也有*SDHB*、*NF-1*等其他基因突变报道，有些学者认为其可能是嗜铬细胞瘤的肿瘤发生早期阶段。本例患者的临床特点似乎符合AMH的诊断，但因AMH的影像学诊断缺乏特异性，病理学诊断标准尚未统一，诊断AMH前需注意排除其他可导致发作性高血压伴高儿茶酚胺血症的疾病。

本例患者在发作血压升高同时，均伴有腹痛及尿色加深，此时需警惕高血压伴腹主动脉夹层可能，但胸腹盆增强CT未发现相应征象，可基本除外。值得注意的是，患者尿液暴露于阳光后颜色可进一步变深，而日晒后尿色变深是卟啉病的特征性表现。卟啉病是由于血红素生物合成过程中酶的缺陷，导致卟啉及其前体在体内堆积，进而造成组织细胞损伤的一类疾病。根据不同的酶缺陷，卟啉病分为8种类型，其中具有急性神经精神症状的4种卟啉病被称为急性卟啉病：急性间歇性卟啉病（AIP）、5-氨基酮戊酸（ALA）脱水酶卟啉病（ADP）、遗传性粪卟啉病（HCP）、变异性卟啉病（VP）。结合本例患者发作性腹痛症状、尿色变化、发作间期尿卟胆原阳性及基因检测结果，变异性卟啉病诊断明确。发作性腹痛、尿色变深为变异性卟啉病的表现，那么，发作性高血压伴高儿茶酚胺血症与卟啉病之间又有什么关系呢？

患者发作性高血压与腹痛、尿色变深每次均同步出现，可推断应为同一原因——卟啉病所致。急性卟啉病为什么会导致发作性高血压呢？最易想到的就是发作性腹痛导致交感神经兴奋，进而引起血压升高。但原因并非如此简单，有文献报道，急性卟啉病可以类似嗜铬细胞瘤的急性高血压发作作为其主要表现，高血压发作时可不伴明显腹痛症状。这些病例显示，急性卟啉病在没有腹痛的情况下也可出现发作性高血压。此外，急性卟啉病同样也可导致持续性高血压。有研究显示，在急性间歇性卟啉病患者中，发生持续性高血压的比例可高达50% ～ 60%。

急性卟啉病导致血压升高的机制尚未完全阐明。根据既往研究，可能存在多种机制，总结如下。

（1）急性卟啉病发作期，机体儿茶酚胺显著升高：机制可能为ALA、卟胆原堆积损害交感神经系统，进而引起肾上腺髓质去甲肾上腺素、肾上腺素分泌增加，并干扰肾上腺素能神经元对去甲肾上腺素的再摄取，以及儿茶酚胺代谢受损。这些现象和机制解释了本例患者在发作期血/尿儿茶酚胺及其代谢产物水平明显上升，也是文献报道中一些存在发作性高血压伴高儿茶酚胺血症的急性卟啉病患者最初被误诊为嗜铬细胞瘤的原因。本例患者最初也因发作性高血压伴高儿茶酚胺血症的表现被诊断为AMH，进行了左侧肾上腺切除。患者因一侧肾上腺被切除，机体肾上腺髓质分泌的儿茶酚胺相应减少，故术后血压较术前降低。

（2）其他机制：并非所有存在高血压的卟啉病患者均有高儿茶酚胺血症，提示卟啉病导致血压升高存在着其他机制。根据既往研究，这些机制包括：①一氧化氮合成酶（NOS）为血红素依赖性蛋白质，卟啉病可导致NOS减少，进而导致体内血管扩张剂——一氧化氮合成减少。②过多的卟啉代谢产物导致血管痉挛。③卟啉及其前体物质堆积可导致动脉压力感受器反射弧的传入神经被阻滞，致使机体血压调节机制受损。④镇痛剂肾病，因大量使用非甾体抗炎药（NSAIDs）致肾损害，进而导致肾性高血压。本例患者在一侧肾上腺切除术后血压曾一度正常，但之后逐渐发展为持续性高血压，我院查24小时尿儿茶酚胺低于参考值低限，提示其之后出现的持续性高血压并非高儿茶酚胺血症导致，可能为上述这些机制或其他尚未知的机制所致。

综上，本例患者变异性卟啉病诊断明确，其高血压、高儿茶酚胺血症、腹痛、尿色改变均为变异性卟啉病的表现。

三、临床查房

1. 发作性高血压在临床上需要考虑哪些疾病？

对于表现为发作性高血压的患者，临床上需要考虑嗜铬细胞瘤、副神经节瘤、甲状腺功能亢进症、快速性心律失常、精神心理因素（如惊恐发作）、原发性高血压急性加重、肾上腺髓质增生症、卟啉病等病因。

2. 什么是嗜铬细胞瘤和副神经节瘤？

嗜铬细胞瘤是起源于肾上腺髓质的神经内分泌肿瘤，副神经节瘤是起源于肾上腺外交感神经链的神经内分泌肿瘤（曾称肾上腺外的嗜铬细胞瘤），两者均可合成、分泌和释放大量儿茶酚胺，从而引起一系列临床表现。来源于沿颈部和颅底分布的舌咽神经、迷走神经的副神经节瘤称为头颈部副神经节瘤，因其来源于副交感神经节，通常不产生儿茶酚胺。

3. 嗜铬细胞瘤/副神经节瘤的典型临床表现是什么？

嗜铬细胞瘤/副神经节瘤的典型临床表现为头痛、心悸、多汗三联征，对诊断具有重要价值。

4. 嗜铬细胞瘤/副神经节瘤患者的血压变化可表现为哪些类型？

嗜铬细胞瘤/副神经节瘤患者的血压变化是因高儿茶酚胺分泌所致，由于肿瘤可持续性或阵发性分泌儿茶酚胺，且释放的肾上腺素和去甲肾上腺素比例不同，故患者的血压变化可表现为不同类型，可表现为阵发性高血压、持续性高血压或在持续性高血压基础上伴阵发加重。

5. 嗜铬细胞瘤/副神经节瘤定性诊断的实验室检查有哪些？

我国《嗜铬细胞瘤和副神经节瘤诊断治疗专家共识（2020版）》推荐，嗜铬细胞瘤/副神经节瘤定性诊断的实验室检查首选血浆游离或尿液甲氧基肾上腺素（MN）、甲氧基去甲肾上腺素（NMN），也可同时检测血或尿去甲肾上腺素（NE）、肾上腺素（E）、多巴胺（DA）及其他代谢产物3-甲氧基酪胺（3-MT）、高香草酸（HVA）和香草扁桃酸（VMA）浓度以帮助诊断。

6. 嗜铬细胞瘤/副神经节瘤定位诊断的影像学检查有哪些？

嗜铬细胞瘤/副神经节瘤定位诊断检查包括传统的CT、MRI以及一些分子功能影像学检查，常用的分子功能影像学检查有 ^{131}I-MIBG（间碘苄胍）显像、生长抑素受体显像、^{18}F-FDG（脱氧葡萄糖）PET/CT、^{18}F-MFBG（氟苄基胍）显像等。

7. 什么是AMH？

AMH一般定义为肾上腺髓质弥漫增生或＜1cm的结节性增生。多数AMH患者无症状，少数可出现儿茶酚胺高分泌，临床表现类似嗜铬细胞瘤/副神经节瘤，表现为发作性或持续性血压升高，血/尿儿茶酚胺及其代谢产物水平升高，影像学可见肾上腺弥漫性或结节性增粗（常为双侧），^{131}I-MIBG显像可表现为双侧/单侧肾上腺放射性摄取增高，虽然病理学在确诊中具有重要价值，但尚缺乏国际公认的统一病理诊断标准。AMH多报道于遗传性嗜铬细胞瘤相关疾病，常见于*RET*基因突变导致的多发性内分泌腺瘤病（MEN）2A型和2B型，也有*SDHB*、*NF-1*等其他基因突变报道，有些学者认为其可能是嗜铬细胞瘤的肿瘤发生早期阶段。

8. 什么是卟啉病？

卟啉病是由于血红素生物合成过程中酶的缺陷，导致卟啉及其前体（如δ-氨基乙酰丙酸和卟胆原）浓度异常升高，并在组织中蓄积，进而造成组织细胞损伤的一类疾病。根据不同的酶缺陷，卟啉病分为8种类型：X连锁原卟啉病（XLPP）、氨基乙酰丙酸（ALA）脱水酶卟啉病（ADP）、急性间歇性卟啉病（AIP）、先天性红细胞生成性卟啉病（CEP）、迟发性皮肤卟啉病（PCT）、遗传性粪卟啉病（HCP）、变异性卟啉病（VP）、红细胞生成性原卟啉病（EPP）。

9. 卟啉病有哪些临床表现？

不同类型的卟啉病临床表现各异，根据临床表现特点分为：皮肤光敏型、神经症状型和混合型卟啉病。皮肤光敏型包括XLPP、CEP、PCT和EPP，又称为慢性皮肤型卟啉病。神经症状型包括AIP和ADP。混合型可同时具有皮肤表现和神经精神症状，包括HCP和VP。

10. 什么是急性卟啉病？

具有急性神经精神症状的4种卟啉病被称为急性卟啉病：急性间歇性卟啉病（AIP）、氨基乙酰丙酸（ALA）脱水酶卟啉病（ADP）、遗传性粪卟啉病（HCP）、变异性卟啉病（VP）。

11. 急性卟啉病的急性症状有哪些？

有以下几方面。①急性腹痛：为最常见的症状，可伴有便秘、腹胀、恶心、呕吐，甚至肠梗阻。②感觉和运动神经病：表现为肢体痛，伴麻木、感觉异常和感觉倒错；运动无力，严重运动神经病可导致四肢瘫痪、呼吸肌无力甚至呼吸衰竭。③自主神经系统受累：表现为心动过速、高血压、出汗、躁动、震颤、神经源性膀胱功能障碍等。④急性神经精神表现：包括失眠、焦虑、躁动、激越、幻觉、癔症、定向障碍、谵妄、情感淡漠、抑郁、恐惧症、嗜睡、昏迷等。⑤中枢神经系统受累：可引起癫痫发作，下丘脑受累可导致抗利尿激素不适当分泌综合征，累及脑神经可能导致延髓麻痹、呼吸衰竭和死亡。

12. 急性卟啉病症状发作的诱因有哪些？

急性卟啉病症状的急性发作常由一种或多种诱因引起，常见的诱因有吸烟、饮酒、饥饿、禁食、急性感染、应激、月经周期等。需注意，不少药物（如铁剂、雌激素等）也可能引起症状的急性发作，某种药物能否在急性卟啉病患者中安全应用，可在急性卟啉病药物数据库http://www.drugs-porphyria.org中查询。

13. 急性卟啉病为什么会导致血压升高？

急性卟啉病导致血压升高的机制尚未完全阐明，根据既往一些研究，提示可能存在如下多种机制：①在急性卟啉病发作期，机体儿茶酚胺显著升高，其机制可能为氨基乙酰丙酸（ALA）、卟胆原堆积损害交感神经系统，进而引起肾上腺髓质NE、E分泌增加，并干扰肾上腺素能神经元对NE的再摄取，以及儿茶酚胺代谢受损。②NOS为血红素依赖性蛋白质，卟啉病可导致NOS减少，进而导致体内血管扩张剂一氧化氮合成减少。③过多的卟啉代谢产物导致血管痉挛。④卟啉及其前体物质堆积可导致动脉压力感受器反射弧的传入神经被阻滞，致使机体血压调节机制受损。⑤镇痛剂肾病，因大量使用非甾体抗炎药致肾损害，进而导致肾性高血压。

14. 急性卟啉病患者在症状发作时，尿色在日晒后为什么会发生变化？

急性卟啉病患者在症状急性发作时尿中卟胆原（PBG）含量会增加，无色的PBG经光照可转变为有色卟啉类化合物，因此在急性发作期将尿液置于阳光下数小时可呈棕红或酒红色。

15. 卟啉病应该如何治疗？

卟啉病尚无法根治，治疗方案需根据卟啉病的类型、临床表现、并发症、是否为急性发作期等因素综合制订，治疗方式可参见中华医学会血液学分会红细胞疾病（贫血）学组《中国卟啉病诊治专家共识（2020年）》。

四、推荐阅读

［1］中华医学会血液学分会红细胞疾病（贫血）学组. 中国卟啉病诊治专家共识（2020年）［J］. 中华医学杂志，2020，100（14）：1051-1056.

［2］中华医学会内分泌学分会. 嗜铬细胞瘤和副神经节瘤诊断治疗专家共识（2020版）［J］. 中华内分泌代谢杂志，2020，36（9）：737-750.

［3］MONTEBELLO A，CECI M A，VELLA S. Adrenal medullary hyperplasia mimicking pheochromocytoma［J］. BMJ Case Rep，2020，13（9）：e236209.

［4］PICHLER G，MARTINEZ F，FERNANDEZ C，et al. Unusual case of severe hypertension in a 20-year-old woman［J］. Hypertension，2015，66（6）：1093-1097.

（刘　巍　童安莉）

病例29 月经稀发、唇上小须增多、睾酮水平波动

一、病历摘要

患者，女性，37岁。因"月经稀发4年，唇上小须增多2年"入院。

（一）现病史

患者2014年起无明显诱因出现月经稀发，周期2～3个月，每次持续7～8天，经量变少，伴有潮热、出汗，偶有恶心，未予重视。2014年11月于北京市朝阳区第二医院就诊，妇科查体未见异常，妇科B超提示"子宫、附件未见明显异常，少量盆腔积液"，性激素6项（LMP 2014年11月20日）：FSH 42.59IU/L，LH 29.86IU/L，E_2 45.25pg/ml，PRL 13.49ng/ml，T 0.12ng/ml，P 0.56ng/ml，甲功无异常，考虑诊断"月经失调卵巢功能减退"，建议患者调整生活方式，未予特殊治疗。2015年因3个月无月经来潮就诊于北京市朝阳医院，FSH、LH升高，睾酮正常值范围，妇科B超未见异常，给予药物治疗（具体不详），2周后月经来潮，之后月经周期30～40天。2016年再次出现月经稀发，3个月无来潮，2016年6月就诊于北京市妇产医院，查性激素6项（LMP 2016年4月22日）：FSH 118.82IU/L，LH 38.95IU/L，E_2 20.51pg/ml，PRL 6.98ng/ml，T 16.57ng/dl，P 0.34ng/ml，甲功未见异常，宫颈脱落细胞HPV检测阴性，妇科B超提示"子宫肌层回声不均"，给予患者雌二醇/雌二醇地屈孕酮、坤泰胶囊等治疗，之后患者月经周期30～40天，自行于北京同仁堂中医医院中医科就诊，配合中药治疗，定期随诊。2017年4月于北京市同仁堂中医医院查性激素提示睾酮升高（2.62ng/ml），之后监测睾酮波动在1.63～2.54ng/ml（2017年4月至2018年6月，北京同仁堂中医医院），伴有唇上小须增多，自觉大阴唇较前变厚，无满月脸、皮肤紫纹，无皮肤油脂分泌增多、粗糙等。2018年2月于单位体检查骨密度提示较同龄人骨量减低（粗测，具体骨密度数值不详）。2018年7月患者因潮热、出汗加重伴失眠于我院妇科内分泌门诊就诊，查性激素6项（LMP 2018年6月24日）：FSH 147.98IU/L，E_2 17.66pg/ml，P 0.36ng/ml，T 2.68ng/ml，LH 47.32IU/L，PRL 15.07ng/ml，2018年8月23日复查（LMP 2018年8月10日）：T 2.90ng/ml，硫酸脱氢表雄酮（DHEAs）281.7μg/dl，血ACTH 12.2pg/ml，血F（8am）10.20μg/dl，24小时尿皮质醇：（尿量1250ml）41.50μg，血17α-OHP 1.32ng/ml，子宫双附件超声（经阴道）：盆腔少量积液，其余未见异常，进一步完善肾

上腺超声未见明显异常。2018年11月17日末次月经结束，后未再继续口服雌二醇/雌二醇地屈孕酮，11月22日复查：T 3.62ng/ml（图29-1A），DHEAs 362.0μg/dl，为进一步明确诊断于我科门诊就诊，完善中剂量地塞米松抑制试验（表29-1）。

表29-1　中剂量地塞米松抑制试验结果

	服药前	服药后	抑制率（%）
17α-OHP（ng/ml）	0.87	0.03	96.50
DHEAs（μg/dl）	423.60	251.90	40.50
T（ng/ml）	3.91	3.17	1.89
P（ng/ml）	0.82	＜0.08	＞90.00
ACTH（pg/ml）	28.70	＜5.00	＞90.00

完善肾上腺增强CT＋冠矢状重建：左侧肾上腺结合部低密度结节，大小约为4mm×7mm，右肾上腺大小形态密度未见明显异常。考虑左侧肾上腺结合部小结节，腺瘤不除外。为行进一步诊治收入院。

患者自幼生长发育与同龄人近似，否认出生后外生殖器异常，无幼年时期阴道异常出血，12岁乳房发育，13岁生长阴毛，否认身高异常增大，15～17岁有额部、下颌生长痤疮，否认体重异常增长，23岁后未再有身高增长。病程中否认糖皮质激素服用史，否认皮肤色素沉着、乳汁异常分泌，否认面容变丑、肢体粗大，否认毛发增多、皮肤粗糙，否认多饮、多尿，否认骨痛、血尿、尿中排石，否认肌肉力量增大，精神可，体力稍差，睡眠较差，二便无异常，体重、身高无明显变化。

（二）既往史

2018年11月因睡眠不佳就诊于北京大学第六医院，给予曲唑酮、奥沙西泮口服改善睡眠治疗至今。否认高血压、冠心病、糖尿病等慢性病史，否认肝炎、结核、伤寒、疟疾等传染病史，否认重大手术、外伤及输血史，否认药物、食物过敏史。预防接种史不详。

（三）个人史

生于原籍，无外地久居史。否认疫区、疫水接触史，否认特殊化学品及放射性物质接触史。无吸烟饮酒等不良嗜好。家中长期（10年）养猫1只。

（四）婚育史、月经史

32岁结婚，婚后工具避孕，2016年初计划妊娠，G0P0。患者月经初潮14岁，行经天数7～10天，月经周期30天，量中，有痛经。

（五）体格检查

血压121/62mmHg，SpO$_2$ 98%@RA，身高159cm，体重46.5kg，BMI 18.39，腰围60cm。发际线无明显后移，满月脸、水牛背、锁骨上脂肪垫（-），黑棘皮征（-），头发、皮肤无油脂分泌增多，面部毛孔无明显增粗，少量唇上小须，双乳V期，无触发溢乳，阴毛P4期。心、肺、腹查体无异常。

（六）辅助检查

[**常规检查**]血常规：RBC 3.76×10^{12}/L，Hb 117g/L，HCT 35.5%；尿常规：KET TRACE；便常规正常；ESR正常，肝肾功能正常；电解质K 4.1mmol/L，Na 139mmol/L，GLU 3.9mmol/L；血脂ApoB 0.53g/L，ApoA1 1.43g/L，LDL-C 1.33mmol/L，HDL-C 1.56mmol/L，TC 3.27mmol/L，TG 0.63mmol/L，FFA 947μmol/L；肿瘤标志物：CA19-9 9.6U/ml，CEA＜0.200ng/ml，CA125 16.1U/ml，CA15-3 3.3U/ml。

[**内分泌相关检查**]性激素：FSH 153.72IU/L，LH 54.55IU/L，E$_2$ 27.88pg/ml，P 1.11ng/ml，T 3.46ng/ml，PRL 11.52ng/ml，其他内分泌激素：TSH 3.789μIU/ml，FT4 1.063ng/dl，FT3 3.44pg/ml，T3 1.05ng/ml，T4 6.80μg/dl，TPOAb 7.20IU/ml，TgAb＜10.0IU/ml，ACTH（8am）44.0pg/ml，F（8am）22.86μg/dl，DS 291.6μg/dl，24小时尿游离皮质醇：（尿量2900ml）UFC 35.96μg。过夜1mg小剂量地塞米松抑制试验：对照日血F 25.68μg/dl，服药后血F 0.67μg/dl。同一管血样检测（贝克曼，电化学发光法）测定睾酮2.03ng/ml（参考范围0～0.75ng/ml）；外送检验（罗氏，电化学发光法）：SHBG：58.7nmol/L（参考范围32.4～128.0nmol/L），总睾酮0.052ng/ml（参考范围0.08～0.48ng/ml）；串联质谱法检测AMH＜0.06ng/ml（参考范围0.24～11.78ng/ml），INHB＜10.00pg/ml（参考范围19.67～147.62pg/ml），总睾酮0.062ng/ml（参考范围0.09～0.55ng/ml），游离睾酮0.013ng/ml（参考范围0.013～0.092ng/ml），生物活性睾酮0.027ng/ml（参考范围0.041～0.255ng/ml），故不同检测平台测定睾酮存在较大差异（表29-2）。

表29-2 同一样本血总睾酮在不同检测平台的比较

	贝克曼检测平台（ng/ml） （化学发光法）	罗氏检测平台（ng/ml） （化学发光法）	串联质谱法 （ng/ml）
检测值	2.03	0.052	0.062
参考值	0～0.75	0.08～0.48	0.09～0.55

骨代谢评估：Ca 2.35mmol/L，P 1.56mmol/L，ALP 43U/L，T-25（OH）D 15.6ng/ml，1,25（OH）$_2$D$_3$ 55.11pg/ml，β-CTX 0.655ng/ml，TP1NP 25.8ng/ml，PTH 17.6pg/ml，

FCa 1.25mmol/L，pH 7.35。骨密度：股骨颈BMD 0.712g/cm²，Z值−1.4，全髋BMD 0.794g/cm²，Z值−1.1，符合骨量减低。糖代谢，完善3小时OGTT提示存在高胰岛素血症（表29-3）。

表29-3 3小时OGTT结果			
时间（h）	血糖（mmol/L）	胰岛素（IU/ml）	C肽（ng/ml）
0	4.3	5.69	1.13
0.5	7.6	125.59	8.47
1	7.8	>300.00	17.77
2	4.4	68.95	7.22
3	5.2	53.71	7.69

［影像学检查］右肾存在横位生长，考虑为先天因素。垂体平扫＋动态增强MRI：垂体左翼可疑占位病变表现，考虑微腺瘤可能（图29-1B）。生长抑素受体显像：断层扫描提示子宫生长抑素受体轻度表达，考虑生理性摄取可能，未见明确神经内分泌肿瘤征象（图29-1C）。膀胱右上方可见一高摄取点状强回声，与核医学科沟通，考虑膀胱返折区域（图29-1D）。肾上腺CT于病房阅片：结节密度与正常肾上腺组织接近，符合增生（图29-1E）。^{18}F-FDG PET/CT：①双侧乳腺增生。②左肾上腺无活性结节（29-1F）。③颅骨板障内小低密度影，未见代谢增高，为良性病变可能性大，头、颈、胸、腹部和盆部其余部位未见明确代谢异常增高灶。盆腔常规＋增强MRI：盆腔积液；余盆腔常规＋增强MRI未见明显异常，请结合临床。子宫及双侧附件B超：子宫偏小（3.4cm×3.2cm×3.1cm），肌层回声欠均伴片状低回声。左侧卵巢偏小（1.6cm×0.7cm×0.7cm），因肠气多右侧卵巢未谈及。甲状腺及颈部淋巴结超声：甲状腺左叶片状低回声，建议随诊观察。乳腺及腋窝淋巴结超声：双乳增生。未发现肿瘤征象。

（七）诊断

高雄激素血症，异常抗体干扰可能性大；卵巢早衰。

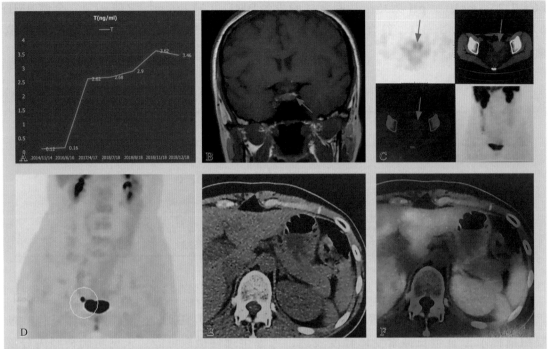

图29-1　患者睾酮水平变化及影像学检查

注：A.患者自2014年11月至2018年12月睾酮（ng/ml）监测水平的变化；B.垂体MRI提示垂体左翼可疑占位病变表现（3.2mm×4.6mm），考虑微腺瘤可能；C.生长抑素受体显像，子宫存在生理性摄取；D.生长抑素受体显像，膀胱右上方可见一高摄取点状强回声，考虑膀胱生理性折返；E.肾上腺CT提示左侧肾上腺见一小结节；F.^{18}F-FDG PET/CT可见放射性摄取与正常肾上腺组织较一致，考虑为无活性结节。

二、病例分析

患者为青年女性，慢性病程，以"月经稀发4年、唇上小须增多2年"为主要表现，既往月经规律，生长发育正常，33岁开始逐渐月经稀发，家族史中有多位女性亲属的绝经年龄在40～50岁，有饲养猫10年的个人史，染色体核型检查为正常的46,XX。病程中从北京同仁堂中医医院就诊时开始检测血清睾酮升高，并呈现进行性升高（2ng/ml→3ng/ml），故诊断"高雄激素血症"，但查体无典型男性化外貌，Ferriman-Gallway毛发评分仅1分。睾酮在人体中存在不同形式，85%的睾酮与性激素结合球蛋白（SHBG）紧密结合，10%～15%与白蛋白疏松结合，1%～2%为游离睾酮（FT），后两者共同称为具有生物活性的睾酮（BioT），在女性正常状态下的雄激素来源包括卵巢和肾上腺，脱氢表雄酮（DHEA）主要来自肾上腺（90%），硫酸脱氢表雄酮（DHEAS）100%来自肾上腺。对于高雄激素血症女性患者，分析病因需考虑以下因素。①SHBG升高：见于甲状腺功能亢进症、肝病、妊娠，本例患者的SHBG在正常范围，不考虑该因素。②外源性雄激素摄入：主要为含有DHEA保健品、丹那唑等药物的摄入，但本例患者无长期相关用药史。③肾上腺来源雄激素：需考虑先天性肾上腺皮质增生症（CAH）、库欣综合征、肾上腺肿瘤、糖皮质激素抵抗等。④卵巢来源的雄激素：需考虑多囊卵巢综合征（PCOS）、卵巢肿瘤、卵泡膜细胞增殖症。对雄激素升高的患者会完善中剂量地塞米松抑制试验行定位诊断，本例患者在门诊完善的中剂量地塞米松抑制试验结果提示睾酮分泌不受ACTH调控，不符合肾上腺来源CAH的雄激素增多。而卵巢来源雄激素增多方面，患者阴道B超未见异常，发病年龄为育龄期，不太符合卵泡膜细胞增生症的特点。请妇科会诊：患者FSH、LH水平均明显升高，符合卵巢早衰，提示妊娠概率低，睾酮渐进性升高，不能除外肾上腺或卵巢来源肿瘤分泌雄激素。入院后主要针对卵巢肿瘤或异位分泌雄激素的肿瘤行筛查，多种影像学检查无阳性发现。遂外送北京妇产医院行进一步检测：总睾酮（TT）62.87pg/ml，FT 1.31pg/ml，BioT 27.10pg/ml，外送罗氏检测，TT 0.18ng/ml，质谱法检测睾酮水平低，与我院睾酮结果相反，进一步追问病史，患者长期饲养宠物，与检验科医师沟通，我院睾酮检测方法为化学发光法，最后用同一管血测定的我院睾酮数值（贝克曼化学发光法2.03ng/ml）、北京妇产医院（HPLC/MS 0.063ng/ml）、罗氏化学发光法检测0.052ng/ml，后两者测定睾酮数值均低于正常值范围，提示在检测过程中可能存在某种因素干扰睾酮的测定。患者有宠物饲养史，不能排除异嗜性抗体的因素，该抗体在人接触动物后产生，本身对人体无害，而却会干扰诸多内分泌激素的测定，包括HCG、TSH等，进一步完善自身免疫指标：ANA谱、ANCA、Ig、IgG亚群等未见异常。该病例为判断女性高雄激素血症病因提供了新的思路。对于高雄症状体征不明显的患者，除筛查上述病因外，需要考虑到异嗜性抗体或异常抗体对检测的干扰。

本例患者除高促性腺激素性性腺功能低退外，还有抗米勒管激素（AMH）和抑制素明显降低，故评估卵巢功能符合"卵巢早衰"，在HPG轴中，除性腺分泌的类固醇激素，还存在抑制素和刺激素对FSH、LH的反馈抑制作用。卵巢的储备功能取决于卵巢的窦卵泡数目，也就是卵巢产生可被受精的能力，如果在月经周期第2～3天测定FSH升高，则提示卵巢衰老。抑制素B反映可被募集的卵泡数量，若在月经周期第2～3天测定则提示卵巢功能差。AMH也可以反映卵巢功能，会随年龄的增长和卵泡池的减少而下降，本例患者抑制素B、AMH均明显降低，提示卵巢储备功能不足，卵巢功能衰竭。因此认定患者FSH、LH的升高为卵巢早衰表现。

三、临床查房

1. 睾酮在体内存在的形式有哪些？

体内全部的睾酮称为总睾酮，其中有85%的成分与SHBG紧密结合，称为结合睾酮，有10%～15%的成分与白蛋白疏松结合，另有1%～2%的成分为游离睾酮，后两者称为有生物活性的睾酮（BioT）。

2. 女性体内雄激素存在形式有哪些？

月经周期正常女性血清中的主要雄激素按浓度由高到低依次是硫酸脱氢表雄酮（DHEAS）、脱氢表雄酮（DHEA）、雄烯二酮、睾酮（T）和双氢睾酮（DHT）。DHEAS全部为肾上腺来源，DHEA有90%为肾上腺来源，10%来源于卵巢。睾酮主要有两个来源，一是卵巢的直接分泌，约占睾酮生成的1/3，另一个是外围组织的睾酮前体——雄烯二酮的转变，占睾酮生成的2/3。这些外源性组织包括皮肤和脂肪组织。雄烯二酮由卵巢和肾上腺合成。DHEAS和DHEA间接地促进睾酮形成，在开始转化为雄烯二酮，随后雄烯二酮转化为睾酮（图29-2）。

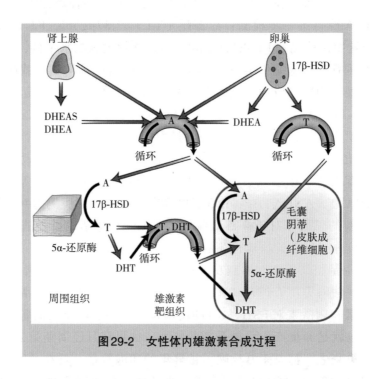

图29-2　女性体内雄激素合成过程

女性体内的肾上腺和卵巢均可产生DHEA和雄烯二酮经过血循环，在周围组织中的17β-羟类固醇脱氢酶（17βHSD）的作用下转换成睾酮，进一步在皮下组织中的5α-还原酶作用下转化成双氢睾酮，在雄激素受体发挥作用。

3. 什么是性激素结合球蛋白？

性激素结合球蛋白（SHBG），由肝脏合成并释放入血，在睾丸、子宫、大脑和胎盘也少量合成，是一种运输性激素（主要是雄激素和雌激素）的载体，与睾酮有较高的亲和力，与雌二醇的亲和力较低，因此SHBG浓度的改变主要影响雄激素的代谢。可以引起SHBG升高的生理性因素包括妊娠、空腹状态等，病理性因素包括甲状腺功能亢进症、肝硬化、脂肪肝等。当雄激素分泌过量时SHBG水平降低，因此检测SHBG水平对女性高雄激素血症的诊断有重要意义。

4. 育龄期女性高雄激素血症的常见病因有哪些？

按照发病概率，女性高雄激素血症的病因包括以下几种（表29-4）。

表29-4　女性高雄激素血症的病因

疾病	比例（%）	发病年龄	起病-初诊时间	月经紊乱	男性化
PCOS	＞95	15～25岁	数年	+/-	不重、多毛为+/-主
CAH	1～2	先天性	出生/青少年/成年	+	+/-
肾上腺肿瘤	＜1	任何年龄	数周至数月	+	+
卵巢肿瘤	＜1	任何年龄	数周至数月	+	+
库欣综合征	＜1	任何年龄	数周至数月	+	+/-
卵泡膜增生症	＜1	任何年龄	数周至数月	+	+

5. 雄激素过高的体征有哪些？

血清睾酮水平明显升高时（＞150ng/dl），可见男性化体征，包括前额脱发、阴蒂肥大、肌肉量增加或声音低沉。对评估多毛症有重要意义的其他体格检查包括：皮肤表现，如体格检查时应寻找是否有痤疮或皮脂溢（也是雄激素过多的表现）、黑棘皮征、皮肤紫纹、皮肤薄或淤斑，后3项提示可能存在库欣综合征，而黑棘皮征提示胰岛素抵抗。体重也有提示意义，如大部分PCOS的女性体型肥胖（BMI≥30），库欣综合征患者可有向心性肥胖。

6. 女性多毛如何进行评估？

目前多采用Ferriman-Gallway毛发评分（图29-3）。对雄激素最敏感的9个部位：上唇、下颌、胸前、脐上、外阴、上臂、下肢、背部、臀部，每个都被分配了从0（没有毛发）到4（男性特征）的分数，这些相加得出多毛评分。

7. 什么是多囊卵巢综合征？

多囊卵巢综合征（PCOS）是一种雄激素过多相关持续无排卵疾病，育龄期妇女的发生率为5%～10%。临床特征是月经稀发、雄激素过多以及常有心血管疾病的危险因素，包括肥胖、糖耐量异常、血脂异常、脂肪肝、非酒精性脂肪性肝病和阻塞性睡眠呼吸暂停。高发年龄为20～35岁。根据2003年鹿特丹诊断标准，我国育龄期妇女的患病率为5.6%。对于任何表现出月经不规则和雄激素过多症状（痤疮、多毛和男性型脱发）的育龄女性，都应考虑PCOS。育龄期PCOS的诊断：根据2011年中国PCOS的诊断标准，符合以下条件：疑似PCOS，月经稀发或闭经或不规则子宫出血是诊断的必须条件。另外，再符合下列2项中的1项：①高雄激素表现或高雄激素血症。②超声表现为多囊卵巢。标准的评估方法：①月经稀发，月经周期35天至6个月；闭经：继发性闭经（停经时间≥6个月）常见；原发性闭经（16岁尚无月经初潮）少见；不规则子宫出血，月经周期或经量无规律性。②高雄激素表现包括痤疮（复发性痤疮，常位

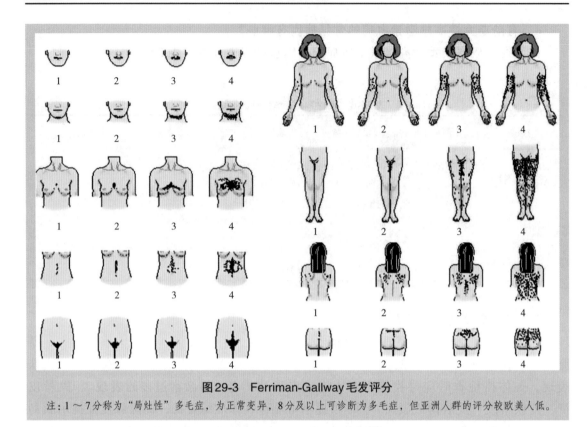

图 29-3 Ferriman-Gallway 毛发评分

注：1～7分称为"局灶性"多毛症，为正常变异，8分及以上可诊断为多毛症，但亚洲人群的评分较欧美人低。

于额、双颊、鼻及下颌等部位）、多毛（上唇、下颌、乳晕周围、下腹正中线等部位出现粗硬毛发）；高雄激素血症依据总睾酮的测定，睾酮水平与临床高雄激素症状的程度无相关关系。③多囊卵巢诊断标准：一侧或双侧卵巢内直径2～9mm的卵泡数≥12个/卵巢，和/或卵巢体积≥10ml［卵巢体积按0.5×长径×横径×前后径（cm）计算］。

排除诊断：排除其他类似疾病是确诊PCOS的条件。部分PCOS患者可伴有催乳素轻度升高，但如果催乳素水平升高明显，应排除垂体催乳素瘤；对稀发排卵或无排卵患者，应测定FSH和雌二醇水平以排除卵巢早衰和中枢性闭经、测定甲功以排除甲减/甲亢引发的月经紊乱；如高雄激素血症或明显的高雄激素临床表现，应排除非典型性肾上腺皮质增生、皮质醇增多症、分泌雄激素的卵巢肿瘤等。

8. 什么是先天性肾上腺皮质增生症？有哪些类型会合并雄激素过多？

先天性肾上腺皮质增生症（CAH）是类固醇激素合成酶基因缺陷，类固醇激素合成酶功能障碍，导致类固醇激素的前体物质堆积而终产物减少、临床表现为性发育异常、电解质异常伴或不伴高血压的一组常见的单基因遗传病。根据类固醇激素合成的过程，可引起高雄激素血症的CAH类型为21-羟化酶缺陷症，11β-羟化酶缺陷症和3β-羟类固醇脱氢酶缺陷症。

9. 卵巢相关的雄激素增多症有哪些?

主要包括卵泡膜细胞增生和分泌雄激素的肿瘤。卵泡膜细胞增生指因卵巢间质细胞分化成为甾体激素生成活跃的黄素化间质细胞,使卵巢间质中出现黄素化卵泡膜细胞巢的现象。这些黄素化卵泡膜细胞巢或细胞岛散布于卵巢间质,而非像在PCOS那样局限于囊性卵泡周围的区域。其结果是雄激素生成增加。卵巢卵泡膜细胞增生的确切病因仍不清楚。卵巢分泌雄激素肿瘤一般发病较晚、进展较快。该类肿瘤仅占所有卵巢肿瘤的5%,组织学表现为支持细胞-间质细胞瘤(卵巢男性母细胞瘤、男性细胞瘤)、颗粒细胞-卵泡膜细胞瘤(基质细胞瘤)及门细胞瘤。

10. 如何评价卵巢的储备功能?

卵巢的储备功能取决于窦卵泡数目,也就是卵巢产生可被受精的卵的能力。激素测定水平有提示意义,在月经周期第2~3天测定FSH水平,若FSH水平升高,提示卵巢衰老。抑制素B则反映可被募集的卵泡数,在月经周期第2~3天测定的抑制素B水平下降提示卵巢功能差。

11. 什么是中剂量地塞米松抑制试验?

北京协和医院在20世纪80年代建立了5日法中剂量地塞米松雄激素抑制试验(DAST),用于高雄激素血症的鉴别诊断。因其操作较为复杂,之后又简化为1日法中剂量DAST。①5日法中剂量DAST:试验第1天于上午8:00空腹采血测定ACTH、睾酮、17OHP,采血后每6小时口服地塞米松0.75mg,连续服用5天,于服药后次日、第3天、第6天上午8:00空腹采血再次测定ACTH、睾酮、17OHP水平。②1日法中剂量DAST:试验第1天于上午8:00空腹采血测ACTH、睾酮、17OHP,采血后每6小时口服地塞米松0.75mg,服药持续时间1天(服药4次),于服药后次日上午8:00空腹采血再次测定ACTH、睾酮、17OHP水平。

结果判断:通过测量服用地塞米松后的血ACTH水平是否在2.2pmol/L以下,评估服用地塞米松后体内ACTH是否达到被完全抑制的水平,以验证ACTH依赖性的雄激素和17OHP被抑制的情况。计算中剂量DAST服药后的17OHP、睾酮的下降百分比作为17OHP和睾酮抑制率。如17OHP和睾酮抑制率分别为87%和60%以上则支持CAH的诊断,反之需要考虑其他病因的高雄激素血症。

12. 睾酮的检测有哪些方法?有何缺陷?

临床检测血清睾酮水平以TT为主。检测方法包括直接免疫测定法、萃取色谱层析放射免疫法及质谱分析法。临床常规检测方法以直接免疫测定法中的化学发光免疫测定(CLIA)最普遍。化学发光免疫平台通常参照男性睾酮水平区间建立检测线性范围,以贝克曼DXI800检测平台为例,睾酮的线性范围为0.1~16ng/ml(0.35~55.53nmol/L),分析敏感性为0.1ng/ml(0.35nmol/L),女性睾酮的参考范围为0.01~0.75ng/ml(0.035~2.603nmol/L)。除校准及敏感性的原因之外,CLIA特异性差也是导致血清睾酮检测结果可靠性、可比性差的原因。研究显示,当血清睾酮浓度<0.87ng/ml(3.02nmol/L)时,其结果的准确性大幅度下降,因此女性睾酮的测

定更容易混淆。而目前的质谱分析法比免疫分析法减少了睾酮的检验干扰。

13. 什么是质谱分析法？

质谱分析法（MS）是先将物质离子化，按离子的质荷比分离，然后测量各种离子谱峰的强度而实现分析目的的一种分析方法。通过直接注射、液相色谱法、直接电离法等方法将待检测物质变为离子状态，在适合的检测器中进行质量分析，根据质谱仪的类型，这些测量通常可以用来确定样品成分的确切分子量，并识别未知化合物。目前质谱分为飞行质谱、色相质谱、串联质谱。串联质谱法（MS-MS）的原理是将两个质量分析器由碰撞室串接起来的分析设备，即三重四极杆质谱仪。第一级质量分析器筛选出被离子化的样本中特定质荷比的母离子，母离子进入碰撞室，通过碰撞诱导解离的方式形成碎片子离子；第二级质量分析器筛选出特异性强的定量子离子及定性子离子，子离子进入检测器监测，最终得到目标分析物的含量。每个母离子/子离子对被称为1个离子对，只有具有特定离子对的待测物质，才能进入检测器。因此，MS-MS具有很好的检测特异性。液相色谱串联质谱法（LC/MS-MS）是临床生化小分子检测的首选方法，常用于类固醇激素的测定。

14. 什么是激素检测中的异嗜性抗体？

异嗜性抗体（HA）存在于人类血清中，具有相对稳定的化学结构，由已知或未知的抗原物质刺激而产生、与啮齿类动物抗体结合的一类抗体，又称非特异性抗原产生的抗体应答。这些抗体会干扰免疫检验体系，造成与实际分析物水平无关的检测值。HA分为天然抗体和自身抗体。天然抗体低亲和力，与免疫球蛋白结合力低，可以和多种抗原及独特型抗体的可变区发生反应。HA的来源：通常是人类直接接触动物，进食受污染的食品、未经高温消毒的鲜奶，接受免疫疗法或接种动物血清或组织的疫苗、感染、输血、过敏、血液透析、胃肠炎。广义的异嗜性抗体即人抗鼠抗体。

15. 异嗜性抗体干扰激素检测的原理是什么？

在竞争性免疫分析技术中，待测抗原与试剂抗体间具有较强的亲和力，HA阻断捕获抗体结合位点从而出现干扰结果。CLIA是一种双位点夹心免疫分析技术，由于HA能够与许多种属的免疫球蛋白形成交叉反应，所以可与CLIA中的包被抗体与标记抗体结合，导致出现假性结果（图29-4）。

16. 如何排除异常抗体的干扰？

从检验平台的角度考虑，HA的干扰较为常见，干扰的确认和消除实验通常包括重复检测、连续倍比稀释法、大分子蛋白沉降法、聚乙二醇（PEG）沉淀法、更换检测平台及阻断剂试验。不同平台的化学发光试剂中捕获抗体和标记抗体来源于不同动物种属，由于HA是接触动物类抗原刺激后产生的免疫球蛋白，可以和某种特定的动物源性抗体发生结合反应，因此更换免疫检测平台可能会消除HA的干扰。近年来，串联质谱检测技术因其敏感性高、特异性强，是业内公认的检测金标准。

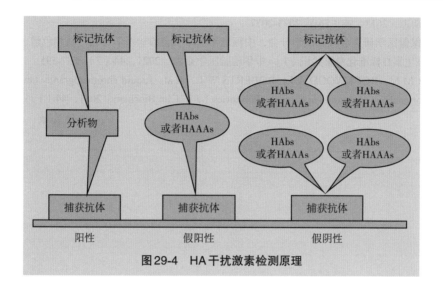

图29-4 HA干扰激素检测原理

17. 还有哪些因素会影响激素的测定准确性？

以甲状腺激素测定为例，生理因素包括年龄、性别、妊娠、运动、心理、肥胖等。药物因素可包括糖皮质激素、锂剂、碘剂、苯巴比妥、卡马西平、免疫检查点抑制剂。自身免疫因素则包括上述提到的异嗜性抗体、类风湿因子、生物素的干扰等。因此，对于临床表现不典型但实验室检测存在异常的指标，需充分结合临床实际，与检验科沟通，避免不必要的诊疗。

四、推荐阅读

[1] CARMINA E，ROSATO F，JANNÌ A，et al. Extensive clinical experience：relative prevalence of different androgen excess disorders in 950 women referred because of clinical hyperandrogenism [J]. J Clin Endocrinol Metab，2006，91：2.

[2] DeUGARTE C M，WOODS K S，BARTOLUCCI A A，et al. Degree of facial and body terminal hair growth in unselected black and white women：toward a populational definition of hirsutism [J]. J Clin Endocrinol Metab，2006，91（4）：1345-1350.

[3] LA'ULU S L，KALP K J，STRASESKI J A. How low can you go? Analytical performance of five automated testosterone immunoassays [J]. Clin Biochem，2018（58）：64-71.

[4] 尹逸丛，卢琳，朱惠娟，等. 女性睾酮水平假性升高病例的临床特点和检验验证 [J]. 生殖医学杂志，2021，30（7）：852-857.

[5] SPEISER P W，ARLT W，AUCHUS R J，et al. Congenital adrenal hyperplasia due to steroid 21-hydroxylase deficiency：an Endocrine Society Clinical Practice Guideline [J]. J Clin Endocrinol Metab，2018，103（11）：4043-4088.

[6] BOLSTAD N，WARREN D J，NUSTAD K. Heterophilic antibody interference in immunometric assays [J]. Best Pract Res Clin Endocrinol Metab，2013，27（5）：647-661.

[7] 戴好，卢琳，邢小平，等. 中剂量地塞米松雄激素抑制试验在女性高雄激素血症中的诊断价值 [J].

中华医学杂志，2018，98（26）：2073-2077.

［8］中国老年保健医学研究会检验医学分会，中国老年医学学会检验医学分会. 液相色谱–串联质谱法检测25-羟维生素D标准化专家共识［J］. 中华检验医学杂志，2021，44（7）：587-595.

［9］KUSHNIR M M，ROCKWOOD A L，ROBERTS W L，et al. Liquid chromatography tandem mass spectrometry for analysis of steroids in clinical laboratories［J］. Clin Biochem，2011，44（1）：77-88.

（金晨曦 卢 琳）

病例 30 牛奶咖啡斑、雀斑、高血压

一、病历摘要

患者，女性，18岁。因"牛奶咖啡斑18年，雀斑14年，血压升高4年半"入院。

（一）现病史

患者为第2胎第2产，足月顺产，出生体重3.9kg，身长不详，出生后哭声响亮、无窒息史。自幼翻身、坐、爬时间与同龄儿相仿，无喂养困难。出生时家长发现其皮肤多处牛奶咖啡斑，4岁开始出现胸背部多处雀斑及皮肤赘生物，雀斑以腋下、腹股沟尤为明显，外院行皮肤赘生物活检，病理提示神经纤维瘤。

2014年因背部皮下结节在外院行手术治疗，其间发现血压升高，140/90mmHg，无不适症状。在外院查尿常规正常，血K 4.4mmol/L，血皮质醇节律正常，血及24小时尿儿茶酚胺、24小时尿VMA均正常。卧位：ALD 169.34pg/ml，AT-Ⅱ 92.35pg/ml，PRA 2.61ng/（ml·h）。卧位盐水试验：盐水前PRA 0.34ng/（ml·h），ALD 285pg/ml，盐水后PRA 0.327ng/（ml·h），ALD 184pg/ml。腹部增强CT及肾动脉CTA未见异常。^{18}F-FDG-PET/CT未见明显占位。外院疑诊为"糖皮质激素可治疗性醛固酮增多症"，加用地塞米松tid（0.75mg-0.75mg-0.5mg），苯磺酸左氨氯地平2.5mg qd治疗，监测血压150/110mmHg左右，因降压效果不明显，患者自行停药。

病程中否认腹痛、腹胀、反酸；否认骨痛、骨折，否认肉眼血尿；否认视力下降、视野缺损、面容变丑、皮肤紫纹；否认慢性腹泻；精神、睡眠、食欲可，大便干，3～5天1次，小便正常，饮水量约1500ml，尿量每天1000～1500ml，夜尿0次，体重无明显变化。

（二）既往史及个人史

无特殊。

（三）生育史

未婚未育。

（四）家族史

祖父、父亲50岁诊断高血压，否认神经纤维瘤病家族史。

（五）体格检查

身高151cm，体重57kg，BMI 25.0。血压：左上肢160/103mmHg，右上肢156/105mmHg；左下肢177/111mmHg，右下肢168/99mmHg。发育正常，体型中等，胸部、背部多发软性赘生物和牛奶咖啡斑，大小不一，直径＞1.5cm。最大牛奶咖啡斑位于右下肢腘窝处，9.0cm×6.6cm，腋窝、腹股沟可见雀斑。心率82次/分，心、肺、腹查体未见异常。未闻及腹部血管杂音，下肢动脉搏动可。

（六）辅助检查

[常规和生化检查] 血常规、尿常规、便常规、ESR、肝肾功能、甲功未见异常。血生化：K 3.7mmol/L，Na 137mmol/L，Glu 4.2mmol/L。24hUK 46.4mmol，24hUNa 53mmol。

[高血压病因相关检查] GH 2.0ng/ml，IGF-1 305ng/ml。性激素：FSH 2.70IU/L，LH 0.68IU/L，E_2 93pg/ml，P 10.00ng/ml，T 0.26ng/ml，PRL 12.7ng/ml，β-HCG 0.37IU/L。ACTH 22.4pg/ml，F 19.3μg/dl，24hUFC 107.6μg/24hr。DS 152μg/dl。3-甲氧基去甲肾上腺素（NMN）0.29nmol/L，3-甲氧基肾上腺素（MN）0.21nmol/L；24h尿儿茶酚胺：NE 20.49μg，E 2.60μg，DA 237.07μg。生长抑素受体显像未见异常。卡托普利试验：（服药前）ALD 13.25ng/dl，AT-Ⅱ 99.41pg/ml，PRA 2.33ng/（ml·h），BP 142/93mmHg；（服药后）ALD 13.07ng/dl，AT-Ⅱ 88.78pg/ml，PRA＞12ng/（ml·h），BP 125/83mmHg。

[高血压并发症相关检查] 尿ACR 80mg/g Cr，8hUAE 54.5μg/min，24小时尿蛋白0.12g。超声心动图：未见明显异常。

[骨代谢检查] ALP 82U/L，Ca 2.56mmol/L，P 1.25mmol/L。β-CTX 0.88ng/ml，TP1NP 59.3ng/ml。PTH 36.2pg/ml；游离钙：pH 7.40，FCa 1.17mmol/L；T-25（OH）D 19.5ng/ml。24hUCa 6.50mmol，24hUP 16.64mmol。

[其他检查] 系统性血管炎自身抗体及抗核抗体谱未见异常。hs-CRP、免疫球蛋白和补体均正常。ACE 18U/L。

[影像学检查] X线：双侧额顶骨内板形态不规则，呈波浪状凸向外板；右侧腓骨下端皮质增厚。头颅CT平扫：头颅不对称，右侧蝶骨大翼及枕颞骨骨质多发变薄、局部缺失；左侧颅中窝小，右侧颅中窝增大，蛛网膜下腔增宽。头颅常规MRI：右侧蝶骨大翼部分缺如，右侧颞叶前凸，伴脑沟裂池增宽；桥脑背侧、双侧小脑齿状核可疑信号异常。全身骨显像：左侧眉弓、双侧坐骨异常所见，考虑良性病变可能性大；上颌骨异常所见，考虑炎性病变可能性大。

肾动脉CTA＋血管重建：左肾双支肾动脉，下支肾动脉中段局部中-重度狭窄；

右肾动脉肾实质内分支、左肾上支肾动脉多发小血管瘤可能；右肾、左肾上极多发皮质变薄、实质强化减低，考虑缺血性改变；右上腹及左中腹皮下、背部皮下脂肪内多发软组织影。肾动脉造影：双肾动脉多发动脉瘤，右肾上极分支血管可见狭窄伴远端动脉瘤形成，远端可见多发新生血管。肾血流功能显像：右肾小，右肾峰值明显低于左肾，右肾下极浓聚程度低于右肾上极，左肾血流灌注及功能正常，右肾＝56.8ml/（min·1.73m^2），左肾＝109.9ml/（min·1.73m^2）。

超声：右肾上极局部萎缩，右肾上极实质内无回声，不除外动静脉瘘；体表皮肤层多发低至无回声结节，倾向实性结节。

[**眼科检查**] 双眼虹膜Lisch结节。

（七）诊断

神经纤维瘤病1型，双肾动脉狭窄伴多发动脉瘤，高血压，皮肤神经纤维瘤，雀斑，牛奶咖啡斑，双眼Lisch结节，右侧蝶骨大翼部分缺如，右侧腓骨发育异常。

（八）治疗

予苯磺酸氨氯地平5mg q12h降压治疗，血压（130～140）/90mmHg。血管外科会诊意见：患者手术及介入治疗风险大，疗效欠佳，目前药物治疗血压控制尚可，继续药物治疗。

二、病例分析

患者为青年女性，慢性病程，自幼皮肤牛奶咖啡斑；4岁起出现雀斑、胸背部皮肤赘生物，14岁发现血压高，有高血压家族史。查体可见6处以上直径＞15mm牛奶咖啡斑，以及以腋下、腹股沟为主的多发雀斑。辅助检查，双眼虹膜Lisch结节，蝶骨翼发育不全，腓骨皮质变厚，肾动脉狭窄伴动脉瘤形成。结合外院病理结果提示神经纤维瘤，临床诊断神经纤维瘤病1型（NF1）明确。

NF1是一种常染色体显性遗传病，1987年美国国立卫生研究院（NIH）的NF1诊断共识及2021年更新的诊断标准都是基于NF1的特异性临床表现做出的。其临床表现为出生后先后出现牛奶咖啡斑、腋窝和/或腹股沟雀斑、Lisch结节（虹膜错构瘤）和神经纤维瘤。若存在骨病变，通常出现在患者出生后1年内，症状性视路胶质瘤（OPG）通常在3岁时出现。其他肿瘤和神经系统并发症通常在患者出生1年后开始出现。高血压可能在儿童期出现。肿瘤恶变也可出现在儿童期，但更常发生于青春期和成年期。

没有家族史的NF1的诊断必须满足以下至少2条：①6个或以上牛奶咖啡斑，在青春期前直径＞5mm或在青春期后直径＞15mm。约95%的成人NF1患者存在牛奶咖啡斑。本例患者有6处以上肉眼可见的直径＞15mm的咖啡牛奶斑。②2个或以上任何类型的神经纤维瘤或1个丛状神经纤维瘤。本例患者躯干部多处可见局部隆起的赘生物，曾外院行病理检查提示神经纤维瘤。③腋窝或腹股沟区雀斑：雀斑比牛奶咖啡斑小，出现时间更晚，常3～5岁时出现，通常首发于腹股沟区。本例患者4岁出现皮肤多处雀斑，以腹股沟及腋下为明显。④OPG：15%的6岁以下NF1儿童可出现OPG。OPG极少发生在年龄更大的儿童和成人中，OPG的症状和体征可能包括视力或色觉下降、瞳孔功能异常、眼球突出和视神经萎缩。⑤2个或以上Lisch结节。Lisch结节通常不影响视力，在6岁以下受累儿童中这些病变的检出率不足10%，但可见于超过90%的成人患者。本例患者眼科检查提示存在Lisch结节。⑥特征性骨病变，如蝶骨发育不良或长骨皮质增厚伴或不伴假关节，本例患者有右侧蝶骨大翼部分缺如和腓骨骨皮质增厚。综上，本例患者满足两个以上的标准，诊断明确。

　　本例患者血压明显升高，高血压在NF1成年患者中常见，也可能发生于儿童期。大多数病例中高血压是原发性的，但血管病变导致肾血管性高血压在NF1患者中也很常见。NF1高血压的少见原因是嗜铬细胞瘤，合并嗜铬细胞瘤的NF1患者占0.1%～5.7%。本例患者完善了高血压的相关检测，儿茶酚胺正常，影像学无相关表现，嗜铬细胞瘤可以排除。结合血管超声、CTA等提示有肾动脉的狭窄（图30-1），卡托普利试验支持继发性醛固酮增多症，因此，高血压考虑与肾动脉狭窄、多发肾动脉瘤引起肾缺血导致的继发醛固酮增多。

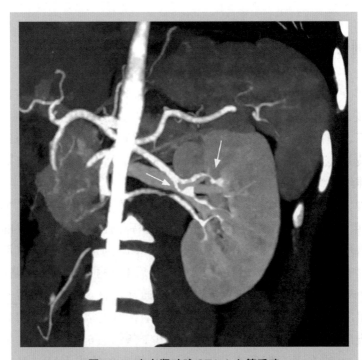

图30-1　患者肾动脉CTA＋血管重建

注：提示左肾双支肾动脉，下支肾动脉中段局部中至重度狭窄；左肾上支肾动脉多发小血管瘤可能。

本例患者的高血压还需要与其他继发性高血压鉴别。

（1）肾上腺原因的高血压：①库欣综合征，患者无明显库欣典型症状及体征，HPA轴激素测定结果基本正常，垂体及肾上腺未见占位。②原发性醛固酮增多症，患者肾素活性不低，卡托普利试验结果可除外。③先天性肾上腺皮质增生症，患者无相关症状及体征，激素检测及肾上腺CT未见明显异常，可排除。

（2）肾脏疾病：①肾实质疾病，患者否认肾脏基础病史，肾功能和尿常规正常，可排除。②肾素瘤，为高肾素、高醛固酮，但本例患者的肾脏超声不支持。③Liddle综合征：为低肾素、低醛固酮，可排除。

（3）其他内分泌疾病伴随的高血压：如肢端肥大症、甲亢等，患者无明显相关症状及体征，相关激素检测也正常，可除外。

NF1患者发生良性和恶性肿瘤的概率增加。颅内肿瘤类型以OPG为主，但也可出现其他中枢神经系统和非中枢神经系统肿瘤。

NF1患者发生恶性肿瘤的风险增加，为一般人群的2.5～4倍。常见的有：①周围型神经纤维瘤，包括皮肤型神经纤维瘤、丛状神经纤维瘤、结节型神经纤维瘤。②OPG。③其他中枢神经系统肿瘤：尤其是星形细胞瘤和脑干胶质瘤。④软组织肉瘤：NF1患者发生软组织肉瘤以及胃肠道间质瘤的风险增加。⑤其他肿瘤：如儿童期的幼年型粒－单核细胞白血病。NF1女性患者，特别是50岁以下者发生乳腺癌的风险也会增加。

NF1目前尚无特效药，主要是对症治疗。本例患者目前主要通过钙通道阻滞剂控制血压。若肾动脉狭窄或血管瘤明显影响血压也可考虑行栓塞、血管成形术或手术治疗。

三、临床查房

1. 神经纤维瘤病分几型？

神经纤维瘤病（NF）是一种常染色体显性遗传病，主要包括3型：NF1、NF2和神经鞘瘤病（SWN）。其中NF1最常见，占所有病例的96%，NF2和SWN发生率分别为3%和＜1%。NF2通常会导致听力损失和前庭功能障碍，SWN常会引起剧烈疼痛。

2. 什么是NF1？

NF1是1847年德国病理学家Virchow首先报道，是一种由NF1基因突变或缺失引起的常染色体显性遗传病。主要特征是出现牛奶咖啡斑、腋窝雀斑、Lisch结节（即虹膜错构瘤）、骨骼发育不良，以及良性和恶性神经系统的相关肿瘤，多见良性神经纤维瘤。

3. NF1的发病率是多少？

NF1的发病率约为1/3000，但是实际发生率可能更高，因为有些轻度病变的患者可能漏诊。

4. NF1的遗传特点有哪些？

NF1为常染色体显性遗传病，*NF1*基因突变的父母，其每个孩子都有50%的患NF1风险。

5. NF1的发病机制是什么？

NF1是一种遗传性肿瘤易感性疾病，由于*NF1*基因突变所致，该基因为一种抑癌基因，位于第17号染色体q11.2（17q11.2），有61个外显子，编码蛋白为神经纤维蛋白。该蛋白为细胞质蛋白，在不同的组织中具有多种功能。神经纤维蛋白是一种RAS-GTP酶的激活蛋白，主要通过抑制RAS活性来抑制肿瘤生长。当*NF1*基因发生突变时，神经纤维蛋白功能丧失，导致细胞内RAS过度激活，因此RAS/RAF/MAPK信号通路被激活，细胞持续分裂，最终形成神经纤维瘤。

NF1表型具有高度外显性，即几乎所有具有*NF1*基因突变的个体都具有该病的某些表型特征。NF1患者发生的良性肿瘤包括皮肤神经纤维瘤、丛状神经纤维瘤和视神经胶质瘤。而周围神经鞘瘤是NF1患者常见的恶性肿瘤，见于10%的病例。

6. NF1基因检测是否必要？有哪些突变的类型？

虽然基因检测对于NF1的诊断非必须，但NIH共识仍建议行基因检测，因为对于儿童及早期，特别是1岁前发病的患者，仅有约50%的患者符合临床诊断标准。美国儿科学会总结了关于NF1儿童基因检测的理由：①基因检测可在临床诊断确认前（或在第2个临床特征出现前）先确认疑似患者。②基因检测可鉴别NF1与*SPRED1*基因相关的Legius综合征。③基因检测可能有助于筛选出非典型特征的儿童患者，如孤立性丛状神经纤维瘤、OPG、胫骨发育不良。

*NF1*基因突变方式复杂，发现1000多种致病性突变，突变类型包括错义、无义、剪接、微缺失、微插入、大片段缺失和大片段插入等。

大多数（＞80%）*NF1*突变是失活性突变，导致几乎没有转录或蛋白质合成。5%～10%的*NF1*突变为跨越整个基因和侧翼区域的缺失。许多*NF1*还存在深度内含子突变，产生新的剪接位点，可能会导致转录的mRNA中包含一个新的隐蔽外显子，从而产生异常神经纤维蛋白，此类突变占所有*NF1*突变约2%。

7. NF1临床表现有哪些特点？

NF1患者的临床表现具有异质性，患者的症状和体征各异。通常在婴儿或儿童早期出现多个牛奶咖啡斑，并可随着年龄的增长而增多、增大。腋窝或腹股沟雀斑很少在出生时出现，一般在儿童和青春期出现。皮下或皮肤神经纤维瘤也很少见于幼儿，一般出现在年龄较大的儿童、青少年或成年人。其他表现还有高血压、骨骼异常、视神经肿瘤、Lisch结节、学习障碍、注意力缺陷、身材矮小、多动症等。

8. NF1的诊断标准是什么？

根据国际共识，2021年修订了NF1的诊断标准。没有家族史的情况下，满足下列标准的2条或以上：①青春期前儿童直径＞5mm和青春期后直径＞15mm的6个或更多牛奶咖啡斑。②腋窝或腹股沟雀斑。③两个或多个典型神经纤维瘤或一个丛状神经纤维瘤。④视路神经胶质瘤。⑤两个或多个虹膜错构瘤（Lisch结节），通常只能通过裂隙灯显微镜检查才能发现；或光学相干断层成像（OCT）/近红外（NIR）影像检查到2个或以上的脉络膜异常。⑥特征性的骨骼病变，如蝶骨发育不良，胫骨前外侧弯曲，或长骨的假关节。⑦杂合的致病性*NF1*突变，在明显正常的组织（如白细胞）中具有50%的突变等位基因。

有家族史的情况下，满足1条或以上临床特征可诊断NF1。

9. NF1的鉴别诊断有哪些？

在鉴别诊断中，应考虑与NF1有重叠特征的疾病，包括Legius综合征、NF2等。

Legius综合征可出现多个牛奶咖啡斑、雀斑、大头畸形和轻度学习障碍。该病为*SPRED1*基因突变所致。临床上可能会根据多个牛奶咖啡斑和腋窝或腹股沟雀斑误诊为NF1，但这些患者无Lisch结节，也不会出现与NF1相关的良性或恶性肿瘤。

NF1不同于NF2，后者相对缺乏皮肤表现，且无Lisch结节，但脑膜瘤和听神经瘤的发病率较高，通常为双侧。两者均可出现脊神经根肿瘤，但NF2中为神经鞘瘤，NF1中为神经纤维瘤。NF2相关神经鞘瘤多为良性，通常不会恶变。NF2患者不存在NF1中常见的认知功能障碍。

10. NF1对骨骼有什么影响？

约50%的NF1患者出现骨骼病变，分为全身性和局灶性病变。全身性骨骼异常包括骨质疏松症、骨量减少、骨软化、身材矮小和大头畸形。而局灶性病变通常出现较早，包括脊柱侧凸、脊柱后凸等脊柱畸形；胫骨、前臂先天性弯曲如假关节；胸壁畸形、四肢过度生长和软组织肿瘤等。大头畸形在NF1中很常见。

*NF1*基因的突变在NF1相关的骨病变中起到非常重要作用。其他因素还包括：ATF4（一种富含成骨细胞的转录因子），可以通过增加NF1缺陷型成骨细胞中的氨基酸和胶原蛋白合成来增强骨骼发育。血清25-羟维生素D及其受体水平降低也对骨骼病变产生影响。一项针对NF1成年患者（平均年龄40岁）的研究表明，50%的人有骨量减少，19%的人有明显的骨质疏松症。男性比女性更容易出现骨密度下降。56%的患者25-羟维生素D偏低，34%的患者甲状旁腺激素升高。与男性相比，年轻女孩的脊柱侧凸更严重，尽管导致NF1的遗传变化在受孕时就存在，但临床表现可能会在出生后多年才缓慢出现。

11. NF1患者的高血压风险是否会增加？

高血压在NF1成年患者中常见，儿童NF1患者高血压风险也有增加。一项纳入224例儿童NF1患者的研究显示，纳入患者平均年龄（9.1±4.1）岁，其中14.9%为高血压前期，16.9%患有高血压。较正常对照相比，各年龄段患者高血压发生比例增加。

12. NF1患者的高血压的病因包括哪些？

NF1患者的高血压可为原发性高血压，但肾血管性高血压更为常见，因此，对于NF1合并高血压的患者，应进行肾动脉狭窄的评估。肾血管性病变可在血压仍正常的患者中检出。此外，0.1% ～ 5.7%的NF1患者存在嗜铬细胞瘤/副神经节瘤。

13. 肾血管性高血压如何筛查及诊断？

肾素－血管紧张素－醛固酮系统测定及肾动脉超声可作为肾血管性高血压的初筛手段。对于怀疑肾动脉狭窄的患者，可进一步完善卡托普利肾血流功能显像、肾动脉 CTA/MRA、肾动脉造影等。其中肾动脉超声及肾动脉 CTA/MRA 对分支血管狭窄的诊断效果欠佳，肾动脉造影诊断敏感性高，是诊断的金标准。

14. NF1患者肾血管性高血压的特点有哪些？

NF1患者可合并血管病变，分两型。①大血管病变：累及腹主动脉、颈动脉、肾动脉主干等。②小血管病变：小血管型，累及肾内分支。NF1合并肾动脉病变的特点为累及肾门或肾内分支，肾动脉开口，血管壁有增生结节是NF1相关肾动脉病变的特点。

15. NF1患者肾血管性高血压如何治疗？

治疗包括应用降压药物控制血压及血管重建。其中血管重建包括开放肾动脉重建、肾动脉球囊扩张/支架植入术、肾动脉栓塞术、肾切除术等。部分患者血管病变复杂，手术及介入治疗困难。

16. NF1患者的嗜铬细胞瘤/副神经节瘤特点包括哪些？

0.1% ~ 5.7% 的NF1患者存在嗜铬细胞瘤/副神经节瘤。研究显示，NF1合并嗜铬细胞瘤/副神经节瘤患者嗜铬细胞瘤/副神经节瘤诊断年龄平均42岁（1.5 ~ 74岁），其中84%患者肿瘤为单侧嗜铬细胞瘤，9.6%为双侧嗜铬细胞瘤，6.1%为副神经节瘤。78%患者存在高血压相关症状。11.5%患者存在转移或局部浸润。

17. NF1与生长发育的关系如何？

NF1出生就可以发病，很多儿童或青少年会出现身材矮小。一般青春发育在正常年龄出现，但少数个体可出现性早熟。当出现性早熟时，需评估患者是否存在下丘脑－垂体轴受影响，是否为中枢性性早熟。

18. 为什么NF1恶性肿瘤的发生增加？

NF1由于基因异常导致神经纤维蛋白发生改变，而神经纤维蛋白为所有脊椎动物 RAS-GTP 酶的关闭信号。NF1患者患多种恶性肿瘤的风险增加，包括胃肠道间质瘤和恶性外周神经鞘瘤。后者是NF1患者死亡的主要原因。此外，由于 *NF1* 突变导致神经纤维蛋白表达降低，在其他人类恶性肿瘤中也可检测到，包括非小细胞肺癌、乳腺癌等。

19. NF1的治疗药物有哪些？

目前没有针对NF1的特效药物。用于治疗NF1的大多数是抗肿瘤药物，如用卡铂控制视神经胶质瘤生长。靶向治疗方面，最近有在NF1患者中使用丝裂原活化蛋白激酶（MEK）抑制剂治疗症状性丛状神经纤维瘤的临床研究。MEK抑制剂并非对所有患者都有效，且其副作用也影响其使用。

对症治疗：对于因皮肤神经纤维瘤引起的瘙痒患者，苯海拉明可能可以缓解症状。

20. NF1的手术治疗有哪些？

如果神经纤维瘤压迫重要器官、影响视力可考虑通过手术切除以缓解症状。如位于臂丛或骨盆丛神经的有症状的丛状神经纤维瘤需要手术治疗，但可能会导致术后神经功能障碍。另外，因丛状神经纤维瘤难以手术切干净，切除后常会复发。脊髓肿瘤的切除通常非常困难，应预防进行性截瘫或四肢瘫痪。

头皮、发际线或腰部周围衣服摩擦处的神经纤维瘤常会引起不适，手术切除肿瘤可改善症状。

如果存在嗜铬细胞瘤，手术治疗是首选。

21. NF1的预后情况怎样？

NF1患者平均寿命较一般人群缩短（中位死亡年龄59岁 *vs*. 74岁）。常见死因是恶性肿瘤，特别是30岁以前死亡的患者。

四、推荐阅读

[1] TAMURA R. Current understanding of neurofibromatosis type 1，2，and schwannomatosis [J]. Int J Mol Sci，2021，22（11）：5850.

[2] KYLE W，DAVIDA L. New model systems and the development of targeted therapies for the treatment of neurofibromatosis type 1-associated malignant peripheral nerve sheath tumors [J]. Genes，2020，11：477.

[3] BARROS IIF，MANSO F，SILVA AIC，et al. Screening for hereditary pheochromocytoma in a patient with neurofibromatosis type 1：a case report [J]. touchREV Endocrinol，2021，17（1）：79-82.

[4] WANG W，WEI C J，CUI X W，et al. Impacts of NF1 gene mutations and genetic modifiers in neurofibromatosis type 1 [J]. Front Neurol，2021，12：704639.

[5] NIX J S，BLAKELEY J，RODRIGUEZ F J. An update on the central nervous system manifestations of neurofibromatosis type 1 [J]. Acta Neuropathol，2020，139（4）：625-641.

[6] MELMED S，POLONSKY K S，LARSEN P R，et al. Williams Textbook of Endocrinology：expert consult [M]. London：Elsevier Health Sciences，2015.

（周 颋 崔云英 童安莉）

附录 A　北京协和医院内分泌检验项目参考范围

项　　目	化验单参考范围
C肽（C-P）	空腹：0.26～1.39nmol/L（0.80～4.20ng/ml）
三碘甲状腺原氨酸（T3）	1.02～2.96nmol/L（0.66～1.92ng/ml）
甲状腺素（T4）	55.5～161.3nmol/L（4.3～12.5μg/dl）
游离三碘甲状腺原氨酸（FT3）	2.77～6.31pmol/L（1.80～4.10pg/ml）
游离甲状腺素（FT4）	10.45～24.38pmol/L（0.81～1.89ng/dl）
促甲状腺激素（TSH）	0.380～4.340mIU/L
甲状腺球蛋白抗体（TgAb）	＜115IU/ml
甲状腺过氧化物酶抗体（TPOAb）	＜34IU/ml
甲状腺球蛋白（Tg）	1.40～78.00g/L
促甲状腺激素受体抗体（TRAb）	＜2.5IU/L
降钙素（CT）	＜10ng/L
血渗透压	275～305mOsm/（kg·H_2O）
尿渗透压	40～1400mOsm/（kg·H_2O）
生长激素（GH）	＜2.0ng/ml
胰岛素样生长因子1（IGF-1）	参考与年龄和性别相匹配的正常范围（正常均值±2SD）
催乳素（PRL）	成年女性：＜30.0ng/ml 成年男性：2.6～13.1ng/ml
卵泡刺激素（FSH）	成年女性： 　卵泡期＜10.00IU/L 　排卵期4.54～30.34IU/L 　黄体期1.65～9.66IU/L 　绝经期＞40.00IU/L 成年男性：1.27～19.26IU/L
黄体生成素（LH）	成年女性： 　卵泡期2.12～10.89IU/L 　排卵期19.18～103.03IU/L 　黄体期1.20～12.86IU/L 　绝经期10.87～58.64IU/L 成年男性：1.24～8.62IU/L

项　　目	化验单参考范围
雌二醇（E_2）	成年女性： 　卵泡期81～421pmol/L（22～115pg/ml） 　排卵期117～1892pmol/L（32～517pg/ml） 　黄体期135～900pmol/L（37～246pg/ml） 　绝经期＜92pmol/L（25pg/ml） 成年男性： 　＜117pmol/L（32pg/ml）
睾酮（TES）	成年女性：0.35～2.60nmol/L（0.10～0.75ng/ml） 成年男性：12.1～27.1nmol/L（3.50～7.81ng/ml）
孕酮（PRG）	成年女性： 　卵泡期1.20～7.22nmol/L（0.38～2.28ng/ml） 　排卵期2.95～7.07nmol/L（0.93～2.23ng/ml） 　黄体期16.36～92.75nmol/L（5.16～29.26ng/ml） 　绝经期＜2.47nmol/L（0.78ng/ml） 成年男性：0.32～2.66nmol/L（0.10～0.84ng/ml）
β-人绒毛膜促性腺激素（β-HCG）	血清浓度＜5IU/L
17α-羟孕酮（17α-OHP）	0.94～6.58nmol/L（0.31～2.17ng/ml）
促肾上腺皮质激素（ACTH）	0～10.1pmol/L（0～46.0pg/ml）
血皮质醇（F）	110.4～615.5nmol/L（4.00～22.30μg/dl）
24尿游离皮质醇（24hUFC）	12.3～103.5μg
血浆肾素活性（PRA）	卧位：0.05～0.79ng/（ml·h） 立位：0.93～6.56ng/（ml·h）
血管紧张素Ⅱ（ATⅡ）	卧位：16.2～64.2ng/L 立位：25.3～145.3ng/L
醛固酮（ALD）	卧位：163～482pmol/L（5.9～17.4ng/dl） 立位：180～820pmol/L（6.5～29.6ng/dl）
3-甲氧基去甲肾上腺素（NMN）	＜0.9mmol/L
3-甲氧基肾上腺素（MN）	＜0.5nmol/L
24小时尿去甲肾上腺素（24h尿NE）	16.69～40.65μg
24小时尿肾上腺素（24h尿E）	1.74～6.42μg
24小时尿多巴胺（24h尿DA）	120.93～330.59μg
血无机磷（P）	成人参考范围：0.81～1.45mmol/L
血钙（Ca^{2+}）	2.13～2.70mmol/L
碱性磷酸酶（ALP）	成人：35～100U/L 儿童：42～390U/L
游离钙（iCa）	1.08～1.28mmol/L
甲状旁腺激素（PTH）	12.0～68.0ng/L

续　表

项　　目	化验单参考范围
总25羟维生素D［T-25（OH）D］	缺乏：＜50nmol/L（20ng/ml） 不足：50～75nmol/L（20～30ng/ml） 充足：＞75nmol/L（30ng/ml）
1型胶原氨基端延长肽（P1NP）	女性绝经前：15.1～58.6g/L
β-胶原降解产物测定（β-CTX）	女性绝经前：0.21～0.44g/L
骨钙素	1.8～8.4g/L
1,25双羟维生素D［1,25（OH）$_2$D］	19.6～54.3g/L
24小时尿钙	未提供
24小时尿磷	未提供
肾小管最大磷吸收/肾小管滤过率（TMP/GFR）	0.8～1.35mmol/L
肾小管磷吸收率（TRP）	85%～95%

注：甲状腺相关激素参考范围，仅适用于北京协和医院目前所采用的检验平台，仅适用于普通成年患者。特殊生理阶段，如妊娠、婴幼儿时期，不能参照本范围。

附录B 本书常用缩略语表

缩略语	英文全称	中文全称
β-HCG	β-human chorionic gonadotropin	β-人绒毛膜促性腺激素
17OP	17 hydroxyprogesterone	17羟孕酮
ACE	angiotensin-converting enzyme	血管紧张素转换酶
ACEI	angiotensin converting enzyme inhibitor	血管紧张素转换酶抑制剂
ACR	albumin/creatinine ratio	白蛋白肌酐比值
ACTH	adrenocorticotropic hormone	促肾上腺皮质激素
ADHD	attention deficit and hyperactivity disorder	注意缺陷多动障碍
ADHR	autosomal dominant hypophosphatemic rickets	常染色体显性遗传低血磷性佝偻病
AFP	alpha-fetoprotein	甲胎蛋白
AGB	adjustable gastric banding	可调节胃束带术
AJCC	American Joint Committee on Cancer	美国癌症联合委员会
ALA	5-aminolevulinic acid	5-氨基酮戊酸
ALMS	Alstrom syndrome	Alstrom综合征
AMH	adrenal medullary hyperplasia	肾上腺髓质增生症
AMH	anti-Müllerian hormone	抗米勒管激素
APECED	autoimmune polyendocrinopathy-candidiasis-ectodermal dystrophy	自身免疫性多内分泌腺病－念珠菌病－外胚层发育不良
APS	autoimmune polyendocrine syndrome	自身免疫性多内分泌腺病综合征
APS-2	autoimmune polyendocrine syndrome 2	自身免疫性多内分泌腺病综合征2型
ARB	angiotensin receptor blocker	血管紧张素受体拮抗剂
ARHR	autosomal recessive hypophosphatemic rickets	常染色体隐性低磷性佝偻病
ASPEN	American Society of Parenteral and Enteral Nutrition	美国肠外肠内营养学会
ATA	American Thyroid Association	美国甲状腺协会
ATD	antithyroid drug	抗甲状腺药物
AVP	arginine vasopressin	精氨酸加压素
BMP	bone morphogenetic protein	骨形态发生蛋白
BOHB	beta-hydroxybutyrate	β-羟基丁酸

续　表

缩略语	英文全称	中文全称
BPD-DS	biliopancreatic diversion with duodenal switch	胆胰分流术与十二指肠转位
CAH	congenital adrenal hyperplasia	先天性肾上腺皮质增生症
CHI	congenital hypeinsulinism	先天性高胰岛素血症
CIDP	chronic inflammatory demyelinating polyradiculoneuropathy	慢性炎症性脱髓鞘性多神经根神经病
CLIA	chemiluminescence immunoassay	化学发光免疫测定
COX	cyclooxygenase	环氧合酶
CRH	corticotropin releasing hormone	促肾上腺皮质激素释放激素
CRRT	continuous renal replacement therapy	连续性肾脏替代疗法
DAs	dopamine receptor agonist	多巴胺受体激动剂
DAST	dexamethasone androgen suppression test	地塞米松雄激素抑制试验
DHEA	dehydroepiandrosterone	脱氢表雄酮
DHEAS	dehydroepiandrosterone sulfate	硫酸脱氢表雄酮
DHT	dihydrotestosterone	双氢睾酮
DI	diabetes insipidus	尿崩症
DM	diabetes mellitus	糖尿病
DTC	papillary thyroid carcinoma	乳头状甲状腺癌
DXA	dual energy X-ray absorptiometry	双能X线吸收法
EIAS	exogenous insulin autoimmune syndrome	外源性胰岛素自身免疫综合征
ENETS	European Neuroendocrine Tumor Society	欧洲神经内分泌肿瘤协会
EPO	erythropoietin	红细胞生成素
FAM20C	extracellular kinase family member 20C	细胞外激酶家族成员20C
FBG	fasting blood glucos	空腹血糖
FD	fibrous dysplasia	骨纤维异常增殖症
FDH	familial dysalbuminemic hyperthyroxinemia	家族性白蛋白异常性高甲状腺素血症
FFA	free fatty acid	游离脂肪酸
FGF	fibroblast growth factor	成纤维细胞生长因子
FGFR1	fibroblast growth factor receptor-1	成纤维细胞生长因子受体1
FHH	familial hypocalciuric hypercalcemia	家族性低尿钙性高钙血症
Foxp3	forkhead boxprotein 3	叉头盒蛋白质3
FTC	follicular thyroid carcinoma	滤泡性甲状腺癌
GalNAc-T3	polypeptide N-acetylgalactosaminyltransferase 3	N-乙酰氨基半乳糖基转移酶3
GCK	glucokinase	葡萄糖激酶
GDH	glutamate dehydrogenase	谷氨酸脱氢酶

续 表

缩略语	英文全称	中文全称
GHBP	growth hormone-binding protein	生长激素结合蛋白
GHR	growth hormone receptor	生长激素受体
GHRH	growth hormone-releasing hormone	生长激素释放激素
GLP-1	glucagon-like peptide-1	胰高血糖素样肽-1
GLP-1R	glucagon like peptide 1 receptor	胰高血糖素样肽-1受体
GPCR	G protein-coupled receptor	G蛋白偶联受体
GRTH	generalized resistance to thyroid hormone	全身性甲状腺激素抵抗
GSD	Gorham-Stout disease	Gorham-Stout病
HA	heterophilic antibody	异嗜性抗体
HBS	hungry bone syndrome	骨饥饿综合征
HHRH	hereditary hypophosphatemic rickets with hypercalciuria	伴高钙尿症遗传性低血磷性佝偻病
HME	hereditary multiple exostosis	遗传性多发性外生性骨疣
HO	hypertrophic osteoarthropathy	肥厚性骨关节病
HPT-JT	hyperparathyroidism-jaw tumor syndrome	甲旁亢－颌骨肿瘤
HR-pQCT	high-resolution peripheral quantitative CT	外周高分辨率定量CT
HS	heparan sulfate	硫酸乙酰肝素
HSPG	heparan sulfate proteoglycan	HS蛋白聚糖
IA	insulin antibody	胰岛素抗体
IAS	insulin autoimmune syndrome	胰岛素自身免疫综合征
iFGF23	intact FGF23	完整的FGF23
IGF	insulin-like growth factor	胰岛素样生长因子
IL-6	interleukin-6	白介素-6
IPEX	immunodysregulation polyendocrinopathy enteropathy X-linked syndrome	免疫调节异常多内分泌病肠病X连锁综合征
IQ	intelligence quotient	智商
LADA	latent autoimmune diabetes in adults	成人隐匿性自身免疫性糖尿病
LAP	latency associated peptide	潜在相关肽
LC/MS-MS	liquid chromatography tandem mass spectrometry	液相色谱串联质谱法
LYVE-1	lymphatic vessel endothelial hyaluronan receptor-1	淋巴管内皮透明质酸受体1
MAS	McCune-Albright syndrome	McCune-Albright综合征
MEK	mitogen-activated protein kinase	丝裂原活化蛋白激酶
MEN1	multiple endocrine neoplasia type 1	多发性内分泌腺瘤病1型
MG	myasthenia gravis	重症肌无力

续　表

缩略语	英文全称	中文全称
MGCS	monoclonal gammopathy of clinical significance	有临床意义的单克隆丙种球蛋白血症
MGUS	monoclonal gammopathy of undetermined significance	意义未明单克隆丙种球蛋白血症
MiNEN		混合性神经内分泌-非神经内分泌肿瘤
MM	multiple myeloma	多发性骨髓瘤
MMSE	mini mental status exam	简易智能精神状态检查量表
MNT	medical nutrition therapy	医学营养治疗
MoCA	Montreal congnitive assessment	蒙特利尔认知评估
MPN	myeloproliferative neoplasm	骨髓增殖性肿瘤
MS	mass spectrometry	质谱分析法
MS-MS	tandem mass spectrometry	串联质谱法
NF1	neurofibromatosis 1	神经纤维瘤病1型
NIH	National Institutes of Health	美国国立卫生研究院
NIPHS	non-insulinoma pancreatogenous hypoglycemia syndrome	非胰岛素瘤胰源性低血糖综合征
NIR	near infrared	近红外光谱技术
NOS	nitric oxide synthase	一氧化氮合成酶
NSAIDs	nonsteroidal anti-inflammatory drugs	非甾体抗炎药
OA	optic atrophy	视神经萎缩
OCT	optical coherence tomography	光学相干断层成像
OGTT	oral glucose tolerance test	口服葡萄糖耐量试验
OPG	optic pathway glioma	视路胶质瘤
OSAHS	obstructive sleep apnea syndrome	阻塞型睡眠呼吸暂停综合征
PA	parathyroid adenoma	腺瘤
PBG	Postprandial blood glucose	餐后血糖
PBH	post bariatric hypoglycemia	减重术后低血糖
PC	parathyroid carcinoma	腺癌
PCOS	polycystic ovarian syndrome	多囊卵巢综合征
PDD	progressive diaphyseal dysplasia	进行性骨干发育不良
PGT	prostaglandin transporter	前列腺素转运蛋白
PH	parathyroid hyperplasia	甲状旁腺增生
PHO	primary hypertrophic osteoarthritis	原发性肥厚性骨关节病
PHPT	primary hyperparathyroidism	原发性甲状旁腺功能亢进症
POMC	pro-opiomelanocirtin	前阿黑皮素原
PPI	proton pump inhibitor	质子泵抑制剂

缩略语	英文全称	中文全称
PRTH	pituitary resistance to thyroid hormone	选择性垂体甲状腺激素抵抗
PSHI	perinatal stress-induced HI	围生期应激性高胰岛素血症
PTRTH	peripheral tissues resistance to thyroid hormone	外周性甲状腺激素抵抗
PTU	propylthiouracil	丙硫氧嘧啶
RAAS	renin angiotensin aldosterone system	肾素-血管紧张素-醛固酮系统
rhGH	recombinant human growth hormone	重组人生长激素
RTH	resistance to thyroid hormone	甲状腺激素抵抗综合征
RYGB	Roux-en-Y gastric bypass	Roux-en-Y胃分流术
SG	laparoscopic sleeve gastrectomy	腹腔镜袖胃切除术
SGA	small for gestational age infant	小于胎龄儿
SHBG	sex hormone–binding globulin	性激素结合球蛋白
SHO	secondary hypertrophic osteoarthropathy	继发性肥厚性骨关节病
SSTR	somatostatin receptor	生长抑素受体
SWN	schwannomatosis	神经鞘瘤病
TBG	thyroxine-binding globulin	甲状腺素结合球蛋白
TCD	transcranial Doppler	经颅多普勒
Tg	thyroglobulin	甲状腺球蛋白
TH	thyroid hormone	甲状腺激素
THHAb	thyroid hormone autoantibody	甲状腺激素自身抗体
TIO	tumor induced osteomalacia	肿瘤性骨软化症
TKI	tyrosine kinase inhibitor	酪氨酸激酶抑制剂
TRIAC	triiodothyroacetic acid	三碘甲腺乙酸
TSH	thyroid-stimulating hormone	促甲状腺激素
TTR	transthyretin	甲状腺素运载蛋白
UD	urological dysfunction	泌尿系统功能障碍
VEGF	vascular endothelial growth factor	血管内皮生长因子
WFS	Wolfram syndrome	Wolfram综合征
XLH	X-linked hypophosphatemic rickets	X连锁显性遗传低磷性佝偻病